机械通气
护理图解与视频

主　审　谢灿茂
主　编　成守珍　高明榕
副主编　陈少珍　陈永强

人民卫生出版社
·北京·

版权所有，侵权必究！

图书在版编目（CIP）数据

机械通气护理图解与视频 / 成守珍，高明榕主编
. —北京：人民卫生出版社，2024.3
ISBN 978-7-117-34776-1

Ⅰ.①机… Ⅱ.①成…②高… Ⅲ.①呼吸器 —护理
—基本知识 Ⅳ.①R459.6

中国国家版本馆 CIP 数据核字（2024）第 018491 号

人卫智网	www.ipmph.com	医学教育、学术、考试、健康、购书智慧智能综合服务平台
人卫官网	www.pmph.com	人卫官方资讯发布平台

机械通气护理图解与视频
Jixie Tongqi Huli Tujie yu Shipin

主　　编：成守珍　高明榕
出版发行：人民卫生出版社（中继线 010-59780011）
地　　址：北京市朝阳区潘家园南里 19 号
邮　　编：100021
E - mail：pmph @ pmph.com
购书热线：010-59787592　010-59787584　010-65264830
印　　刷：廊坊一二〇六印刷厂
经　　销：新华书店
开　　本：710×1000　1/16　印张：22
字　　数：348 千字
版　　次：2024 年 3 月第 1 版
印　　次：2024 年 6 月第 1 次印刷
标准书号：ISBN 978-7-117-34776-1
定　　价：98.00 元

打击盗版举报电话：**010-59787491**　　E-mail：**WQ @ pmph.com**
质量问题联系电话：**010-59787234**　　E-mail：**zhiliang @ pmph.com**
数字融合服务电话：**4001118166**　　　E-mail：**zengzhi @ pmph.com**

编委（按姓氏笔画排序）

卫政登	中山大学附属第一医院
韦碧琳	中山大学附属第一医院
田永明	四川大学华西医院
白利平	中山大学附属第一医院
成守珍	中山大学附属第一医院
孙可欣	澳门镜湖医院
李向芝	中山大学附属第一医院
李丽琼	中山大学附属第一医院
李尊柱	中国医学科学院北京协和医院
陈　晖	深圳市第二人民医院
陈少珍	中山大学附属第一医院
陈永强	香港明爱专上学院
陈丽花	广州医科大学附属第一医院
高明榕	中山大学附属第一医院
景　峰	上海交通大学医学院附属瑞金医院
雍　安	中山大学附属第七医院
薛卫华	中山大学附属第一医院

编写秘书

许雅君　唐宇君

视频制作

申贵江　朱　颖　朱振男　许雅君　李妃飞　李顺玲
李素萍　杨　松　杨　蕊　吴林珠　张　宁　郑永富
郑慧芳　胡丽君　唐宇君　梁启财　梁焕明

序

机械通气作为一门高度专业的护理技术,在对危重患者进行呼吸支持中扮演着举足轻重的角色。这项技术复杂、严谨,要求医护人员拥有坚实的理论基础和丰富的实践经验。因此,我们的护理团队需要深入探究机械通气的原理、设备、操作、常见问题及其处理方法,从而不断提升专业能力,为患者提供更安全、更有效的护理服务。

在此,我诚挚地向大家推荐一部关于机械通气护理领域的优秀著作《机械通气护理图解与视频》。本书借助浅显易懂的文字表述、精美生动的图解及视频,系统全面地阐述了机械通气的应用原理、设备类型、操作技巧及常见问题的对策。无论您是初涉该领域的护士新手,还是具有深厚经验的资深护士,都能常读常新,常习常得。

本书主编由两位呼吸及危重症护理领域的权威专家——成守珍主任护师和高明榕主任护师领衔。她们在机械通气护理方面具备丰富的经验和知识,通过深入浅出的方式将复杂的概念和技术讲述得通俗易懂。另外,有十余位临床经验丰富的护理专家和呼吸治疗师受邀参与编写,为大家提供务实的机械通气护理建议与指导。

通过阅读此书,您将对机械通气护理有更加全面深入的了解,并能更自信地应对机械通气相关的护理工作。因此,我特别向大家推荐这本书,希望各位护理同仁能抽出时间认真阅读,充分吸收书中精华,将所学应用于实际工作,提升工作效率和质量。

护理工作虽然充满挑战，但只要持续学习、不断进步，必定能为患者的健康做出更大贡献。让我们携手努力，共同为护理事业增辉。

瞿介明
中华医学会呼吸病学分会主任委员
上海交通大学医学院附属瑞金医院党委书记
2024年2月29日

前　言

在重症医学领域,机械通气被广泛应用于重症患者的救治,这是一项非常重要的治疗方法。然而,机械通气的实施需要丰富的经验和专业知识,对于医护人员来说是一项具有挑战性的任务。

《机械通气护理图解与视频》一书基于解剖病理生理基础,通过可视化的方式论述了机械通气的基础理论与临床实践,并在此基础上展开了机械通气的高级护理实践的介绍。在著作内容的构建上,我们特别注重实用性和权威性。每一章都剖析了机械通气的关键技术,既满足临床护士实际操作需要,又贴合专家和学者的学术需求,旨在帮助医护人员更好地掌握机械通气护理的基本原理和实施技巧,提高机械通气的治疗效果,降低并发症的发生率,从而提升患者的安全性、舒适度和预后质量。

本书的特色之一是视频与图片资料的丰富性。通过配合文字内容,我们向读者展示了机械通气护理的实际操作过程,让读者更直观地了解每一个步骤和技巧。其中,一些常见气道管理的视频,如气道湿化、雾化、气道通畅性和主动咳痰能力评估,以及呼吸机的清洁和消毒,可以让读者深入理解并准确实施机械通气的技术操作。这无疑是非常难得的教学资源和参考资料。

在此,我们衷心感谢编委团队的全程付出和呼吸机工程师易小兵的专业核查,以及学界的关注和支持。本书是一部经过深入的调研和实践才得以呈现的护理疑难技术图解与视频书,为尽传递知识、普及技术的责任并推动重症护理学科的进步做出了巨大的贡献。我们相信,通过翻阅此书,广大临床护士能够更好地应对机械通气的各种挑战,造福患者。

成守珍
中山大学附属第一医院护理学科带头人
中华护理学会呼吸护理专业委员会主任委员

高明榕
中山大学附属第一医院重症医学科护士长
广东省护理学会危重症护理专业委员会主任委员
2024 年 2 月 12 日

目 录

第一篇
机械通气的基础理论 ·· 1

第一章 呼吸系统的解剖结构和生理功能 ··· 2
    第一节 呼吸系统的解剖 ·· 2
    第二节 肺通气 ·· 13
    第三节 肺换气和组织换气 ·· 17
    第四节 气体在血液中的运输 ·· 23
    第五节 呼吸运动的调节 ·· 35

第二章 相关疾病常见病理生理改变 ··· 46
    第一节 缺氧 ·· 46
    第二节 二氧化碳潴留 ·· 51
    第三节 内环境紊乱 ·· 57
    第四节 血流动力学改变 ·· 62

第二篇
呼吸机的基础理论工作原理与临床应用 ·· 75

第三章 呼吸机概述 ·· 76
    第一节 无创呼吸机 ·· 76
    第二节 有创呼吸机 ·· 78

目录

　　　　第三节　特殊类型呼吸机 …………………………………… 87
　　　　第四节　呼吸与循环支持技术 ………………………………… 91

第四章　呼吸机的工作原理与主要功能 ……………………………… 93
　　　　第一节　呼吸机常见模式与功能 ……………………………… 93
　　　　第二节　参数系统及参数调节 ………………………………… 105
　　　　第三节　呼吸机波形监测 ……………………………………… 112
　　　　第四节　报警系统及报警控制 ………………………………… 129

第五章　呼吸机治疗的应用 …………………………………………… 142
　　　　第一节　呼吸机治疗的适应证和禁忌证 ……………………… 142
　　　　第二节　急性呼吸窘迫综合征患者通气策略 ………………… 143
　　　　第三节　慢性阻塞性肺疾病患者通气策略 …………………… 153
　　　　第四节　哮喘患者通气策略 …………………………………… 163

第六章　呼吸机的撤离 ………………………………………………… 167
　　　　第一节　呼吸机撤离的评估及准备 …………………………… 167
　　　　第二节　撤离呼吸机和拔除气管导管的方法 ………………… 172
　　　　第三节　呼吸机依赖患者的撤机方法及护理 ………………… 181

第七章　呼吸机的维护和保养 ………………………………………… 193
　　　　第一节　呼吸机的日常维护与保养 …………………………… 193
　　　　第二节　特殊情况下呼吸机的维护与保养 …………………… 200

第三篇
机械通气的护理实践 ……………………………………………… 203

第八章　无创通气的护理实践 ………………………………………… 204
　　　　第一节　无创呼吸机的使用流程 ……………………………… 204
　　　　第二节　无创通气患者的护理 ………………………………… 210

第九章 有创通气的护理实践 ····· 216

第一节 有创呼吸机使用流程 ····· 216

第二节 气道湿化的护理 ····· 220

第三节 雾化吸入的护理 ····· 225

第四节 人工气道的建立及护理 ····· 229

第五节 机械通气患者的监护 ····· 240

第六节 机械通气患者的营养护理 ····· 256

第七节 机械通气患者的沟通及心理护理 ····· 269

第八节 机械通气患者的早期康复护理 ····· 274

第十章 机械通气的护理集束 ····· 297

第一节 预防呼吸机相关性肺炎的护理集束 ····· 297

第二节 预防谵妄的 ABCDEF 护理集束 ····· 300

第十一章 预防机械通气并发症护理实践 ····· 312

第一节 机械通气常见并发症概述 ····· 312

第二节 机械通气常见并发症护理 ····· 315

第十二章 机械通气护理典型案例 ····· 318

第一节 急性呼吸窘迫综合征患者的护理 ····· 318

第二节 慢性呼吸衰竭患者的护理 ····· 325

参考文献 ····· 333

第一篇
机械通气的基础理论

第一章
呼吸系统的解剖结构和生理功能

第一节 呼吸系统的解剖

在讲述机械通气的实践方法之前，我们需要先重温呼吸系统的解剖结构和生理功能。机械通气涉及呼吸机与患者之间的物理和生理交互，而呼吸系统的解剖特点会直接影响到机械通气的效果和安全性。

呼吸系统（respiratory system）是由呼吸道和肺两大部分组成的。呼吸道包括鼻、咽、喉、气管和各级支气管。临床上通常把鼻、咽和喉称为上呼吸道，把气管和各级支气管称下呼吸道。肺由肺实质（各级支气管和肺泡），以及肺间质（血管、淋巴管、淋巴结、神经和结缔组织）组成，表面有脏胸膜。了解这些结构的位置、形状和功能可以帮助我们理解机械通气中气道管理的原则和技巧。同时，掌握呼吸系统的解剖还可以帮助我们预测和识别机械通气可能出现的并发症和问题。例如，如果认识到气道解剖狭窄的患者更容易出现通气不畅的问题，我们在进行机械通气时就可以采取相应的措施来避免并发症的发生。

因此，在介绍机械通气基础理论之前，学习呼吸系统的解剖，可以帮助我们更全面地理解和应用机械通气技术，从而为患者提供更安全、有效的机械通气治疗。

一、上呼吸道

（一）鼻

鼻是呼吸道的起始部，也是嗅觉器官。鼻分为外鼻、鼻腔和鼻旁窦三部分（表1-1-1）。

表 1-1-1　鼻的组成

鼻	外鼻（external nose）	鼻腔（nasal cavity）	鼻旁窦（paranasal sinuses）
概述	位于面部中央,呈三棱锥体形,以鼻骨和软骨作支架,外被皮肤,内覆黏膜	以骨和软骨为基础,内面覆以黏膜和皮肤	由骨性鼻旁窦衬以黏膜而成,能调节吸入空气的温湿度,对发音起共鸣作用
构成	外鼻上端位于两眼之间狭窄的部分称鼻根,中部称鼻背,下端称鼻尖,其两侧呈弧状扩大称为鼻翼,从鼻翼向外下方到口角的浅沟称鼻唇沟	鼻腔被鼻中隔分为左、右两腔,鼻腔向前经鼻孔通外界,向后经鼻后孔通鼻咽	鼻旁窦共4对,即上颌窦、额窦、筛窦和蝶窦,分别位于同名的颅骨内
临床应用	在呼吸困难时,可见鼻翼扇动。鼻黏膜的特征是黏膜内含丰富的静脉丛,并有丰富的鼻腺,能产生大量分泌物（图1-1-1）	鼻腔前下方鼻翼内面较宽大的部分称鼻前庭,内衬以皮肤,生有鼻毛,借以滤过、净化空气。鼻前庭起于鼻孔,止于鼻阈。鼻阈是皮肤与鼻黏膜的分界标志	上颌窦是鼻旁窦中最大的一对,因开口位于其内侧壁最高处,窦口高于窦底,故引流不畅,同时窦腔大,窦底邻近上颌磨牙牙根,此处骨质菲薄,牙根感染常波及上颌窦,引起牙源性上颌窦炎（图1-1-2）

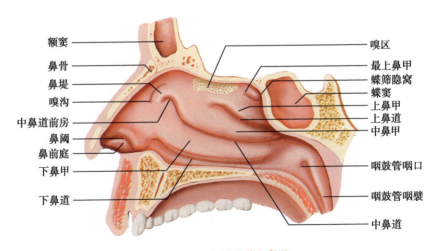

图 1-1-1　上呼吸道之鼻腔

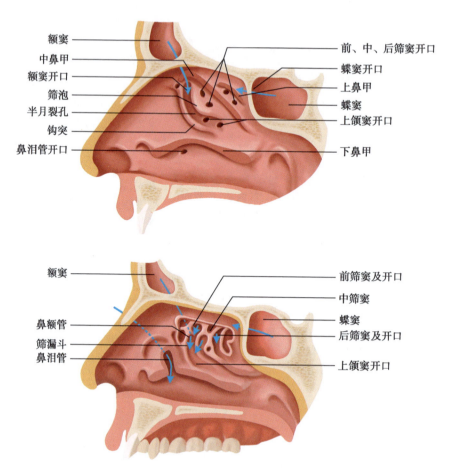

图 1-1-2 上呼吸道之鼻旁窦

(二) 喉

喉(larynx)既是呼吸的管道,又是发音的器官。喉以软骨为支架,与关节、韧带和肌肉连结而成。喉位于颈前部正中,上接甲状舌骨膜与舌骨相连,下接气管,喉前面被舌骨下肌群覆盖,后紧邻咽,两侧为颈部的大血管、神经及甲状腺侧叶。喉的活动性较大,可随吞咽或发音而上下移动。

1. 喉软骨 喉软骨构成喉的支架,包括单块的甲状软骨、环状软骨、会厌软骨和成对的杓状软骨(表 1-1-2,图 1-1-3)。

特别注意的是,环状软骨弓平对第 6 颈椎,是颈部的重要标志之一。环状软骨是喉软骨中唯一完整呈环形的软骨,对维持呼吸道的通畅有重要作用,损伤后易引起喉狭窄。而会厌软骨有一个重要的功能:当吞咽时,喉上提,会厌盖住喉口,防止食物误入喉腔。

表 1-1-2 喉软骨的位置、形态与构成

喉软骨	位置	形态与构成
甲状软骨 (thyroid cartilage)	位于舌骨下方是喉软骨中最大的一块,构成喉的前外侧壁,由两块甲状软骨板组成	两板的前缘彼此融合处的上端向前突出,显著见于成年男子,称喉结。板的后缘游离,向上下均有突起,称上角和下角。上角借韧带与舌骨大角相连,下角的内侧面有关节面,与环状软骨构成环甲关节
环状软骨 (cricoid cartilage)	位于甲状软骨下方,向下接气管	环状软骨形似指环,由前部低窄的环状软骨弓和后部高宽的环状软骨板构成。板上缘两侧各有小关节面与杓状软骨构成环杓关节
会厌软骨 (epiglottic cartilage)	位于舌根后方	形似树叶,上宽下窄,上端游离,下端借韧带连于喉结的后下方,会厌软骨外覆黏膜构成会厌
杓状软骨 (arytenoid cartilage)	位于甲状软骨下方的环状软骨板上缘外侧,左右各一块	形似三棱锥体,可分尖、底和二突。尖向上,底朝下与环状软骨板上缘的关节面构成环杓关节。由底向前伸出的突起,有声韧带附着,称声带突。由底向外侧伸出的突起,有喉肌附着,称肌突

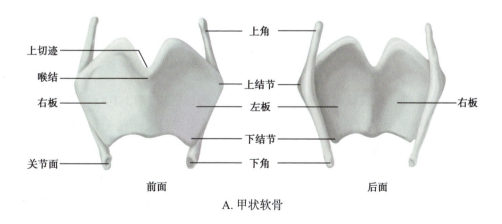

A. 甲状软骨

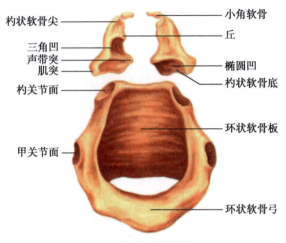

B. 环状软骨、杓状软骨

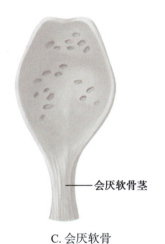

C. 会厌软骨

图 1-1-3　上呼吸道的喉软骨

2. 喉肌　喉肌属横纹肌,按功能可分为两群肌肉(图 1-1-4)。一群肌肉作用于环甲关节,使声带紧张或松弛;另一群肌肉作用于环杓关节,使声门裂或喉口开大或缩小。因此喉肌的运动可控制发音的强弱和调节音调的高低。环甲肌起自环状软骨弓前外侧面,止于甲状软骨下缘,作用是紧张声带。环杓后肌起自环状软骨板后面,止于杓状软骨肌突,有开大声门裂并紧张声带的作用。

第一章 呼吸系统的解剖结构和生理功能

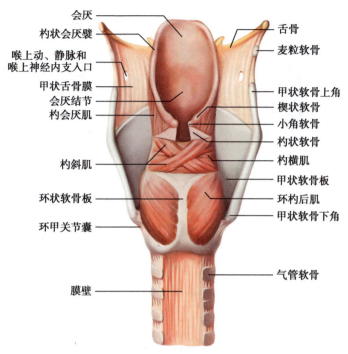

图 1-1-4　上呼吸道之喉肌

3. 喉腔（laryngeal cavity）　向上经喉口通喉咽，向下通气管。喉腔黏膜亦与咽和气管的黏膜相延续。喉腔中部有两对自外侧壁突入腔内，呈前后方向的黏膜皱襞。上方一对黏膜皱襞称前庭襞，下方一对黏膜皱襞称声门襞。喉腔根据两对皱襞分为 3 个区域（表 1-1-3，图 1-1-5）。

表 1-1-3　喉腔的构成

喉腔构成	黏膜皱襞		根据皱襞拆分的 3 个区域		
	前庭襞	声门襞	喉前庭	喉室	声门下腔
描述	活体呈粉红色，与发音无直接关系，为左右前庭襞间的裂隙	活体颜色较白，比前庭襞更为凸向喉腔，为左右声襞及杓状软骨基底部之间的裂隙	从喉口至前庭裂之间的部分	前庭裂和声门裂之间的部分称喉中间腔，是喉腔三部中容积最小的，为喉中间腔向两侧突出的隐窝	为声门裂至环状软骨下缘的部分，此区黏膜下组织比较疏松，炎症时易引起水肿

7

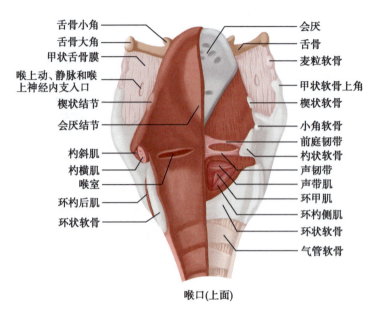

图 1-1-5　上呼吸道之喉腔

二、气管和支气管

气管（trachea）位于食管前方，上接环状软骨，经颈部正中，下行入胸腔，在胸骨角平面（平对第 4 胸椎椎体下缘），分叉形成了支气管（bronchi）中的左、右主支气管，分叉处称气管杈（表 1-1-4，图 1-1-6）。

表 1-1-4　下呼吸道的解剖要点与临床要点

下呼吸道		解剖要点	临床要点
气管	气管隆嵴	在气管杈内面，有一矢状位向上突出的半月状嵴，略偏向左侧	支气管镜检查时判断气管分叉的重要标志
	气管软骨	由 14~17 个呈 C 形缺口向后的透明软骨构成	环状软骨可作为向下检查气管软骨环的标志，临床遇急性喉阻塞时，常在第 3~5 气管软骨环处进行气管切开术
	气管肌	气管软骨后壁缺口由气管的膜壁封闭，该膜壁由弹性纤维和平滑肌构成	—

下呼吸道		解剖要点	临床要点
支气管	左主支气管	细而长,一般长 4~5cm,与气管中线的延长线形成 40°~45° 角,走行较倾斜,经左肺门入左肺	故临床上气管内异物多坠入右主支气管
	右主支气管	粗而短,一般长 2~3cm,与气管中线的延长线形成 20°~30° 角,走行较陡直,经右肺门入右肺	

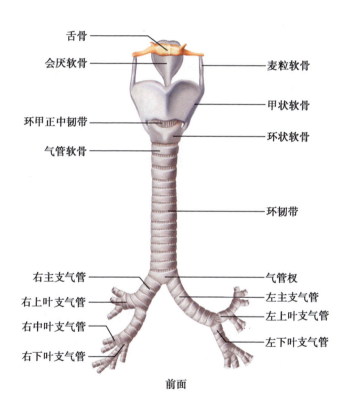

前面

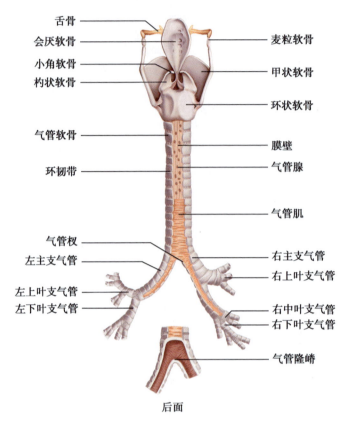

图 1-1-6　下呼吸道之气管、支气管

三、肺

肺是呼吸系统最重要的器官,位于胸腔内,略呈倒蝴蝶形,两肺容量为 4~8L。左、右两肺由肋骨包绕而居胸部两侧,其外覆有脏层胸膜而光滑润泽。除脏胸膜外,还有壁层胸膜黏附于胸壁内侧。由于胸膜腔内负压和少量液体的吸附作用,脏、壁两层胸膜相互紧贴(脏、壁两层胸膜在肺根处汇合,其间是一个封闭的浆膜囊腔隙,即胸膜腔,且左、右两浆膜囊相对独立,故两侧胸膜腔互不相通)。同时,由于膈的右侧较左侧为高,以及心脏位置偏左,故右肺较宽短,左肺较狭长(图 1-1-7)

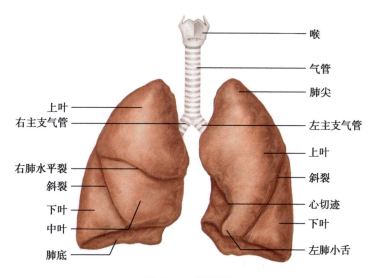

图 1-1-7　肺外观

肺实质由大量含空气的海绵状肺小叶组成,质地软而轻。肺门是主支气管(连接气管和左、右肺)、肺动脉(乏氧的血液进入左、右肺)、肺静脉(接受左、右肺含氧血)、支气管动静脉及神经和淋巴管等进入和离开肺部之处。这些结构被结缔组织包绕而形成肺根,是连接心脏、肺和气管的重要结构。肺段支气管的分级可以分为24级,第0~16级为传导区,第17~24级为呼吸区,见表1-1-5。

表 1-1-5　气管分级

气管分级	解剖分区
0	气管
1	支气管
2	叶支气管
3~4	支气管肺段
5~10	有结缔组织覆盖的段支气管
11~13	细支气管
14~16	终末细支气管
17~19	呼吸性细支气管
20~22	不规则末端膨胀的肺泡管
23	肺泡囊
24	肺泡

需要特别注意的是,终末细支气管由于从主干逐级分支到最小细支气管的整体结构类似于一个倒置的树状结构,因此也称为支气管树。从叶支气管到终末细支气管称为肺的气体传导部分,其结构与主支气管基本相同,只是杯形细胞逐渐减少或消失,固有层外侧出现环形平滑肌束,且在终末细支气管内由分泌细胞(Clara 细胞)代替了杯形细胞,其内含多种蛋白水解酶和氧化酶,有利于排出分泌物。

而肺泡囊结构微小,薄壁,呈杯形,尽管其直径较小,但由于肺泡数量较多(单侧肺内含 3 亿～4 亿个),总面积约为 $80m^2$。同时,大部分气道阻力由于气体湍流的存在,较集中存在于第 3~4 级支气管处,所以终末细支气管阻力较小。通常,肺泡内有表面活性物质附着,以降低表面张力并防止呼吸时肺泡过度塌陷。相邻肺泡之间的薄层结缔组织为肺泡隔,内含较多的弹性纤维。肺泡隔内有稠密的连续毛细血管网与肺泡壁相贴,其弹性回缩作用可促使扩张的肺泡回缩(图 1-1-8)。

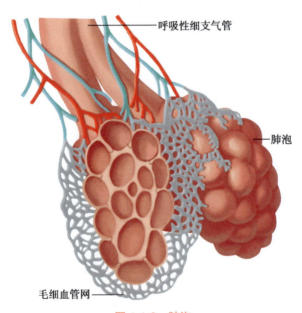

图 1-1-8　肺泡

(白利平)

第二节 肺通气

肺通气是指肺本身与外界环境间的气体交换过程,是呼吸道、肺泡和胸廓共同作用下的结果,帮助我们了解呼吸系统的机制。肺容积是指肺在不同的呼吸状态下所能容纳的气体量;肺容量则是指肺容积指标的组合,表达呼吸机能状态的综合性参数,这两个参数主要用于衡量肺功能的指标。肺通气量则是表示单位时间内进入或排出肺的气体量。在学习机械通气过程中,通晓这些知识,我们可以更好地理解和应用机械通气原理,并监测和调整机械通气参数。

一、肺通气的原理

(一)肺通气的动力

1. 呼吸运动 由呼吸肌的舒缩引起,是肺通气的主要动力。在呼吸运动中,吸气是由吸气肌主动收缩引起的。在此过程中,膈肌收缩和肋间外肌收缩使肋骨抬高,胸腔的前后径和横径增大,从而增加胸腔的体积。胸膜腔负压的存在,牵拉了肺扩张,使得肺泡内压略低于大气压,空气由体外进入肺泡。平静呼气时,呼气肌不起作用,肋骨靠其自身重力回落,肺本身亦靠其固有的弹性回缩力而回缩,肺泡内压力略高于大气压,使肺泡内气体顺压力差流出体外。当进行用力吸气时,膈肌的收缩力加强可进一步引起腹腔脏器向下或向外运动,同时肋间外肌收缩提升肋骨,使胸廓扩大。另外,在呼吸窘迫发生时,斜角肌和胸锁乳突肌也参与吸气过程。

2. 呼吸的类型 根据呼吸肌参与运动的用力程度和发力方式,呼吸运动分为不同的呼吸类型,见表1-2-1。

表1-2-1 呼吸的类型

呼吸类型		吸气过程	呼气过程	人群
发力程度	平静呼吸	膈和肋间外肌的收缩	膈和肋间外肌舒张	正常人
	用力呼吸	膈肌与肋间外肌及胸锁乳突肌、斜角肌等呼吸辅助肌也参与收缩	吸气肌群舒张,肋间内肌和腹壁肌等呼气肌群收缩	拥有劳动状态、运动状态、相关病理状态的人

续表

呼吸类型		吸气过程	呼气过程	人群
发力方式	腹式呼吸	膈肌收缩	膈肌舒张	婴儿
	胸式呼吸	肋间外肌舒张	肋间外肌收缩	妊娠晚期的妇女，腔内有巨大肿块、严重腹水的患者

(二) 肺通气的阻力

气体在进入和离开肺部的过程中需要克服肺通气阻力，才能实现肺通气。临床上许多通气功能障碍的患者，是通气阻力增大所致的。肺通气阻力包括弹性阻力和非弹性阻力。在正常情况下，呼吸过程中的总通气阻力主要由两部分构成：弹性阻力和非弹性阻力。弹性阻力约占总通气阻力的70%，其中包括来自肺和胸廓的弹性成分及肺泡的表面张力；非弹性阻力则主要来自气道。

当外力作用于肺部时，肺可以发生变形并产生对抗外力的弹性阻力。在平静呼吸时，弹性阻力约占肺通气总阻力的3/5，其大小与肺顺应性正好成反比。肺顺应性越大，弹性阻力越小，说明肺在外力作用下越容易变形。

肺弹性阻力使肺倾向恢复至较小的容量状态，从而成为了吸气的阻力。而又由于在正常情况下，肺泡内存在少量肺表面活性物质，可降低肺泡表面张力，降低肺泡的弹性回缩力，从而减少肺泡表面张力等不利因素。当肺实质硬度增加时，肺顺应性降低，弹性回缩力增加，呼气时肺容积不易恢复到正常水平。非弹性阻力包括惯性阻力、黏滞阻力和气道阻力。惯性阻力是气流在发动、变速、变向时因气流和组织的惯性所产生的阻止气体运动的力。在平静呼吸时，呼吸频率较低，气流流速较慢，惯性阻力可忽略不计。黏滞阻力来自呼吸过程中组织相对位移所发生的摩擦。气道阻力来自气体流经呼吸道时气体分子间和气体分子与气道之间的摩擦，是非弹性阻力的主要成分，占总通气阻力的80%~90%。气道阻力受气流流速、气流形式和气道口径大小影响。

二、肺容积和肺容量

(一) 肺容积

基础肺容积有四种，彼此之间互不重叠，全部相加等于肺总量，详见表1-2-2。

表 1-2-2　肺容积的基本知识

肺容积	定义	健康成人的肺容积量 /ml
潮气量（tidal volume，V_T）	每次呼吸时吸入或呼出的气量	400~600
补吸气量（inspiratory reserve volume，IRV）	补吸气量或吸气贮备量平静吸气末，再尽力吸气所能吸入的气量	1 500~2 000
补呼气量（expiratory reserve volume，ERV）	补呼气量或呼气贮备量平静呼气末，再尽力呼气所能呼出的气量	900~1 200
残气量（residual volume，RV）	残气量最大呼气末尚存留于肺中不能再呼出的气量	1 000~1 500

注：潮气量一般以 500ml 计算。运动时，潮气量增大。

（二）肺容量

肺容量（lung volume），指肺容纳的气体量。在呼吸周期中，肺容量随着进出肺的气体量而变化，吸气时肺容量增大；呼气时减小。其变化幅度主要与呼吸深度有关，可用于肺量计测定和描记。肺容量是基本肺容积中两项或两项以上的联合气量，详见表 1-2-3。

表 1-2-3　肺容量的基本知识

肺容量的种类	定义	计算方式	量
深吸气量（inspiratory capacity，IC）	平静呼气末做最大吸气时所能吸入的气量	潮气量 + 补吸气量	男性为 2 000~3 000ml，女性约为 2 000ml
功能残气量（functional residual capacity，FRC）	平静呼气末尚存留于肺内的气量	残气量 + 补呼气量	成年人约为 2 500ml
肺活量（vital capacity，VC）	最大吸气终末时从肺内所能呼出的气体总量	潮气量 + 补吸气量 + 补呼气量	成年人为 2 400~3 400ml
用力肺活量（forced vital capacity，FVC）	一次最大吸气后，尽力尽快呼气所能呼出的最大气体量	呼出气体量 ÷ 肺总量	第 1、2、3 秒末的时间肺活量分别为 83%、96%、99%
肺总量（total lung capacity，TLC）	肺总量肺所能容纳的最大气量	肺活量 + 残气量	男性约为 5 000ml，女性约为 3 500ml

三、肺通气量

肺通气量指单位时间内出入肺的气体量,详见表 1-2-4。肺泡氧分压(P_AO_2)和肺泡二氧化碳分压(P_ACO_2)分别指肺泡内氧分子或二氧化碳分子运动所产生的张力(本文简称为肺泡气 PO_2 或 PCO_2)。

表 1-2-4 肺通气量的基本知识

肺通气量	定义	计算方式	通气量
每分通气量(minute ventilation volume)	每分钟吸入或呼出的气体总量	潮气量 × 呼吸频率	6~9L
最大通气量(maximal voluntary ventilation)	尽力作深快呼吸时,每分钟所能吸入或呼出的最大气量	以最大的速度与幅度呼吸 15s × 4	80~100L
解剖无效腔(anatomical dead space)	每次吸入的气体,一部分将留在呼吸性细支气管以前的呼吸道内,这部分气体不能与血液进行气体交换	—	150ml
肺泡通气量(alveolar ventilation)	每分钟吸入肺泡的新鲜空气量	(潮气量 − 无效腔气量) × 呼吸频率	3.5~4.2L/min

在静息状态下,成人需要达到约为 4L/min 的有效肺泡通气量才能维持肺泡气中正常的氧分压(PO_2)和二氧化碳分压(PCO_2)。当成人呼吸空气时,肺泡气 PCO_2 与肺泡通气量(V_A)和二氧化碳排出量(VCO_2)的关系可用公式反映:$PCO_2 = 0.863 \times VCO_2/V_A$。若 VCO_2 是常数,V_A 与 PCO_2 呈反比关系。肺泡气 PO_2 和 PCO_2 与肺通气量的关系见图 1-2-1。

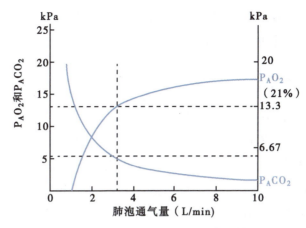

图 1-2-1　P_AO_2、P_ACO_2 与肺泡通气量的关系

（白利平）

第三节　肺换气和组织换气

肺换气和组织换气是呼吸系统的两个关键环节,保证了 O_2 的供应和 CO_2 的排出,维持了机体的气体平衡和酸碱平衡。这两个过程共同参与了人体的呼吸,是呼吸系统正常功能运行的基础。

了解肺换气和组织换气的基本原理和机制,有助于我们理解机械通气的工作原理以及其对生理功能的影响。肺换气是指 O_2 通过呼吸道进入肺泡,再通过肺泡膜和肺血管壁进行 O_2 和 CO_2 的气体交换。而组织换气是指 O_2 在血液中被输送到各个组织细胞,同时 CO_2 由细胞产生并通过血液回到肺泡,最后通过呼吸道排出体外。这些过程的基本原理可以帮助我们更好地设计和使用机械通气设备,以满足患者特定的 O_2 需求和 CO_2 排出。

此外,了解肺换气和组织换气的相关生理参数和监测指标,对于机械通气的安全和有效性也至关重要。例如,肺泡通气量、肺泡-动脉氧分压差等参数可以帮助我们判断机械通气是否满足患者的呼吸需求。同时,监测患者的氧合状态和呼气末二氧化碳分压等指标,也可以帮助我们及时调整机械通气参数,防止发生低氧血症或呼吸性酸中毒等并发症。

因此，熟知肺换气和组织换气的相关知识和原理是护士应用机械通气技术，为患者提高治疗效果的重要保障。

一、气体交换的基本原理

(一) 气体的扩散

通常，气体分子不停地进行无定向的运动。当不同区域的气体分压存在差异时，气体分子会从分压高处向分压低处发生净转移，这一过程称为气体的扩散 (diffusion)。肺换气和组织换气是以扩散方式进行的。根据菲克 (Fick) 扩散定律，气体在通过薄层组织时，单位时间内气体扩散的容积与组织两侧的气体分压差 (ΔP) 成正比，与扩散距离 (组织的厚度) 成反比，与该气体的扩散系数成正比。通常将单位时间内气体扩散的容积称为气体扩散速率 (diffusion rate of gas)。气体扩散速率一般受下列多种因素的影响。

1. 气体的分压差 在混合气体中，每种气体分子运动所产生的压力称为各气体的分压 (partial pressure)，混合气的总压力等于各气体分压之和。在温度恒定的情况下，每一种气体的分压取决于它自身的浓度和气体总压力，而与其他气体无关，这种气体的分压等于混合气体的总压力乘以该气体在混合气体中所占的容积百分比。

例如，空气是一种混合气体，其中氧气 (O_2) 的容积百分比约为 21%，空气总压力为 101.325kPa (760mmHg)。因此，氧分压 (PO_2) 可以计算为总压力乘以氧气的百分比，即 101.325kPa (760mmHg) × 21%，得到 21.278kPa (159mmHg)。另外，二氧化碳 (CO_2) 的容积百分比约为 0.04%。根据相同的原理，二氧化碳分压 (PCO_2) 可以计算为总压力乘以二氧化碳的百分比，即 101.325kPa (760mmHg) × 0.04%，得到 0.04kPa (0.3mmHg)。气体的分压差是指两个区域之间某气体分压的差值，这是气体扩散的动力和决定气体扩散方向的关键因素。两个区域之间的分压差是气体扩散的动力，所以分压差越大，扩散速率越快；反之，分压差越小，则扩散速率越慢。

2. 气体的相对分子质量和溶解度 根据格雷厄姆定律 (Graham's law)，气体分子的相对扩散速率与气体相对分子质量的平方根成反比。因此，相对分子质量小的气体扩散速率较快。如果扩散发生于气相和液相之间，扩散速率还与气体在溶液中的溶解度成正比。溶解度是单位分压下溶解于单位容积溶液中的气体量。一般以一个大气压下、温度为38℃时,100ml液体中溶解的气体毫升数值来表示。溶解度与相对分子质量的平方根之比称为扩散系数(diffusion coefficient),取决于气体分子本身的特性。二氧化碳扩散系数约为O_2的20倍,主要是因为CO_2在血浆中的溶解度(51.5)约为O_2在血浆中的溶解度(2.14)的24倍,即便CO_2的相对分子质量(44g/mol)略大于O_2的相对分子质量(32g/mol)。

3. 扩散面积和距离 扩散面积越大,扩散的分子总数也越大;分子扩散的距离越长,扩散需要的时间越久,气体扩散速率越慢。

4. 温度 气体扩散速率与温度成正比。在人体,体温相对恒定,故温度因素可忽略不计。

(二) 呼吸气体和人体不同部位气体的分压

1. 呼吸气和肺泡气的成分和分压 人体吸入的气体是空气。空气的主要成分为O_2、CO_2和N_2,其中具有生理意义的是O_2和CO_2。在空气中各气体的容积百分比一般不因地域不同而异,但分压可随总大气压的变动而改变。高原大气压较低,各气体的分压也低。当我们呼吸时,经过呼吸道的空气中的水分增加,使得呼吸道内的空气湿度达到饱和状态。这意味着呼吸道内吸入气的成分已不同于大气,各种气体成分的分压也发生相应的改变。呼出气是无效腔内的吸入气和部分肺泡气的混合气体。

2. 血液气体和组织气体的分压 液体中的气体分压也称气体的张力(tension)。在不同组织中,氧分压(PO_2)和二氧化碳分压(PCO_2)各不相同。在同一组织中,PO_2和PCO_2还受组织活动水平的影响而有所差异。在人体静息状态下,动脉血、混合静脉血、组织中的PO_2分别为12.93~13.33kPa (97~100mmHg)、5.33kPa(40mmHg)、4kPa(30mmHg);动脉血、混合静脉血、组织中的PCO_2分别为5.33kPa(40mmHg)、6.13kPa(46mmHg)、6.67kPa(50mmHg)。

二、肺换气

(一) 肺换气过程

混合静脉血流经肺毛细血管时,血液中的PO_2为5.33kPa(40mmHg),比肺泡气PCO_2的13.6kPa(102mmHg)低,O_2在分压差的作用下由肺泡气向血液净扩散,使血液中的PO_2逐渐上升,最后接近肺泡气PO_2;混合静脉血PCO_2为6.13kPa(46mmHg),肺泡气PCO_2为5.33kPa(40mmHg),所以,CO_2向相反的方向净扩散,即从血液向肺泡方向扩散。O_2 和 CO_2 在血液和肺泡之间的扩散极为迅速,不到 0.3s 即可达到平衡。通常,血液流经肺毛细血管的时间约为 0.7s,所以,当血液流经肺毛细血管全长约 1/3 时,肺换气过程已基本完成。这一过程显示出肺部较强的换气功能和气体储备能力。

正常静息状态下,经过肺换气过程,每 100ml 肺毛细血管血液的 O_2 含量由 1.5ml 升至 20ml,CO_2 含量则由 52ml 降至 48ml。若按心排血量为 5L/min 计算,则流经肺毛细血管的血流每分钟可自肺泡摄入 O_2 250ml,并释出 CO_2 200ml。但是,在正常情况下,体循环动脉血中的 PO_2 稍低于肺静脉血中的 PO_2,主要是因为体循环动脉血混入了来自支气管静脉的少量静脉血。

(二)影响肺换气的因素

前已述及,气体分压差、扩散面积、扩散距离、扩散系数和温度等因素均可影响气体的扩散速率。这里进一步讲解呼吸膜的厚度、呼吸膜的面积、通气/血流比值,知识点略有交叉,汇总见表 1-3-1。

表 1-3-1 肺换气的影响因素与影响方式

影响因素	影响方式
气体分压差	分压差越大,扩散速率越大;分压差越小,则扩散速率越小
扩散面积	扩散面积越大,所扩散的分子总数也越大
扩散距离	分子扩散的距离越大,扩散需要的时间越长
扩散系数	溶解度与相对分子质量的平方根之比,取决于气体分子本身的特性。CO_2 的扩散系数约为 O_2 的 20 倍
温度	气体扩散速率与温度成正比。因人体体温相对恒定,故温度因素可忽略不计
通气/血流比值	(1)比值增大,意味着通气过度或血流相对不足,部分肺泡气体未能与血液气体充分交换,致使肺泡无效腔增大 (2)比值下降,意味着通气不足或血流相对过多,部分血液流经通气不良的肺泡,混合静脉血中的气体不能得到充分更新,犹如发生了功能性动静脉短路

1. 呼吸膜的厚度 肺泡与血液之间的气体交换依赖于呼吸膜(respiratory membrane),也称为气-血屏障。呼吸膜由六层结构组成,包括肺表面活性物质的液体层、肺泡上皮细胞层、上皮基底膜、肺泡上皮和毛细血管膜之间的间

隙(基质层)、毛细血管基膜、毛细血管内皮细胞层。虽然呼吸膜有六层结构,却很薄,总厚度平均约 0.6μm,最薄处只有 0.2μm,最厚处也小于 1μm,气体易于扩散和通过。气体扩散速率与呼吸膜厚度(扩散距离)成反比,呼吸膜越厚,需要的时间就越长,单位时间内交换的气体量就越少。人体呼吸膜不仅薄,而且整个肺的呼吸膜面积很大,而肺毛细血管总血量只有 60~140ml,因而血液层很薄,非常有利于气体交换。肺毛细血管直径平均约为 5μm,红细胞需要挤过肺毛细血管。因此,红细胞膜通常能接触到毛细血管壁,O_2、CO_2 不必经过大量的血浆层就可到达红细胞或进入肺泡,扩散距离短,交换速度快。任何导致呼吸膜增厚或扩散距离增加的疾病(如肺纤维化、肺水肿等),都会降低气体扩散速率,减少气体扩散量。运动时,由于血流加速,气体在肺部的交换时间缩短,呼吸膜的厚度或扩散距离的改变对肺换气的影响更加显著。

2. 呼吸膜的面积 气体扩散速率与扩散面积成正比。正常成年人的两肺约有 3 亿个肺泡,总扩散面积达 70m^2。在安静状态下,用于气体扩散的呼吸膜面积约为 40m^2,故而有相当大的储备面积。当人在劳动或体育运动时,由于肺毛细血管的开放数量和开放程度增加,有效扩散面积也大大增加。如出现肺不张、肺实变、肺气肿、肺叶切除或肺毛细血管关闭和阻塞等情况,均可使呼吸膜扩散面积减小,进而影响肺换气。

3. 通气/血流比值(ventilation/perfusion ratio,V_A/Q) 指每分钟肺泡通气量(V_A)和每分钟肺毛细血管血流量(Q)之间的比值。正常成年人安静时,V_A 约为 4.2L/min,Q 约为 5L/min,因此,V_A/Q 约为 0.84。如果 V_A/Q 比值增大,就意味着通气过度或血流相对不足,部分肺泡气体未能与血液气体充分交换,致使肺泡无效腔增大。反之,V_A/Q 比值下降,则意味着通气不足或血流相对过多,导致部分血液流经通气不良的肺泡,混合静脉血中的气体不能得到充分更新,犹如发生了功能性动静脉短路。可见,无论 V_A/Q 比值增大或减小,都会妨碍肺换气,导致机体缺氧和二氧化碳潴留,尤其是缺氧。V_A/Q 比值异常时,主要表现为缺氧的原因在于:①动、静脉血液之间 O_2 的分压差远大于 CO_2 的分压差,所以动静脉短路时,动脉血 PO_2 下降的程度大于动脉血 PCO_2 升高的程度;② CO_2 的扩散系数是 O_2 的 20 倍,因此 CO_2 扩散比 O_2 快,不易潴留;③动脉血 PO_2 下降和动脉血 PCO_2 升高时,可刺激呼吸,增加肺泡通气量,有助于 CO_2 的排出,却几乎无助于 O_2 的摄取,这是由氧解离曲线和二氧化碳解离曲线的特点所决定的。在肺气肿患者身上,由于许多细支气管阻塞和肺泡壁被破坏,上述两种 V_A/Q 比值异常的情况都可能发生,致使肺换气效率受到极大影响,这是造成肺换气功能异常最常见的一种原因。因此,V_A/Q 比值可作为衡量肺换气功能的指标。

健康成年人安静时,肺部总 V_A/Q 比值约为 0.84。但是,肺泡通气量和肺毛细血管血流量在肺内的分布是不均匀的,因此,各个局部的通气/血流比值并不相同。例如,当身体直立时,由于重力等因素的影响,从肺底部到肺尖部,肺泡通气量和肺毛细血管血流量都逐渐减少,而以血流量的减少更为显著,所以肺尖部的 V_A/Q 比值较大,可高达 3.3,而肺底部的比值较小,可低至 0.63。从总体上来说,尽管正常情况下存在肺泡通气和血流的不均匀分布,由于呼吸膜面积远超过肺换气的实际需要,这种不均匀分布也并未明显影响 O_2 的摄入和 CO_2 的排出。

(三) 肺扩散容量

气体在单位分压差(1mmHg)的作用下,每分钟通过呼吸膜扩散的气体毫升数量称为肺扩散容量(pulmonary diffusing capacity,D_L),即:

$$D_L = \frac{V}{|\bar{P}_A - \bar{P}_C|}$$

式中,V 代表每分钟通过呼吸膜扩散的气体量(ml/min),P_A 代表肺泡中某种气体的平均分压(pulmonary alveolar),P_C 代表肺毛细血管血液内该气体的平均分压(pulmonary apillary)。D_L 是衡量呼吸气体通过呼吸膜的能力的一种指标。正常成人安静时,O_2 的 D_L 平均值约为 20ml/(min·mmHg),CO_2 的约为 O_2 的 20 倍。运动时,因为参与肺换气的呼吸膜面积和肺毛细血管血流量的增加以及通气、血流的不均匀分布得到改善,所以 D_L 增大。机体存在肺部疾病情况下,D_L 可因有效扩散面积减小或扩散距离增加而降低。

三、组织换气

组织之间的气体交换机制和影响因素与肺部的气体交换机制相似,不同的是,组织之间的气体交换发生于液相(血液、组织液、细胞内液)介质之间,且扩散膜两侧 O_2 和 CO_2 的分压差随细胞内氧化代谢的强度和组织血流量而异。如果血流量不变,代谢增强,则组织液中的 PO_2 降低,PCO_2 升高;如果代谢率不变,血流量增大,则组织液中的 PO_2 升高,PCO_2 降低。

在组织中,由于细胞进行有氧代谢,O_2 被耗用并产生 CO_2。因此,组织液中 PO_2 可低于 4kPa(30mmHg),而 PCO_2 可高于 6.67kPa(50mmHg)。当动脉血液流经组织毛细血管时,O_2 沿着压力梯度从血液向组织液和细胞扩散,而 CO_2 则从组织液和细胞向血液扩散,动脉血因失去 O_2 和得到 CO_2 而转变为静脉血。

(吴林珠)

第四节　气体在血液中的运输

对于需要掌握机械通气技术的护士来说,了解 O_2 和 CO_2 在血液中的运输方式有助于理解肺泡血管通气和混合血流的机制,评估患者的氧合情况和通气情况。在临床实践中,氧合和通气往往是相关的,因为正常呼吸是通过 O_2 和 CO_2 在血液中的交换实现的。患者的氧合情况和通气情况可以相互影响。在机械通气中,我们会关注患者的氧合状态和通气状态,并通过适当的通气参数和氧浓度来调整和维持患者的呼吸功能。因此,我们有必要认识清楚 O_2 和 CO_2 在血液中的存在形式,以及 O_2 和 CO_2 在血液中的运输方式。

一、氧和二氧化碳存在血液中的存在形式

O_2 和 CO_2 都以物理溶解和化学结合两种形式存在于血液中。当我们呼吸时,肺部经肺换气摄取 O_2 并将通过血液循环被运输到机体各组织和器官中,供细胞利用。同时,细胞代谢产生的 CO_2 则经组织换气进入血液后,也经血液循环被运输到肺部,最终被排出体外。因此,O_2 和 CO_2 的运输是以血液为媒介的。根据亨利定律(Henry's law),气体在溶液中溶解的量与分压和溶解度成正比,与温度成反比。在 1 个大气压下,温度为 38℃时,O_2 和 CO_2 在 100ml 血液中溶解的量分别为 2.36ml 和 48ml。依此计算,动脉血 PO_2 为 13.33kPa(100mmHg),每 100ml 血液含溶解的 O_2 0.31ml;静脉血 PCO_2 为 6.13kPa(46mmHg),每 100ml 血液含溶解的 CO_2 2.9ml。一般成年人在静息状态下,心脏每分钟将大约 5L 血液送到全身。因此,通过物理溶解形式运输的动脉血中 O_2 流量仅约为 15ml/min,而通过物理溶解形式运输的静脉血中 CO_2

流量约为145ml/min。然而，机体在安静状态下的耗氧量约为250ml/min，CO_2生成量约为200ml/min。显然，仅依靠物理溶解形式来运输O_2和CO_2是无法适应机体的代谢需要。

实际上，机体在进化过程中发展出了一种非常有效的方式来运输O_2和CO_2，即化学结合。因此，血液中的O_2和CO_2主要以化学结合的形式存在，而通过物理溶解形式的O_2和CO_2所占比例极小；化学结合可使血液对O_2的运输量增加约65~140倍，对CO_2的运输量增加近20倍。

虽然血液中单纯以物理溶解形式溶解的O_2和CO_2很少，但很重要，因为必须先有物理溶解才能发生化学结合。在肺换气或组织换气时，进入血液的O_2和CO_2都是先在血浆中物理溶解，提高各自的分压，再出现化学结合；当从血液释放时，也是通过物理溶解形式的O_2和CO_2先逸出，使各自的分压下降，然后化学结合的O_2和CO_2再分离出来，并溶解到血浆中，这个过程使得气体在血液中的物理溶解和化学结合两者间处于动态平衡。

二、氧的运输

血液中O_2以物理溶解形式存在的量仅占血液总氧含量的1.5%左右，而剩余的98.5%以化学结合的方式存在。O_2在血液中主要以血红蛋白（hemoglobin，Hb）结合的形式存在，形成氧合血红蛋白（HbO_2）分子。Hb是红细胞内的一种色蛋白，其分子结构特征使之成为有效的携氧工具。除运输O_2外，Hb也参与CO_2的运输。

（一）血红蛋白分子结构

每一个Hb分子由1个珠蛋白和4个血红素（又称亚铁原卟啉）组成。每个血红素由4个吡咯基组成一个环，中心为一个铁原子（Fe^{2+}）。每个珠蛋白有4条多肽链，每条多肽链与1个血红素相连接，构成Hb分子的单体或亚单位。Hb分子是由4个单体构成的四聚体。不同Hb分子的珠蛋白的多肽链的组成不同。成年人的血红蛋白（HbA）由2条α链和2条β链组成，为$α_2β_2$结构（图1-4-1）。

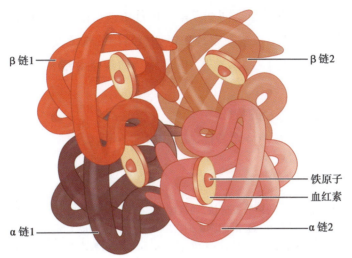

成年人的血红蛋白

血红蛋白分子结构

图 1-4-1　Hb 分子结构

胎儿血红蛋白（HbF）由 2 条 α 链和 2 条 γ 链组成，为 $α_2γ_2$ 结构。出生后不久，胎儿血红蛋白即被成年人的血红蛋白取代。每条 α 链含 141 个氨基酸残基，每条 β 链（或 γ 链）含 146 个氨基酸残基（胎儿血红蛋白的 γ 链与成年人的血红蛋白的 β 链的区别在于其中有 37 个氨基酸残基不一样）。血红素基团中心的 Fe^{2+} 可与氧分子结合而使 Hb 转化为氧合血红蛋白。

Hb 分子的 4 个亚单位之间和亚单位内部由盐键连接。Hb 与 O_2 的结合或解离将影响盐键的形成或断裂，使 Hb 四级结构的构型发生改变，Hb 与 O_2 的亲和力也随之而发生变化，这是 Hb 氧解离曲线呈 S 形和波尔效应（Bohr effect）的基础。

（二）Hb 与 O_2 结合的特征

Hb 与 O_2 结合主要有 4 个特征，见表 1-4-1。

表 1-4-1　Hb 与 O_2 结合的特征

特征	阐释
结合反应迅速且可逆	（1）Hb 与 O_2 的结合反应快，而且可逆；不需酶的催化，但可受 PO_2 的影响 （2）当血液流经 PO_2 高的肺部时，Hb 与 O_2 结合，形成 HbO_2 （3）当血液流经 PO_2 低的组织时，HbO_2 迅速解离，释出 O_2，成为去氧血红蛋白
结合反应是氧合不是氧化	Fe^{2+} 与 O_2 结合后仍是二价铁 Fe^{2+}，结合 O_2 的 Hb 称为氧合血红蛋白，而不是氧化血红蛋白；未结合 O_2 的 Hb 称为去氧血红蛋白，而不是还原血红蛋白
Hb 与 O_2 结合的量固定	（1）1 分子 Hb 可结合 4 分子 O_2，成年人 Hb 的相对分子质量为 64 458，所以，在 100% 氧饱和状态下，1g Hb 可结合的最大氧量为 1.39ml （2）正常时红细胞中含有少量不能结合 O_2 的高铁 Hb，因此，1g Hb 实际结合的 O_2 量低于 1.39ml，通常按 1.34ml 计算 （3）例如，PO_2 达到 20kPa（150mmHg）时，动脉血中 Hb 含量也可达到 20.1ml/100ml，与血氧容量相等，则 SO_2 为 100%；如果血氧含量是 15ml，则 SO_2 约为 75%。通常，血浆中溶解的 O_2 极少，可忽略不计
氧解离曲线呈 S 形（sigmoid shape）	（1）氧解离曲线呈 S 形与 Hb 的变构效应有关 （2）目前认为 Hb 有两种构象：Hb 为紧密型（tense form，T 型），HbO_2 为疏松型（relaxed form，R 型），两者可相互转换 （3）当 O_2 与 Hb 的 Fe^{2+} 结合后，盐键逐步断裂，Hb 分子构象逐渐由 T 型变为 R 型，对 O_2 的亲和力逐渐增加，R 型 Hb 对 O_2 的亲和力为 T 型的 500 倍。也就是说，Hb 的 4 个亚单位无论在结合 O_2 或释放 O_2 时，彼此之间有协同效应，即 1 个亚单位与 O_2 结合后，由于变构效应，其他亚单位更易与 O_2 结合；反之，当 HbO_2 的 1 个亚单位释出 O_2 后，其他亚单位更易释放 O_2

注：HbO_2 指氧合血红蛋白，血红蛋白与氧分子可逆性结合而生成的一种物质；血氧容量（oxygen binding capacity，$CO_{2\,max}$）指在 100ml 血液中，Hb 所能结合的最大 O_2 量；血氧含量（oxygen content，CO_2）指在 100ml 血液中，Hb 实际结合的 O_2 量；SO_2 指 saturation oxyen，血红蛋白饱和度，血液中氧合 Hb 占总 Hb 的百分数，约等于血氧含量与血氧容量的比值。

（三）氧解离曲线

氧解离曲线（oxygen dissociation curve）或氧合血红蛋白解离曲线是表示

血液中 PO_2 与 SO_2 关系的曲线(图 1-4-2)。该曲线既表示在 PO_2 不同时 O_2 与 Hb 的解离情况,也反映在 PO_2 不同时 O_2 与 Hb 的结合情况。依据氧解离曲线的 S 形变化趋势和功能意义,可将曲线分为三段,见表 1-4-2。

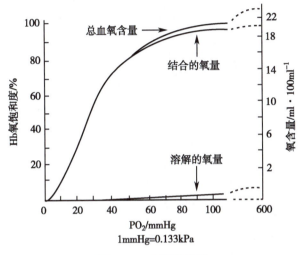

图 1-4-2 氧解离曲线

表 1-4-2 氧解离曲线分段对比

分段	所在血液中 PO_2 区间/mmHg	曲线特点	举例说明
上段	60~100	反映 Hb 与 O_2 结合的部分,比较平坦,表明在这个范围内 PO_2 对 SO_2 或血液氧含量影响不大	(1) 当血液中 PO_2 为 100mmHg 时,相当于动脉血中的 PO_2,SO_2 为 97.4%,血氧含量约为 19.4ml/100ml(血液) (2) 如果将吸入气中的 PO_2 提升到 150mmHg,也即提高了约 50%,此时 SO_2 增至 100%,即只增加了 2.6%,血液氧含量约为 20.0ml/100ml(血液),增加了不到 1ml。这也可解释 V_A/Q 不匹配时,肺泡通气量的增加几乎无助于 O_2 的摄取 (3) 反之,当 PO_2 从 100mmHg 下降到 60mmHg 时,SO_2 为 90%,也仅降低了 10% (4) 因此,即使在高原、高空或某些呼吸系统疾病时,吸入气或肺泡气中的 PO_2 有所下降,但只要动脉血中 PO_2 不低于 60mmHg,SO_2 仍能维持在 90% 以上,血液仍可携带足够量的 O_2,不引起明显的低氧血症

续表

分段	所在血液中 PO_2 区间/mmHg	曲线特点	举例说明
中段	40~60	反映 HbO_2 释放 O_2 的部分,较陡	(1)当血液中的 PO_2 为 40mmHg 时,SO_2 约为 75%,血氧含量约为 14.4ml/100ml(血液),即每 100ml 血液流经组织时释放 5ml O_2 (2)血液流经组织时释放出的 O_2 容积占动脉血氧含量的百分数称为氧利用系数 (3)安静状态下心排血量约为 5L,每分钟耗氧量约为 250ml (4)因此,O_2 的利用系数约为 25%
下段	15~40	反映 HbO_2 与 O_2 解离的部分。此段最为陡直,表明血液中 PO_2 出现较小变化即可引起 SO_2 的明显改变	(1)在组织活动加强时,血液中 PO_2 可降至 15mmHg,HbO_2 进一步解离,释放 O_2,血氧含量仅约为 4.4ml(每 100ml 血液) (2)每 100ml 血液能供给组织 15ml O_2,O_2 的利用系数可提高到 75%,是静息状态下的 3 倍 (3)以上说明该段曲线也可反映血液中 O_2 的储备

注:① 1mmHg=0.133kPa;② SO_2(saturation oxyen)指血红蛋白氧饱和度;③ HbO_2(oxyhemoglobin)指氧合血红蛋白。

(四)影响氧解离曲线的因素

O_2 与 Hb 的结合或解离可受多种因素影响,使氧解离曲线的位置发生偏移,亦即使 Hb 对 O_2 的亲和力发生变化。通常用 P_{50} 来表示 Hb 对 O_2 的亲和力。P_{50} 是使 SO_2 达 50% 时的 PO_2,正常为 3.53kPa(26.5mmHg)。P_{50} 增大,表示 Hb 对 O_2 的亲和力降低,需更高的 PO_2 才能使 SO_2 达到 50%,曲线发生右移;P_{50} 降低,则表示 Hb 对 O_2 的亲和力增加,SO_2 达 50% 所需 PO_2 降低,曲线发生左移。影响 Hb 与 O_2 亲和力或 P_{50} 的因素有血液的 pH、PCO_2、温度和有机磷化合物、CO、Hb 的质和量等。

1. pH 和 PCO_2 的影响 当 pH 降低或 PCO_2 升高时,Hb 对 O_2 的亲和力降低,P_{50} 增大,氧解离曲线右移;而 pH 升高或 PCO_2 降低时,Hb 对 O_2 的亲和力增加,P_{50} 降低,氧解离曲线左移。血液酸度和 PCO_2 对 Hb 氧亲和力的这种影响称为波尔效应(bohr effect)。波尔效应的发生主要与 pH 改变时 Hb 的构象发生改变有关。酸度增加时,H^+ 与 Hb 多肽链某些氨基酸残基结合,促进盐键形成,使 Hb 分子向 T 型转变,从而降低 Hb 对 O_2 的亲和力;而酸度降低时,则促使盐键断裂放出 H^+,使 Hb 向 R 型转变,对 O_2 的亲和力增加。此外,Hb 与 O_2 的结合也受 PCO_2 的影响,当 PCO_2 改变时,可通过 pH 的改变产生间接效应;此外,CO_2 与 Hb 结合,也会直接影响 Hb 对 O_2 的亲和力,不过这种效应的作用很小。

波尔效应有重要的生理意义,既可促进肺毛细血管血液的氧合,又有利于组织毛细血管血液释放 O_2。当血液流经肺时,CO_2 从血液向肺泡扩散,血液中的 PCO_2 随之下降,H^+ 浓度也降低,二者均使 Hb 对 O_2 的亲和力增大,促进 O_2 与 Hb 的结合,血氧含量增加。当血液流经组织时,CO_2 从组织扩散进入血液,血液中 PCO_2 和 H^+ 浓度随之升高,Hb 对 O_2 的亲和力降低,促进氧合血红蛋白解离,为组织提供 O_2。

2. 温度的影响 当温度升高时,氧解离曲线右移,促进 O_2 的释放。相反,当温度降低时,曲线左移,不利于 O_2 的释放。温度对氧解离曲线的影响,可能与温度变化会影响 H^+ 的活度有关。温度升高时,H^+ 的活度增加,可降低 Hb 对 O_2 的亲和力;反之,可增加其亲和力。

在组织代谢活动增强(如体育运动)时,局部组织温度升高,CO_2 和酸性代谢产物增加,都有利于氧合血红蛋白解离,因此组织可获得更多 O_2,以适应代谢增加的需要。

在进行低温麻醉手术时,低温环境有利于降低组织的耗氧量。然而,当组织温度降至 20℃时,即使 PO_2 为 5.33kPa(40mmHg),SO_2 仍能维持在 90% 以上,血液因氧含量较高而呈红色,实际上氧合血红蛋白对 O_2 的释放减少了,医生容易忽视组织仍然会出现缺氧的情况。

3. 红细胞内 2,3-二磷酸甘油酸 红细胞中含有丰富的磷酸盐,如 2,3-二磷酸甘油酸(2,3-DPG)、ATP 等,其中 2,3-DPG 在调节 Hb 对 O_2 的亲和力中具有重要作用。其机制可能是由于 2,3-DPG 与 Hb 的 β 链形成盐键,促使 Hb 向 T 型转变的缘故。

当 2,3-DPG 浓度升高时,Hb 对 O_2 的亲和力降低,Hb 更容易释放氧气,氧解离曲线右移(反之,曲线左移)。这一现象在慢性缺氧、贫血、高山低氧等情况下尤为明显,因为这些情况下红细胞内 2,3-DPG 生成增多,有利于释放更多的 O_2,从而改善组织的缺氧状态。

此外,红细胞膜对 2,3-DPG 的通透性较低,当红细胞内 2,3-DPG 生成增多时,还可提高细胞内氢离子(H^+)浓度,进而通过波尔效应降低 Hb 对 O_2 的亲和力。

2,3-DPG 是红细胞无氧糖酵解的产物。在血库中,用抗凝药枸橼酸-葡萄糖液保存了 3 周后的血液后,由于糖酵解停止,红细胞内 2,3-DPG 浓度下降,导致 Hb 对 O_2 的亲和力增加,O_2 不容易解离,从而影响对组织供氧。

因此,在临床实践中,当向患者输入大量经过长时间储存的血液时,应考虑到这种血液在组织中释放的 O_2 量较少。如果用枸橼酸盐-磷酸盐-葡萄糖液作抗凝药,这种影响将会有所减小。

4. 一氧化碳的影响 一氧化碳(carbon monoxide,CO)是无色、无味、无刺激的气体。当大量吸入时,CO 可与血液中的 Hb 结合形成一氧化碳血红蛋白(HbCO),占据 Hb 分子中 O_2 的结合位点,影响血液对 O_2 的运输。CO 与 Hb 的亲和力约等于 O_2 的 250 倍,这表示在极低的 PCO 下,CO 可从氧合血红蛋白中取代 O_2;同时,当 CO 与 Hb 分子中一个血红素结合后,可增加其余血红素对 O_2 的亲和力,导致氧解离曲线左移,Hb 与 O_2 的解离受到阻碍。Hb 与 CO 结合后呈樱桃色,所以 CO 中毒时,机体虽严重缺氧,但不出现发绀。

另外,CO 中毒时,血液中 PO_2 可能是正常的,机体虽然处于缺氧状态,但不会对呼吸运动产生刺激而增加肺通气,反而可能抑制呼吸中枢,减少通气,加重缺氧。因此,给 CO 中毒的患者吸氧时,常同时加入 5% CO_2,刺激呼吸运动。目前,当需要高压氧治疗 CO 中毒时,高压氧舱内超过了一个绝对大气压,该治疗手段主要通过大幅提高 PO_2,增加 O_2 在血液中的溶解度和含量,并促使 CO 解离,从而解除 PO_2 正常患者的缺氧状态。

5. 其他因素 O_2 与 Hb 的结合还受 Hb 自身性质的影响。如 Hb 分子中的 Fe^{2+} 氧化成 Fe^{3+},Hb 便失去运输 O_2 的能力。胎儿血红蛋白(HbF)对 O_2 的亲和力较高,有助于胎儿血液流经胎盘时从母体摄取 O_2。Hb 异常患者的 O_2 运输能力则较低。

三、二氧化碳的运输

(一) 二氧化碳的运输形式

血液中通过物理溶解的 CO_2 约占 CO_2 总运输量的 5%，通过化学结合的 CO_2 约占 95%。化学结合的形式主要是碳酸氢盐和氨基甲酰血红蛋白，前者约占 CO_2 总运输量的 88%，而后者约占 7%。

1. 碳酸氢盐 在血浆或红细胞中，溶解的 CO_2 与 H_2O 反应生成 H_2CO_3，后者再解离成 HCO_3^-（碳酸氢根）和 H^+（氢离子），如下式：

$$CO_2 + H_2O \rightleftharpoons H_2CO_3 \rightleftharpoons HCO_3^- + H^+$$

该反应是可逆的，其反应的方向取决于 PCO_2 的高低。在组织中，反应向右进行，而在肺部向左进行，并且都需要碳酸酐酶（carbonic anhydrase）。

在组织中，经过组织换气扩散入血的 CO_2 先溶于血浆，其中小部分 CO_2 经过上述反应生成 HCO_3^- 和 H^+，HCO_3^- 主要与血浆中的 Na^+ 结合，以 $NaHCO_3$ 的形式运输 CO_2，H^+ 被血浆缓冲系统缓冲，血液 pH 无明显变化。因为血浆中缺乏碳酸酐酶，所以这一反应过程较为缓慢，需要数分钟才能达到平衡。而溶解于血浆中的 CO_2 绝大部分扩散进入红细胞，因红细胞内含有碳酸酐酶的浓度较高，在其催化下，CO_2 与 H_2O 结合的反应极为迅速，其反应速率可增加 5 000 倍，不到 1s 即可达到平衡。在红细胞内，H_2CO_3 再解离为 HCO_3^- 和 H^+，H^+ 主要与 Hb 结合而被缓冲，同时释放 O_2，H^+ 与 Hb 结合不仅可以促进更多的 CO_2 转变为 HCO_3^-，有助于 CO_2 的运输，还能促进更多的 O_2 释放，有利于组织供氧；小部分 HCO_3^- 与 K^+ 结合，结合成 $KHCO_3$，运输 CO_2，而细胞内大部分 HCO_3^- 顺浓度梯度通过红细胞膜，扩散至血浆。红细胞内负离子因此而减少。因为红细胞膜不允许正离子自由通过，而允许小的负离子通过，所以 Cl^- 便由血浆扩散进入红细胞，这一现象称为 Cl 转移（chloride shift）。在红细胞膜上有特异的 HCO_3^-/Cl^- 转运体，转运这两种离子进行跨膜交换。这样，HCO_3^- 便不会在红细胞内堆积，有利于上述反应的进行和 CO_2 的运输。随着 CO_2 的进入，红细胞内的渗透压由于 HCO_3^- 或 Cl^- 的增多而升高，因此，H_2O 进入红细胞以保持其渗透压平衡，并使静脉血的红细胞轻度"肿胀"。同时，因为动脉血中的一部分液体经淋巴而不是经静脉回流，所以静脉血的血细胞比容比动脉血的约大3%。

在肺部,上述反应向相反方向进行。因为肺泡气PCO_2比静脉血PCO_2低,所以血浆中溶解的CO_2首先扩散入肺泡,而血液中的$NaHCO_3$则不断产生CO_2,溶解于血浆中。红细胞内$KHCO_3$解离出的HCO_3^-与H^+生成H_2CO_3,经碳酸酐酶加速分解为CO_2和H_2O,CO_2从红细胞扩散入血浆,而血液中的HCO_3^-便进入红细胞以补充被消耗的HCO_3^-,Cl^-则扩散出红细胞。这样,以$NaHCO_3$和$KHCO_3$形式运输的CO_2便在肺部被释放出来。

由上述可见,碳酸酐酶在CO_2的运输中具有非常重要的意义,因此,在使用碳酸酐酶抑制药(如乙酰唑胺)时,应注意可能会影响CO_2的运输。有研究表明,乙酰唑胺可使组织中PCO_2由正常的6.13kPa(46mmHg)升高至10.67kPa(80mmHg)。

2. 氨基甲酰血红蛋白 进入红细胞的一部分CO_2与Hb的氨基结合,生成氨基甲酰血红蛋白($HbCO_2$),这一反应无须酶的催化,而且迅速、可逆。调节这一反应的主要因素是氧合作用。氧合血红蛋白与CO_2结合形成氨基甲酰血红蛋白的能力比Hb小。在组织,部分氧合血红蛋白解离释出O_2,变成去氧血红蛋白,与CO_2结合成氨基甲酰血红蛋白。此外,Hb的酸性比氧合血红蛋白弱,易与H^+结合,缓冲pH的变化。在肺部,氧合血红蛋白生成增多,促使氨基甲酰血红蛋白解离,释放CO_2和H^+。氧合作用的调节具有重要意义,虽以氨基甲酰血红蛋白形式运输的CO_2仅占CO_2总运输量的7%左右,但在肺部排出的CO_2中却有17.5%是从氨基甲酰血红蛋白释出的,表明这种运输形式的高效性(图1-4-3)。

(二)二氧化碳解离曲线

二氧化碳解离曲线(carbon dioxide dissociation curve)是表示血液中CO_2含量与PCO_2关系的曲线(图1-4-4)。血液中CO_2的含量随PCO_2的升高而增加。与氧解离曲线不同,二氧化碳解离曲线接近线性而不呈S形,且无饱和点,故二氧化碳解离曲线的纵坐标不用饱和度而用浓度表示。

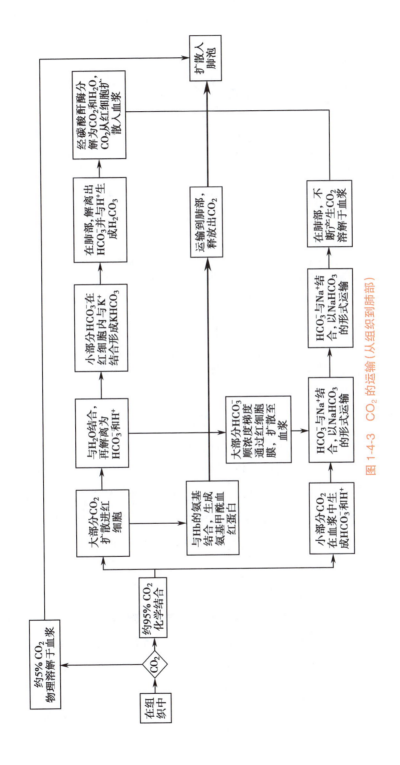

图1-4-3 CO_2的运输（从组织到肺部）

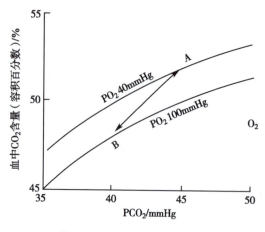

图 1-4-4　二氧化碳解离曲线

注：① 1mmHg=0.133kPa；②说明：A 点代表静脉血，即 PO_2 为 5.33kPa（40mmHg）、PCO_2 为 6kPa（45mmHg）时，每 100ml 血液中的 CO_2 含量约为 52ml；B 点代表动脉血，即 PO_2 为 13.33kPa（100mmHg）、PCO_2 为 5.33kPa（40mmHg）时，每 100ml 血液中的 CO_2 含量约为 48ml。可见，在血液流经肺部时，每 100ml 血液可释出 4ml CO_2。如果 CO_2 运输障碍，则会导致机体二氧化碳潴留。

（三）O_2 与 Hb 的结合对 CO_2 运输的影响

O_2 与 Hb 结合可促使 CO_2 释放，而去氧血红蛋白则容易与 CO_2 结合，这一现象称为何尔登效应（Haldane effect）。从图 1-4-4 中可见，在相同的 PCO_2 下，氧合血红蛋白多的动脉血所携带的 CO_2 比静脉血少。因为氧合血红蛋白酸性较强，而 Hb 酸性较弱，所以 Hb 容易与 CO_2 结合，生成氨基甲酰血红蛋白，也容易与 H^+ 结合，使 H_2CO_3 解离过程中产生的 H^+ 可被及时中和，有利于血液运输 CO_2。

因此，在组织中，氧合血红蛋白释出 O_2 而转化为 Hb，通过何尔登效应促使血液摄取并结合 CO_2；反之，在肺部，则因 O_2 与 Hb 结合，何尔登效应表现为促进 CO_2 释放。可见，O_2 和 CO_2 的运输不是孤立进行的，而是相互影响的。CO_2 通过波尔效应影响 O_2 的运输，O_2 又通过何尔登效应影响 CO_2 的运输。

（朱　颖）

第五节 呼吸运动的调节

呼吸运动是整个呼吸过程的基础,呼吸肌的节律性舒缩活动受到中枢神经系统的自主性(automatically)和随意性(voluntarily)双重控制。呼吸节律起源于呼吸中枢。呼吸运动的深度和频率可随体内外环境的改变而发生相应变化,以适应机体代谢的需要。例如,在一定限度内,我们可以随意控制屏气或调节呼吸的深度和速度。尽管人们可以自主屏气,但当屏气持续时间延长,位于低位脑干的自主呼吸驱动会增加,最终在自主呼吸控制系统的调节下产生吸气。在运动时,人们代谢增强,呼吸运动会加深加快,从而提高肺通气量,使机体可摄取更多 O_2,排出更多 CO_2。机体在完成其他某些功能活动(如说话、唱歌、吞咽以及喷嚏反射、咳嗽反射等)时,呼吸运动也将受到相应调控,使其他功能活动得以实现。

机械通气是通过呼吸机辅助呼吸或替代呼吸功能的方法。我们通过监测患者的呼吸运动,可以及时评估患者的通气状况和呼吸机的适应情况,判断是否需要调整通气参数或采取其他干预措施。因此,了解呼吸运动可以帮助医护人员更好地理解呼吸机的工作原理和不同工作模式的适应情况。

一、呼吸中枢与呼吸节律的形成

(一)呼吸中枢

呼吸中枢(respiratory center)是指在中枢神经系统内产生呼吸节律和调节呼吸运动的神经元细胞群。呼吸中枢广泛分布于中枢神经系统各级水平,包括脊髓、延髓、脑桥、间脑和大脑皮层等。它们在呼吸节律(respiratory rhythm)的产生和呼吸运动调节中所起的作用则有所不同,但通过各级中枢之间的相互协调和相互制约,共同完成机体的正常呼吸运动。

1. 脊髓 脊髓中有支配呼吸肌的运动神经元,其胞体位于第 3~5 颈段(支配膈肌)和胸段(支配肋间肌和腹肌等)脊髓前角。脊髓本身以及呼吸肌不能产生节律性呼吸,当在脊髓和延髓之间横切(图 1-5-1),呼吸运动立刻停止。因此,脊髓的呼吸神经元是联系高位呼吸中枢和呼吸肌的中继站,并且是整合某些呼吸反射的初级中枢。

2. 低位脑干 低位脑干是指脑桥和延髓。当以不同平面横切脑干时,会对呼吸运动产生不同的影响。在中脑和脑桥之间(图 1-5-1,A 平面)横切,呼吸节律未见明显变化;如果横切位置发生变化即在脑桥的上、中部之间(图 1-5-1,B 平面),呼吸将变慢变深,如果继续切断双侧颈迷走神经,脑桥上部作为呼吸调整中枢会抑制长吸中枢活动;而脑桥下部作为长吸中枢,会对吸气活动产生紧张性易化作用,使吸气时间延长。来自肺部的迷走神经传入冲动也有抑制吸气和促进吸气转为呼气的作用;当脑桥下部失去来自脑桥上部和迷走神经这两方面的传入作用后,吸气便不能及时被中断而转为呼气,于是出现长吸式呼吸。在延髓与脑桥之间(图 1-5-1,C 平面)横切,不论迷走神经是否完整,都会出现喘息样呼吸(gasping),表现为不规则的呼吸运动,提示延髓为喘息中枢,即可产生最基本的呼吸节律。

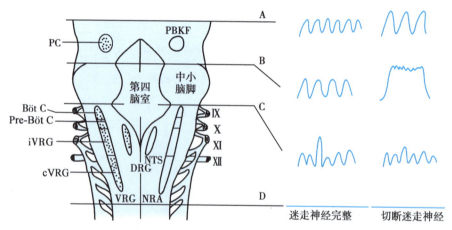

图 1-5-1 脑干呼吸相关核团(左)和在不同平面横切脑干后呼吸的变化(右)示意图

在低位脑干,呼吸神经元主要集中分布于左右对称的 3 个区域:①延髓背内侧的背侧呼吸组。该区相当于孤束核腹外侧部,主要包括吸气神经元,其作用是兴奋脊髓膈运动神经元,引起膈肌收缩而吸气。②延髓腹外侧的腹侧呼吸组。该区从尾端到头端相当于后疑核、疑核和面神经后核以及它们的邻近区域,含有多种类型的呼吸神经元,平静呼吸时没有明显作用,机体代谢增强(如体育运动)时,它们的活动使脊髓呼吸运动神经元兴奋,进而加强吸气并引起主动呼气,因而增加肺通气量;此外,它们还可调节咽喉部辅助呼吸肌的活动,进而调节气道阻力。③脑桥头端背侧的脑桥呼吸组。该区相当于臂旁内侧核及与其相邻的核,为呼吸调整中枢所在部位,主要包括呼气神经元,其作用是限制吸气,促使吸气向呼气转换。

在脑损伤、脑脊液压力升高、脑膜炎等病理情况下,可出现比奥呼吸。比奥呼吸是一种病理性的周期性呼吸,表现为一次或多次强呼吸后,出现长时间呼吸停止,之后再次出现数次强呼吸,其周期变动较大,短则仅10s,长则可达1min。比奥呼吸常是死亡前出现的危急症状,其原因可能是病变已侵及延髓呼吸中枢。

3. 高位脑 呼吸运动还受脑桥以上中枢的影响,包括下丘脑、边缘系统、大脑皮层等。大脑皮层可分别通过皮层脊髓束和皮层脑干束随意控制脊髓和低位脑干呼吸神经元的活动,以保证其他与呼吸相关的活动(如说话、唱歌、哭笑、咳嗽、吞咽和排便)的协调完成。

呼吸运动受大脑皮层随意性和低位脑干自主性的双重调节,这两个系统的下行通路是分开的。在临床上,有时可观察到自主呼吸和随意呼吸分离的现象。例如,在脊髓前外侧索下行的自主呼吸通路受损时,自主节律性呼吸运动出现异常甚至停止,而患者仍可进行随意呼吸。但患者一旦入睡,呼吸运动就会停止。所以这种患者常需依靠人工呼吸机来维持肺通气。另外,如果大脑皮层运动区或皮层脊髓束受损时,患者可以进行自主呼吸,但不能完成对呼吸运动的随意调控。

(二) 呼吸节律的产生机制

关于正常呼吸节律的形成机制目前尚未得出明确的结论,但已提出两种主要的学说:起搏细胞学说和神经元网络学说。起搏细胞学说认为,呼吸节律是延髓内某些神经元的固有特性,具有自发性的节律活动可驱动其他呼吸神经元的活动(如同窦房结起搏细胞的作用一样),前包钦格复合体可能就是呼吸驱动的起搏神经元所在部位。神经元网络学说则认为,呼吸节律的产生与中枢不同的呼吸神经元之间存在广泛而复杂的联系有关,这些联系包括兴奋性和抑制性突触联系。因此,提出了多种呼吸节律产生的模型。

在上述两种学说中,起搏细胞学说的主要依据多来自对新生动物的实验研究,而神经元网络学说的依据主要来自对成年动物的实验研究。但不论哪种学说,它们都一致认为呼吸节律的形成都需要化学感受器的紧张性传入来影响。

二、呼吸的反射性调节

虽然呼吸节律起源于脑,但是呼吸运动的频率、深度、吸气时间和呼吸类型等都受到来自呼吸器官自身以及血液循环等其他器官感受器传入冲动的反射性调节,如化学感受性呼吸反射、肺牵张反射、呼吸肌本体感受性反射和防御性呼吸反射。

(一) 化学感受性呼吸反射

化学因素对呼吸运动的调节是一种反射性调节,称为化学感受性反射。化学因素是指动脉血液、组织液或脑脊液中的 O_2、CO_2 和 H^+。

1. 化学感受器 指其适宜刺激为 O_2、CO_2 和 H^+ 等化学物质的感受器。根据所在部位的不同,化学感受器分为外周化学感受器和中枢化学感受器。

(1) 外周化学感受器:位于颈动脉体和主动脉体的外周化学感受器。虽然颈动脉体和主动脉体虽都参与呼吸和循环的调节,但颈动脉体主要参与呼吸调节,而主动脉体在循环调节方面较为重要。动脉血 PO_2 下降、动脉血 PCO_2 升高或 H^+ 浓度增加,而对动脉血中 O_2 含量的降低不敏感。三种因素对化学感受器的刺激作用有相互增强的现象,两种因素同时作用比单一因素的作用强。这种协同作用的意义在于,当机体发生循环或呼吸衰竭时,动脉血 PCO_2 升高和动脉血 PO_2 降低往往同时存在,动脉血中的 PCO_2 和 PO_2 共同刺激外周化学感受器,促进代偿性呼吸增强反应。

(2) 中枢化学感受器:延髓的中枢化学敏感区(中枢化学感受器)位于延髓腹外侧浅表部位,左右对称,可分为头、中、尾三个区。头区和尾区都有化学感受性;中区不具有化学感受性,但局部阻滞或损伤中区,动物的通气量降低,并使头、尾区受刺激时的通气反应消失,提示中区可能是头区和尾区传入冲动向脑干呼吸中枢投射的中继站。近年来,从神经解剖学和神经生理学的研究发现,中枢化学敏感区的分布比我们已认识的更为广泛,它们不仅存在于脑干,而且还涉及脑内其他区域,如斜方体后核、孤束核、蓝斑、下丘脑等部位也有化学敏感神经元。

中枢化学感受器与外周化学感受器不同的是,中枢化学感受器不能感受低氧量的刺激,但对 H^+ 的敏感性比外周化学感受器高,反应潜伏期较长。中枢化学感受器的生理功能可能是通过影响肺通气来调节脑脊液的 H^+ 浓度,使中枢神经系统有稳定的 pH 环境；外周化学感受器的作用则主要是在机体低氧时维持对呼吸的驱动。

2. CO_2、H^+ 和 O_2 对呼吸运动的调节

(1) CO_2 水平：CO_2 是调节呼吸运动中重要的生理性化学因素，当动脉血 PCO_2 降到很低水平时可能会出现呼吸暂停。一定水平的 PCO_2，对维持呼吸中枢的基本活动是必需的。在吸气的过程中，CO_2 浓度增加，以及肺通气、换气功能障碍时血液中 PCO_2 都将升高，肺通气量增加（图 1-5-2）。肺通气增加可促进血液中的 CO_2 排出，从而使血液中 PCO_2 恢复正常水平。但如果血液中 PCO_2 过高则可抑制中枢神经系统运动而引起呼吸困难、头痛、头昏，甚至昏迷。血液中 PCO_2 在一定范围内升高，可加强呼吸运动，但如果超过一定限度则起抑制作用。CO_2 刺激呼吸有 2 条途径：①通过刺激中枢化学感受器再兴奋呼吸中枢，去除外周化学感受器的作用之后，CO_2 引起的通气反应仅下降 20% 左右；动脉血 PCO_2 只需升高 0.267kPa（2mmHg）即可刺激中枢化学感受器，出现肺通气增强的反应；②通过刺激外周化学感受器，冲动经窦神经和迷走神经传入延髓，反射性地使呼吸加深、加快，肺通气量增加；而刺激外周化学感受器，则动脉血中 PCO_2 需升高 1.33kPa（10mmHg）。可见，CO_2 在中枢化学感受器中可主要引起通气反应。但因中枢化学感受器的反应较慢，所以当动脉血 PCO_2 突然增高时，外周化学感受器在引起快速呼吸反应中可起重要作用。另外，当中枢化学感受器对 CO_2 的敏感性降低或产生适应性后，外周化学感受器的调节作用就显得很重要。

(2) H^+ 浓度：当动脉血的 H^+ 浓度升高（如呼吸性或代谢性酸中毒）时，可导致呼吸运动加深加快，肺通气量增加；相反，当 H^+ 浓度降低（如呼吸性或代谢性碱中毒）时，呼吸运动受到抑制，肺通气量减少（图 1-5-2）。H^+ 对呼吸的调节也是通过外周化学感受器和中枢化学感受器实现的。但 H^+ 通过血-脑屏障的速度较慢，限制了它对中枢化学感受器的作用。因此，血液中的 H^+ 主要通过刺激外周化学感受器而起作用，而脑脊液中的 H^+ 才是中枢化学感受器最有效的刺激物。

(3) O_2 水平：吸入气中 PO_2 降低，以及肺通气或肺换气功能障碍时，动脉血 PO_2 下降，反射性使呼吸运动加深加快，肺通气量增加；反之，肺通气量减少（图 1-5-2）。此外，对于严重肺气肿、肺心病患者，由于肺换气功能障碍会导致机体慢性缺氧和二氧化碳潴留,长时间的二氧化碳潴留能使中枢化学感受器对 CO_2 的刺激作用产生适应性,低氧对外周化学感受器的刺激则成为驱动呼吸运动的主要刺激因素。在慢性肺通气或肺换气功能障碍引起机体缺氧的情况下,如果医生给患者吸入纯氧,则可能由于解除了低氧的刺激作用而引起呼吸抑制。

3. CO_2、H^+ 和 O_2 在呼吸运动调节中的相互作用 CO_2、H^+ 和 O_2 三个因素中只改变一个因素而保持其他两个因素不变时的肺通气效应(图1-5-2)。三者引起的肺通气反应的程度大致接近。然而,在自然呼吸情况下,一种因素的改变往往会引起另一种、两种因素相继改变或几种因素同时改变。三者之间具有相互作用,对肺通气的影响既可因相互协同而增强,也可因相互抵消而减弱。

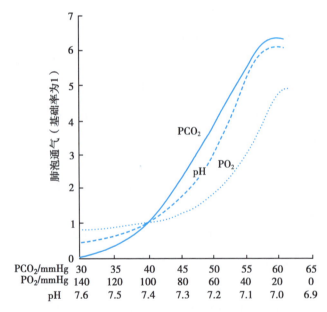

图1-5-2　改变动脉血液 PCO_2、PO_2、pH 三因素之一而维持另外两个因素正常时的肺泡通气反应

(二)肺牵张反射

肺扩张或向肺内充气可引起吸气活动抑制,而肺萎陷或从肺内抽气则可引起吸气活动加强。切断迷走神经后,上述反应消失,说明这是由迷走神经参与的反射性反应。肺牵张反射包括肺扩张反射和肺萎陷反射两种反射。

1. 肺扩张反射 当肺部膨胀时,抑制吸气活动的反射。其感受器位于从气管到细支气管的平滑肌中,属于牵张感受器。牵张感受器的阈值低、适应性缓慢。当肺扩张时,牵拉呼吸道使牵张感受器兴奋,冲动增加,经迷走神经传入延髓,通过延髓和脑桥呼吸中枢的作用,促使吸气转换为呼气。肺扩张反射的生理意义在于加速吸气向呼气的转换,使呼吸频率增加。在动物实验中,切断两侧颈迷走神经后,动物的吸气过程将延长,吸气加深,呼吸变得深而慢。在平静呼吸时,肺扩张反射一般不参与呼吸运动的调节。在病理情况下,如肺顺应性降低,肺扩张时对气道的牵张刺激较强,可引起肺扩张反射,导致呼吸变浅变快。

2. 肺萎陷反射 指在肺萎陷时增强吸气活动或促进呼气转换为吸气的反射。感受器同样位于气道平滑肌内,但其性质尚不清楚,要在较大程度的肺萎陷时才出现该反射,所以它在平静呼吸时并不重要,但对防止呼气过深以及在肺不张等情况下可能起一定作用。

(三)防御性呼吸反射

主要的防御性呼吸反射包括咳嗽反射和喷嚏反射。

1. 咳嗽反射 常见且重要的防御性反射。当咽喉、气管和支气管的黏膜受到机械性或化学性刺激时,位于这些部位的呼吸道黏膜下的感受器兴奋,冲动经迷走神经传入延髓,触发咳嗽反射,将呼吸道内的异物或分泌物排出。

2. 喷嚏反射 类似于咳嗽的反射,不同的是刺激作用于鼻黏膜的感受器,传入神经是三叉神经,反射效应是腭垂下降,舌压向软腭,而不是声门关闭,呼出气主要从鼻腔喷出,以清除鼻腔中的刺激物。

(四)呼吸肌本体感受性反射

肌梭和腱器官是骨骼肌的本体感受器。当呼吸肌内的肌梭受到牵张刺激时,可反射性引起呼吸运动加强,这种反射属于本体感受性反射。在人体中,呼吸肌本体感受性反射对正常呼吸运动也有一定调节作用,当呼吸肌负荷增加时,其作用较为明显。

三、特殊条件下的呼吸运动及其调节

当人体处于剧烈运动、潜水、高海拔、失重和高温等特殊条件下,呼吸运动除上述调节机制外,不同条件下的调节有其自身特点。

(一) 运动时的呼吸调节

运动期间，呼吸加深加快，肺通气量增加，从而增加了 O_2 的吸入量和 CO_2 的排出量，这种增加的程度随着运动量大小和时间长短而异。当运动开始时，肺通气量骤增，可能与运动时肌肉和关节内的本体感受器受刺激、反射性刺激呼吸有关，也与化学感受性反射相关，随后肺通气量会逐渐增加并趋于稳定的水平。运动停止后，肺通气量会迅速下降，随后缓慢下降，最后恢复到运动前的水平(图1-5-3)。这是因为运动时欠下了"氧债"(oxygen debt)，运动停止后必然有一个偿还过程。然而，此时引起肺通气量增加的刺激因素不是 CO_2 的增加或 O_2 的降低，而是由于高乳酸血症引起的 H^+ 浓度升高。

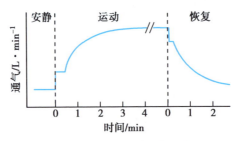

图 1-5-3 运动时肺通气反应

(二) 低气压(高海拔)条件下的呼吸调节

海拔越高，大气压越低，在海拔5 500米高度大气压约为海平面的1/2。海拔增高引起的大气中 PO_2 降低，称为低氧(hypoxia)，也称为低压性低氧(hypobaric hypoxia)，此时对人体的生理影响主要是低氧因素的作用，并与低氧程度和持续时间有关，而其低压作用则不明显。吸入气 PO_2 降低，最初刺激外周化学感受器，进而兴奋呼吸中枢，使呼吸活动加深加快，肺通气量增加，称为急性低氧反应(2~3min)。数十分钟后，因持续低氧而通气反应下降，称为持续低氧下的通气衰竭，严重时可引起急性高原疾病(出现疲劳、头晕、呼吸困难、头痛、恶心、呕吐、失眠、思维和判断能力下降以及全身乏力等症状);高原性脑水肿(出现剧烈的头痛、呕吐、出现幻觉和短时的记忆丧失、视盘水肿、视野缺失、尿失禁甚至丧失意识、昏迷);高原性肺水肿(呼吸困难、胸痛、憋气,心率>120次/min、呼吸频率>30次/min、发绀、发热)等。如果患者更长时间地(数小时甚至数天)置身于低氧环境，通气将再度增强，其幅度可超过急性低氧反应的峰值,称为习服。因此,高海拔低氧时的通气反应包含兴奋性和抑制性反应,很大程度上受到低氧程度和低氧持续时间的影响。

(三) 高气压(潜水)条件下的呼吸调节

在潜水时,海水深度每增加 10 米,压力约上升一个大气压。由于人体体重的 60% 为不可压缩的液体,但是肺内的气体可被压缩。根据波义耳定律(Boyle's law),在恒温条件下、密闭容器中,气体的压力(pressure, P)和体积(volume, V)成反比关系,即 $P_1V_1 = P_2V_2$。在 20 米的海水中,肺内的气体容积将被压缩至海平面的 1/3,即由平均肺总量 4 500ml 压缩至 1 500ml,相当于余气量,已经没有气体再能被呼出了。也由于压缩后肺泡内气体的分压升高,气体可随分压梯度而进入血液,所以肺容积甚至小于余气量容积(1 500ml),造成肺泡塌陷。同时,随着压力升高,呼吸也会变得深而慢,其机制可能是因为气体压力升高后密度增加,导致阻力增加。因此,在进行潜水活动时,需要注意高气压的直接影响以及吸入高压气体产生的毒性。此外,在上升减压过程中,肺泡气随着环境压力的减小而膨胀,所以要防止肺部出现压力性损伤。

四、临床监控呼吸状态的生理参数及意义

医院里的重症监护病房(intensive care unit, ICU)是专门收治危重病症患者并给予精心监测和精确治疗的单位。在 ICU,除了生命体征和血液生化指标的监测外,还有呼吸系统指标的监测和治疗。

(一) 经皮动脉血氧饱和度(pulse oxygen saturation, SpO_2/ 经皮动脉血 SO_2)

如果在不吸氧的条件下,患者的 SpO_2 低于 92% 时,需要及时对患者进行动脉血气分析。

(二) 动脉血气分析

指对动脉血不同类型的气体和酸碱物质进行分析的过程,临床上常用于判断机体是否存在呼吸衰竭和酸碱平衡失调。采血部位常取桡动脉、肱动脉、股动脉等,能真实地反映体内的氧化代谢和酸碱平衡状态。测定动脉血气主要测出三类指标:动脉血氧分压(动脉血 PO_2/PaO_2)、动脉血二氧化碳分压(动脉血 PCO_2/$PaCO_2$)、pH、实际碳酸氢盐(actual bicarbonate, AB)、标准碳酸氢根(standard bicarbonate, SB)、碱剩余(base excess, BE),详见表 1-5-1。

表 1-5-1　血气分析主要参数的正常值及临床意义

项目	正常值	临床意义
PaO_2	75~105mmHg	PaO_2<75mmHg：组织失去从血液中摄取氧的能力
		PaO_2<60mmHg：提示有呼吸衰竭
		PaO_2<30mmHg：提示有生命危险
$PaCO_2$	35~45mmHg	$PaCO_2$<35mmHg：呼吸性碱中毒或代偿后的代谢性酸中毒
		$PaCO_2$>45mmHg：呼吸性酸中毒或代偿后的代谢性碱中毒
pH	7.35~7.45	pH 正常：无酸碱失衡或代偿范围内的酸碱紊乱
		pH<7.35：失代偿性酸中毒（失代偿性代谢性酸中毒或失代偿性呼吸性酸中毒）
		pH>7.45：失代偿性碱中毒（失代偿性代谢性碱中毒或失偿性呼吸性碱中毒）
AB	动脉血 21~26mmol/L；静脉血 22~28mmol/L	AB 与 SB 正常：酸碱平衡正常
		AB 与 SB 均低于正常：代谢性酸中毒失代偿
		AB 与 SB 均高于正常：代谢性碱中毒失代偿
SB	21~25mmol/L	AB>SB：提示 CO_2 潴留，呼吸性酸中毒或代偿后代谢性碱中毒
		AB<SB：提示 CO_2 排出过多，呼吸性碱中毒或代偿后代谢性酸中毒
BE	−3~+3mmol/L	BE 正值增大：代谢性碱中毒
		BE 负值增大：代谢性酸中毒

注：1mmHg=0.133kPa。

1. PaO_2　指动脉血中可溶解状态的 O_2 所产生的张力。当 PaO_2 低于 8kPa（60mmHg）即表示有呼吸衰竭，需立即给予氧气治疗；当 PaO_2 低于 4kPa（30mmHg）则提示有生命危险需要立即急救。

2. $PaCO_2$　指动脉血中可溶解状态的 CO_2 所产生的张力。当 $PaCO_2$ 低于 4.67kPa（35mmHg）为通气过度，需调节呼吸状态如减慢呼吸频率，减轻缺氧症状；当 $PaCO_2$ 高于 6kPa（45mmHg）为通气不足，是判断各型酸、碱中毒主要指标。

3. pH 和碱性物质　pH 是血液酸碱度的指标，受呼吸和机体代谢因素的双重影响。pH<7.35 为酸血症,pH>7.45 为碱血症。但 pH 正常并不能完全排除无酸碱失衡,代偿性酸中毒或碱中毒时,pH 仍在 7.35~7.45 范围内。碱性物质包括实际碳酸氢盐(AB)、标准碳酸氢根(SB)、碱剩余(BE)等。

4. 机械通气 如果患者有通气障碍或出现呼吸衰竭,可以通过吸氧或通过呼吸机给予机械通气。在机械通气时需密切关注呼吸机参数,包括呼吸频率、潮气量、吸呼比、通气模式、气道峰压等,观察患者使用机械通气情况。

(李素萍)

第二章
相关疾病常见病理生理改变

第一节 缺氧

氧是人体所必需的。组织氧供减少或不能充分利用氧,导致组织代谢、功能和形态结构异常变化的病理过程称为缺氧(hypoxia)。正常成人静息时的耗氧量约为250ml/min,剧烈运动时可增加8~9倍,而人体内储氧量仅为1 500ml,一旦呼吸、心跳停止,数分钟内就可能死于缺氧。缺氧是慢性阻塞性肺疾病、急性呼吸窘迫综合征、严重急性呼吸综合征、心肌梗死、缺血性脑卒中、失血性休克、氰化物中毒、一氧化碳中毒等多种疾病共有的病理过程,也是高原、高空、坑道等特殊环境中存在的现象,是许多疾病引起死亡的最重要原因。

大气中的氧气通过呼吸进入肺泡,弥散入血,与Hb结合,通过血液循环输送到全身,被组织、细胞摄取利用。其中任一环节发生障碍都可引起缺氧。根据缺氧成因和血氧变化的特点,缺氧一般分为低张性缺氧、血液性缺氧、循环性缺氧、组织性缺氧4种类型(图2-1-1)。

一、低张性缺氧

以动脉血PO_2降低、血氧含量减少为基本特征的缺氧称为低张性缺氧(hypotonic hypoxia),又称乏氧性缺氧(hypoxic hypoxia)。成因可见下列3点。

1. 吸入气PO_2过低 多发生于海拔3 000m以上的高原、高空,或通风不良的坑道、矿井,或吸入低氧混合气体等。体内供氧的多少,首先取决于吸入气PO_2多少。在高原,随着海拔的升高,大气压下降,吸入气PO_2也相应降低,致使肺泡气PO_2降低,弥散进入血液的氧减少,动脉血SO_2降低(表2-1-1)。

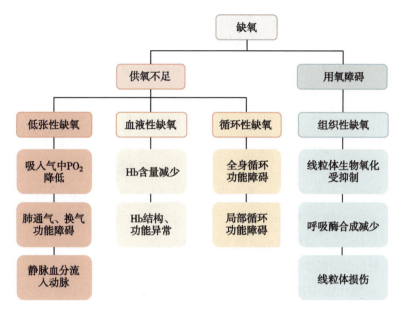

图 2-1-1 缺氧的病因分类

表 2-1-1 不同海拔高度大气压、吸入气 PO_2 与肺泡气 PO_2、动脉血 SO_2

海拔高度 /m	大气压 /mmHg	吸入气 PO_2/mmHg	肺泡气 PO_2/mmHg	动脉血 SO_2/%
0	760	159	105	95
1 000	680	140	90	94
2 000	600	125	70	92
3 000	530	110	62	90
4 000	460	98	50	85
5 000	405	85	45	75
6 000	355	74	40	70
7 000	310	65	35	60
8 000	270	56	30	50

注：1mmHg=0.133kPa

2. 外呼吸功能障碍 肺通气功能障碍可引起肺泡气 PO_2 降低；肺换气功能障碍时经肺泡弥散到血液中的氧减少，动脉血 PO_2 和血氧含量降低。外呼吸功能障碍引起的缺氧又称呼吸性缺氧（respiratory hypoxia）。

3. 静脉血分流入动脉　多见于存在右向左分流的先天性心脏病患者,如房间隔或室间隔缺损伴有肺动脉狭窄或肺动脉高压,或法洛四联症。由于右心体静脉的压力高于左心肺静脉的压力,未经氧合的静脉血掺入左心的动脉血中,动脉血 PO_2 和血氧含量降低。

二、血液性缺氧

由于 Hb 含量减少或 Hb 性质改变,血液携氧能力降低或与 Hb 结合的 O_2 不易释出而引起的缺氧,称为血液性缺氧(hemic hypoxia)。出现血液性缺氧时,血液中物理溶解的氧量不变,动脉血 PO_2 正常,故又称等张性缺氧(isotonic hypoxia)。成因可见下列 4 点。

1. Hb 含量减少　见于各种原因引起的严重贫血。

2. 一氧化碳中毒　一氧化碳(carbon monoxide, CO)可与 Hb 结合形成碳氧血红蛋白(carboxyhemoglobin, HbCO)。CO 与 Hb 的亲和力是 O_2 的 210 倍。当吸入空气中含有 0.1% 的 CO 时,约有 50% 的 Hb 与 CO 结合形成碳氧血红蛋白而失去携氧能力。当 CO 与 Hb 分子中的某个血红素结合后,将增加其余 3 个血红素对 O_2 的亲和力,使 Hb 结合的 O_2 不易释放,氧离曲线左移。同时,CO 还可抑制红细胞内糖酵解,使 2,3-DPG 生成减少,也可导致氧离曲线左移,进一步加重组织缺氧。

3. 高铁血红蛋白血症　血红素中的二价铁可在氧化剂的作用下氧化成三价铁,形成高铁血红蛋白(methemoglobin, $HbFe^{3+}OH$),导致高铁血红蛋白血症(methemoglobinemia)。在生理情况下,机体的氧化和还原反应处于动态平衡状态,血液中不断形成极少量的高铁血红蛋白,又不断被血液中的还原型烟酰胺腺嘌呤二核苷酸(NADH)、抗坏血酸、还原型谷胱甘肽等还原剂还原为二价铁。所以,正常成人血液中的高铁血红蛋白含量不超过 Hb 总量的 2%。当食用大量含硝酸盐的腌菜等食物后,硝酸盐经肠道细菌作用还原为亚硝酸盐,吸收入血后使大量 Hb 被氧化,形成高铁血红蛋白血症,皮肤、黏膜可出现青紫色,称为肠源性发绀(enterogenous cyanosis)。高铁血红蛋白中的 Fe^{3+} 因与羟基结合牢固,失去结合 O_2 的能力,而且当 Hb 分子中的四个 Fe^{2+} 中有一部分被氧化成 Fe^{3+} 后,剩余的 Fe^{2+} 虽能结合 O_2,但不易解离,导致氧离曲线左移,引起组织缺氧。过氯酸盐及磺胺衍生物等氧化剂也可引起高铁血红蛋白血症,若高铁血红蛋白含量超过 Hb 总量的 10% 时,就可出现缺氧的表现。若高铁血红蛋白含量为 Hb 总量的 30%~50% 时,则发生严重缺氧,具体表现为全身青紫、头痛、精神恍惚、意识不清甚至昏迷。高铁血红蛋白血症也可见于某些遗传缺陷性疾病,如先天性高铁血红蛋白血症,由于先天缺乏 NADH⁻ 高铁血红蛋白还原酶所引起,属于常染色体隐性遗传病。

4. Hb 与氧的亲和力异常增高 某些因素可增强 Hb 与氧的亲和力,使氧离曲线左移,氧 O_2 易释放,引起组织缺氧。如输入大量库存血,由于库存血中 2,3-DPG 含量低,可使氧离曲线左移;输入大量碱性液体时,血液 pH 升高,可通过波尔效应增强 Hb 与 O_2 的亲和力。此外,已发现 30 多种异常血红蛋白病,这些疾病由于在肽链中发生氨基酸替代,使 Hb 与 O_2 的亲和力成倍增高,从而引起组织缺氧。

三、循环性缺氧

循环性缺氧(circulatory hypoxia)是指组织因血流量减少使供氧量减少所引起的缺氧,又称为低血流性缺氧或低动力性缺氧(hypokinetic hypoxia)。其中,因动脉血灌流不足引起的缺氧称为缺血性缺氧(ischemic hypoxia),因静脉血回流障碍引起的缺氧称为淤血性缺氧(congestive hypoxia)。成因可见下列 2 点。

1. 全身性循环障碍 见于心力衰竭和休克。心力衰竭患者心排血量减少,向全身各组织器官运送的氧量减少,同时又可因静脉回流受阻,引起组织淤血和缺氧。全身性循环障碍引起的缺氧,易致酸性代谢产物蓄积,发生酸中毒,使心肌收缩力进一步减弱,心排血量降低,加重组织缺氧,形成恶性循环。

2. 局部性循环障碍 见于动脉硬化、血管炎、血栓形成和栓塞、血管痉挛或受压等。血管阻塞或受压可引起局部组织缺血或淤血性缺氧。

四、组织性缺氧

细胞中有一种特殊的结构叫作线粒体,它负责将氧气和代谢物转化为能量。在线粒体内部,代谢物释放掉的氢原子通过一系列酶和辅酶催化的链式反应逐步传递,最终与 O_2 结合生成水,并在这个过程中耦联腺苷二磷酸(adenosine diphosphate,ADP),生成腺苷三磷酸(adenosine triphosphate,ATP),

提供能量给细胞。在组织供氧正常但细胞出现氧利用障碍的情况下,引起 ATP 生成减少,该现象称为组织性缺氧(histogenous hypoxia)或氧利用障碍性缺氧(dysoxidative hypoxia)。成因可见下列 3 点。

1. 药物对线粒体氧化磷酸化的抑制 细胞内氧化磷酸化是生成 ATP 的主要途径,而线粒体是氧化磷酸化的主要场所。任何影响线粒体电子传递或氧化磷酸化的因素都可引起组织性缺氧。其中,下列 2 种因素是引起组织性缺氧的原因:①呼吸链受抑制:许多药物或毒物可抑制或阻断呼吸链中某一部位的电子传递,使氧化磷酸化过程受阻,引起组织性缺氧,ATP 生成减少(图 2-1-2)。例如,氟化物中毒时,CN^- 与细胞色素 aa_3 中的 Fe^{3+} 配位结合,形成氰化高铁型细胞色素氧化酶,使细胞色素氧化酶不能还原,失去传递电子的功能,呼吸链中断,生物氧化受阻。②氧化磷酸化解耦联:2,4-二硝基苯酚等解耦联剂虽不抑制呼吸链的电子传递,但可使呼吸链电子传递过程中泵出的 H^+ 不经 ATP 合酶的 F_0 质子通道回流,而通过线粒体内膜中其他途径返回线粒体基质,从而使底物氧化产生的能量不能用于 ADP 的磷酸化,使氧化磷酸化解耦联,ATP 生成减少。

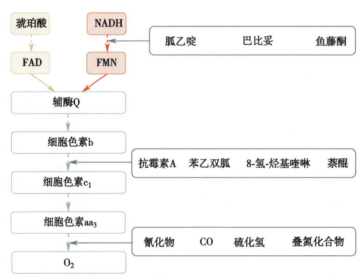

注:NADH(reduced nicotinamide adenine dinucleotide)指还原型烟酰胺腺嘌呤二核苷酸;FMN(flavin mononucleotide)指黄素单核苷酸;FAD(flavin adenine dinucleotide)指黄素腺嘌呤二核苷酸。

图 2-1-2 呼吸链及氧化磷酸化抑制药作用环节

2. 呼吸酶合成减少 维生素 B_1 是丙酮酸脱氢酶的辅酶成分，维生素 B_1 缺乏患者可因细胞丙酮酸氧化脱羧和有氧氧化障碍而发生脚气病。维生素 B_2（核黄素）是黄素酶的组成成分，维生素 PP（烟酰胺）是辅酶Ⅰ和辅酶Ⅱ的组成成分，这些维生素的严重缺乏可影响氧化磷酸化的过程。

3. 线粒体损伤 高温、大剂量放射线照射和细菌毒素等可损伤线粒体，引起线粒体功能障碍和结构损伤，从而引起细胞生物氧化障碍，ATP 生成减少。

综上，各种类型缺氧的特点见表 2-1-2。

表 2-1-2 各型缺氧的原因和血氧变化特点

缺氧类型	PaO_2	CaO_2	$CaO_{2\ max}$	SaO_2	CaO_2-CvO_2
低张性缺氧	↓	↓	N 或 ↑	↓	N 或 ↓
血液性缺氧	N	↓	N 或 ↓	N 或 ↓	↓
循环性缺氧	N	N	N	N	↑
组织性缺氧	N	N	N	N	↓

注：① PaO_2 指动脉血氧分压；CaO_2 指氧结合力；$CaO_{2\ max}$ 指最大氧结合力；SaO_2 指动脉血氧饱和度；CaO_2-CvO_2 指血液动-静脉氧差。② ↓ 指降低；↑ 指升高；N 指不变。③ 举例说明：在临床上，有些患者常发生混合性缺氧。例如，失血性休克患者，因血液循环障碍有循环性缺氧，又可因大量失血加上复苏过程中大量输液使血液过度稀释，引起血液性缺氧，若并发急性呼吸窘迫综合征，则还可出现低张性缺氧。

（陈 晖）

第二节 二氧化碳潴留

二氧化碳潴留是由各种原因引起的呼吸功能障碍。CO_2 的增加、堆积，影响细胞正常代谢和气体交换，从而出现一系列临床表现。在临床工作中，当评估呼吸困难和/或神志变化的患者时，须常监测动脉血 PCO_2（$PaCO_2$），警惕高碳酸血症（hypercapnia）的产生。当动脉血中 CO_2 生成速率（CO_2 生成量）升高、肺对 CO_2 的清除速率（肺泡通气量）下降或无效腔增加时，均易造成二氧化碳潴留。下文将逐一介绍引起二氧化碳潴留的因素。

一、二氧化碳生成增加

CO_2是氧化代谢的产物,在体内储存量巨大,按容积换算约为120L,主要以碳酸氢盐形式存在于脂肪及骨骼中,在血液中约有2.7L,肺泡气中约有0.15L。由于CO_2溶解度高,各种储存方式之间转化缓慢,体内CO_2浓度变化缓慢,需较长时间才能达到动态平衡。氧耗量增加必然伴随CO_2产生量增加,但通过心肺偶联,健康人可维持动脉血气稳定,甚至PCO_2下降、PO_2升高;但若呼吸阻力明显增加或通气动力下降,机体代偿有限,则氧耗量增加容易诱发或加重动脉血PCO_2升高,伴低氧血症加重。当机体过量进食、运动、发热,或出现甲状腺毒症、分解代谢增加(脓毒症、使用类固醇),以及机体发生代谢性酸中毒时,CO_2生成增加。当增加肺泡通气量的能力受限时(如重度慢性阻塞性肺疾病发作、呼吸肌无力;即增加无效腔或阻止总通气量正常代偿性增加的情况),CO_2生成增加可部分促成动脉血PCO_2升高,最终导致二氧化碳潴留。

二、肺泡通气量下降

当肺泡通气量下降时,肺部无法将足够的氧气吸入体内,导致血液中O_2含量下降。缺氧刺激化学感受器,使呼吸中枢增加呼吸频率和深度,试图增加O_2摄取。然而,由于通气不足,CO_2在肺泡中不能有效地排出体外。CO_2是细胞代谢产物,必须从血液中被清除出来,以维持酸碱平衡。如果CO_2不能及时排出,就会导致其在体内潴留。当肺通气功能障碍使肺泡通气不足时可发生呼吸衰竭。肺通气障碍包括限制性通气不足和阻塞性通气不足。

(一)肺泡通气不足的血气变化

总肺泡通气量不足会使肺泡气PO_2(P_AO_2)下降和肺泡气PCO_2(P_ACO_2)升高,因而流经肺泡毛细血管的血液不能被充分动脉化,导致动脉血PO_2降低和动脉血PCO_2升高,最终出现Ⅱ型呼吸衰竭。此时,动脉血PCO_2的增值与动脉血PO_2降值成一定比例关系,其比值相当于呼吸商(respiratory quotient,RQ)。在呼吸空气的条件下,动脉血PCO_2($PaCO_2$)与肺泡通气量(V_A)和体内每分钟二氧化碳生成量(validation of carbon dioxide production,V_{CO_2}),可以用以下公式表示:

$$p_a(CO_2) = p_A(CO_2) = 0.863 \times V_{CO_2}/V_A$$

由此可见,动脉血PCO_2($PaCO_2$)是反映总肺泡通气量变化的最佳指标。

(二) 肺泡通气障碍的类型

1. 限制性通气不足(restrictive hypoventilation) 指由于吸气时肺泡的扩张受限所引起的肺泡通气不足。通常吸气运动是呼吸肌收缩引起的主动过程，呼气则是肺泡弹性回缩和肋骨与胸骨借重力作用复位的被动过程。

主动过程更易发生障碍。其主要原因包括：①呼吸肌活动障碍：中枢或周围神经的器质性病变如脑外伤、脑血管意外、脑炎、脊髓灰质炎、多发性神经炎等；由过量镇静药、安眠药、麻醉药所引起的呼吸中枢抑制；呼吸肌本身的收缩功能障碍如由长时间呼吸困难和呼吸运动增强所引起的呼吸肌疲劳、由营养不良所致呼吸肌萎缩；由低钾血症、缺氧、酸中毒等所致呼吸肌无力等，均可累及呼吸肌收缩功能而引起限制性通气不足。②胸廓的顺应性降低：严重的胸廓畸形、胸膜纤维化等可限制胸部的扩张。③肺的顺应性降低：如严重的肺纤维化或肺泡表面活性物质减少可降低肺的顺应性。使肺泡扩张的弹性阻力增大而导致限制性通气不足。④胸腔积液和气胸：胸腔大量积液或张力性气胸压迫肺，使肺扩张受限。

2. 阻塞性通气不足(obstructive hypoventilation) 指气道狭窄或阻塞所致的通气障碍。成人气道阻力正常约为 0.75~2.25mmHg/$(L·s^{-1})$，呼气时略高于吸气时。气道阻力受多种因素影响，包括气道内径、长度和形态、气流速度和形式等。其中，最主要的是气道内径。当气管发生痉挛、管壁肿胀或纤维化，管腔被黏液、渗出物、异物等阻塞，肺组织弹性降低以致对气道管壁的牵引力减弱等，均可使气道内径变窄或不规则而增加气流阻力，从而引起阻塞性通气不足。生理情况下气道阻力 80% 以上位于直径大于 2mm 的支气管与气管，不足 20% 位于直径小于 2mm 的外周小气道。

气道阻塞可分为中央性与外周性气道阻塞，见表 2-2-1。

在慢性支气管炎患者中，大支气管内黏液腺增生。小气道管壁炎性充血水肿、炎症细胞浸润、上皮细胞与成纤维细胞增生、细胞间质增多，这些因素均可引起气道管壁增厚、狭窄。此外，气道高反应性和炎症介质可引起支气管痉挛。例如，炎症介质可以累及小气道周围组织，引起组织增生和纤维化，进而压迫小气道；同时，这些炎症介质还可以使气道上表面活性物质减少，表面张力增加，从而小气道缩小而加重阻塞。而黏液腺及杯状细胞分泌增多则可加重炎性渗出物，从而形成黏痰堵塞小气道。由于小气道的阻塞，患者在用力呼气时，气体通过阻塞部位形成的压差较大,使阻塞部位以后的气道内压低于正常。这使得等压点从大气道上移至无软骨支撑的小气道,从而在用力呼气时,小气道外的压力大于小气道内的压力,进一步加重气道阻塞,甚至引起小气道闭合。

表 2-2-1　气道阻塞的分类及特点

分类	中央性气道阻塞	外周性气道阻塞
发生位置	气管分叉处以上的大气道	内径小于 2mm 的小气道
成因	肿瘤、异物、气管狭窄等	支气管痉挛、支气管狭窄、瘢痕组织增生以及黏液积聚等,主要由慢性气道疾病引起,如哮喘、慢性阻塞性肺疾病(常见)
机制	(1)阻塞若位于胸外(如声带麻痹、炎症、水肿等),吸气时气体流经病灶引起的压力降低,可使气道内压明显低于大气压,导致气道狭窄加重;呼气时则因气道内压大于大气压而使阻塞减轻,故患者表现为吸气性呼吸困难 (2)阻塞若位于中央气道的胸内部位,吸气时由于胸膜腔内压降低使气道内压大于胸膜腔内压,故使阻塞减轻;呼气时由于胸膜腔内压升高而压迫气道,使气道狭窄加重,患者表现为呼气性呼吸困难 (3)不同部位气道阻塞呼吸困难的特征见图 2-2-1	(1)细支气管无软骨支撑,管壁薄,又与管周围的肺泡结构紧密相连,因此随着吸气与呼气而伸缩。由于肺内压的改变,其内径随之扩大和缩小 (2)吸气时随着肺泡的扩张,细支气管受周围弹性组织牵拉,其口径变大和管道伸长;呼气时小气道缩短变窄 (3)慢性阻塞性肺疾病的主要表现为侵犯小气道,不仅可使管壁增厚或痉挛和顺应性降低,而且管腔也可被分泌物堵塞,肺泡壁的损坏还可降低对细支气管的牵引力,因此小气道阻力大大增加,患者表现为呼气性呼吸困难

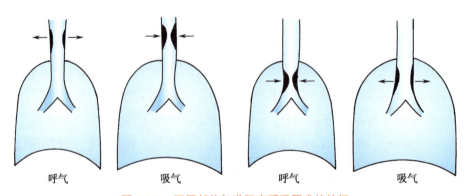

图 2-2-1　不同部位气道阻塞呼吸困难的特征

肺气肿的发生与蛋白酶、抗蛋白酶的失衡有关。当炎症细胞释放过多的蛋白酶或抗蛋白酶不足，细支气管与肺泡壁中的弹性纤维会受到降解，导致肺泡的弹性回缩力下降。此时，胸内负压降低，即胸膜腔内压升高，可压迫小气道，导致小气道阻塞。此外，肺气肿患者的肺泡扩大而数量减少，使细支气管壁上的肺泡附着点（alveolar attachments）减少。这些附着点的减少会导致牵拉力减少，从而引起细支气管的缩小变形和阻力增加，导致气道阻塞。由于上述因素，肺气肿患者肺泡回缩力降低，胸膜腔内压力（气道外的压力）增高，导致等压点上移至小气道，引起小气道闭合而出现呼气性呼吸困难。

三、肺换气功能下降

一般情况下，肺换气功能障碍仅导致低氧血症，动脉血 PCO_2 不升高，甚至降低，但重症患者也会出现动脉血 PCO_2 升高，或者说动脉血 PCO_2 升高是严重肺实质病变的标志。肺换气功能障碍导致高碳酸血症的机制包括有效通气容积下降和 V_A/Q 比例失调导致生理无效腔增加，两者皆可致有效肺泡容积显著减少，机体无法有效代偿，肺泡通气量（V_A）下降，动脉血 PCO_2 自然升高；代谢增强使 CO_2 产生量增加，加重二氧化碳潴留。

四、无效腔增加

无效腔反映了肺未参与气体交换的部分，包括解剖无效腔、肺泡无效腔、生理无效腔，见表 2-2-2。

表 2-2-2　无效腔的分类及特点

类型	特点
解剖无效腔	(1) 由上呼吸道和终末细支气管之间的腔隙组成，O_2 和 CO_2 不能通过该腔隙进行物理交换 (2) 一般来说，解剖无效腔（ml）约等于患者体重（kg）的 45% (3) 个体的呼吸模式决定了分配给解剖无效腔的呼吸比例，可改变无效腔气量与潮气量的比值（ratio of dead space to tida volume，V_D/V_T） (4) 如果解剖无效腔为 150ml，潮气量（V_T）为 450mL，则 V_D/V_T 为 0.33（假设肺泡无效腔极小）；如果改变呼吸模式，V_T 为 300ml，则 V_D/V_T 变为 0.5 (5) 如果总通气量不变，就会出现高碳酸血症

续表

类型	特点
肺泡无效腔	(1) 反映了通气肺泡灌注减少 (2) 无效腔(有通气但无灌注)与分流(无通气但有灌注)的 V_A/Q 不匹配情况相反 (3) 肺泡无效腔增加是肺实质疾病(如慢性阻塞性肺疾病、肺炎、间质纤维化)和肺血管疾病患者发生高碳酸血症的主要机制
生理无效腔	解剖无效腔与肺泡无效腔合称为生理无效腔

无效腔增加容易造成二氧化碳潴留的原因很复杂。首先，无效腔是不能进行气体交换的肺泡或呼吸道空间，这些区域无法有效地清除 CO_2。当无效腔增加时，有限的通气量被分配到更多的无效腔上，导致有效通气减少。这意味着更多的 CO_2 不能被清除，从而导致二氧化碳潴留。其次，在存在基础肺部疾病的患者中，例如肺气肿、间质纤维化、肺血管炎等，会导致肺泡无效腔增加。这些疾病会影响到肺气体交换过程，使肺部的气体交换功能受损，无效腔形成和增加。再者，正压通气时，过高的正压可能导致肺过度充气，从而压迫肺毛细血管，引起外源性阻塞。外源性阻塞进一步增加了肺泡无效腔，导致更多的 CO_2 不能被清除。因此，无效腔的增加使得无法进行气体交换的区域增多，导致 CO_2 不能被有效清除，从而出现二氧化碳潴留。这可能是疾病本身或机械通气时的肺过度充气及血管受压等因素导致的。

五、其他情况

吸入 CO_2 浓度过高的空气也会导致二氧化碳潴留和高碳酸血症，主要见于周围环境通风不良等情况，临床少见。机械通气应用不当时也容易发生高碳酸血症，但容易被忽视或不被认识。重症急性呼吸窘迫综合征和支气管哮喘患者应用机械通气时，为保护肺实质，有意降低通气量，使动脉血 PCO_2 升高，称为允许性高碳酸血症。

（陈 晖）

第三节 内环境紊乱

内环境是细胞外液,是细胞直接进行物质交换的场所。内环境紊乱指的是人体内部的各种生理参数、代谢物质和电解质等发生异常,导致身体功能紊乱。内环境紊乱问题是危重症患者常见的并发症。为了改善患者的气体交换以及修复人体内环境紊乱,机械通气在临床上被广泛应用。但是,应用不当也会加重内环境紊乱,甚至导致新的紊乱出现,这将直接影响机体的代谢活动,并可能导致多脏器功能衰竭的发生,进而危及患者生命。

例如,机械通气可能导致患者的血液流动异常,呼吸性碱中毒可引起血钙离子浓度下降,从而影响神经肌肉功能;而呼吸性酸中毒可引起血钾离子浓度升高,导致心脏电传导紊乱。在机械通气过程中,呼吸道的防御性机制可能受到破坏,导致细菌感染的风险增加。感染的发生会引发全身炎症反应,对内环境稳定造成更大的压力。

因此,在临床实践中,我们需要充分认识内环境紊乱的发生原理与危害,谨慎使用机械通气,确保合适的参数和操作,以减少对内环境的不良影响。

一、电解质紊乱和酸碱失衡

1. 电解质紊乱　主要涉及钠、钾、钙、镁、磷等电解质的代谢紊乱。这些异常可以由摄入不足、内源性产生增加、体内转移异常和排泄障碍等多个环节引起。治疗电解质紊乱的关键是去除导致紊乱的病因,并通过补充或降低电解质的方式来恢复平衡。

2. 酸碱失衡　包括呼吸性酸中毒、呼吸性碱中毒、代谢性酸中毒、代谢性碱中毒及混合型酸碱失衡。具体的治疗方案取决于患者特定的病情。

二、呼吸性酸中毒及处理方法

机械通气的主要目的之一就是改善通气,纠正呼吸性酸中毒。但在下列情况下,机械通气可能会出现呼吸性酸中毒(图 2-3-1)。

1. 通气不当　若机械通气的通气模式选择和参数的调节不合适、连接管路漏气等导致通气量不足时,患者自身呼吸性酸中毒不仅不能改善,甚至会加重。

检测参数(37.0℃)		温度校正(36.3℃)		计算参数	
pH	7.33 ↓	pH(T)	7.34 ↓	Ca^{2+}(7.4)	1.13mmol/L
PCO_2	46mmHg ↓	PCO_2(T)	45mmHg	HCO_3^-	24.3mmol/L
PO_2	130mmHg ↑	PO_2(T)	126mmHg ↑	HCO_3std	23.7mmol/L
Na^+	137mmol/L			TCO_2	25.7mmol/L
K^+	4.3mmol/L			$BEecf^-$	1.6mmol/L
Ca^{2+}	1.16mmol/L			$BE(B)^-$	1.6mmol/L
Glu	14.8mmol/L ↑			SO_2c	99%
Lac	1.3mmol/L			THbc	68g/L
Hct	20% ↓				

注:① 1mmHg=0.133kPa。② Glu(glucose)指葡萄糖;Lac(lactic acid)指乳酸;Hct(hematocrit)指血细胞比容;TCO_2 指二氧化碳总量;BEecf(extracellular fluid base excess)指细胞外液碱剩余;BE(base excess)指碱剩余;THbc指总血红蛋白。

图 2-3-1 呼吸性酸中毒(动脉血气分析仪操作界面参数)

处理:找出原因加以纠正。

2. 维持 pH 的稳定 对于慢性呼吸性酸中毒、肾功能代偿、HCO_3^- 浓度升高的患者,若将动脉血 PCO_2 纠正至正常范围,必然会引起严重代谢性碱中毒。

处理:动脉血 PCO_2 在治疗初期须维持在较高水平,而后逐渐降低。

3. 允许性高碳酸血症 对于易发生肺损伤的高危患者,若维持动脉血 PCO_2 和 pH 正常,用较高的通气压力或潮气量,但较高的通气压力和潮气量会使机械通气相关性肺损伤的机会增加。

处理:为保护肺组织免受损伤,必须允许潮气量或通气压力适当下降以及一定程度的高碳酸血症,称为允许性高碳酸血症。

4. 维持通气量的供需平衡 部分患者静息状态下就存在动脉血 PCO_2 的升高和 HCO_3^- 代偿性升高,若机械通气强行将动脉血 PCO_2 降至正常范围,必然超过通气需求,抑制呼吸中枢,导致呼吸机依赖和延迟撤机。

处理:须维持适当的高碳酸血症,具体标准为等于或略高于本次发病前的水平;或使患者维持一定的自主呼吸触发,避免机械通气的持续存在。

5. 维持电解质浓度的相对稳定 呼吸衰竭患者合并复杂电解质紊乱的

概率较大,特别是在缺钾、氯、镁、磷等的情况下。患者发生酸中毒时,上述离子可维持适当的血浓度,不至于出现严重后果。但机械通气后,随着pH恢复正常,将出现钾、镁、钙、磷向细胞内或骨骼内转移,并越来越多地通过尿液排出,出现低血钾、低血钙(主要是游离钙)、低血镁、低血磷的症状。若动脉血PCO_2的下降导致碱血症出现,电解质紊乱将更加严重。酸中毒主要通过细胞内环境影响机体的代谢,但上述电解质主要通过细胞外液浓度影响重要脏器的活动,故更容易出现问题,包括心律失常、肢体抽动、血压下降。离子转移和排出增多也不利于上述离子的补充,即补得多,排出也多,这是机械通气患者容易合并顽固性电解质紊乱的原因之一。

处理:在上述电解质离子浓度较低或接近正常值低限的情况下,必须严格控制动脉血PCO_2的下降速度,通过补充使电解质浓度达到中等水平以上,再逐渐恢复pH至正常水平。

三、呼吸性碱中毒及处理方法

呼吸性碱中毒(图2-3-2)是机械通气患者最常见的酸碱紊乱,主要见于以下情况。

检测参数(37.0℃)		温度校正(36.3℃)		计算参数	
pH	7.47	pH(T)	7.46 ↓	Ca^{2+}(7.4)	1.14mmol/L
PCO_2	32mmHg ↓	PCO_2(T)	33mmHg	HCO_3^-	23.3mmol/L
PO_2	125mmHg ↑	PO_2(T)	130mmHg	HCO_3std	25.1mmol/L
Na^+	144mmol/L			TCO_2	24.3mmol/L
K^+	3.6mmol/L			$BEecf^-$	−0.4mmol/L
Ca^{++}	1.11mmol/L			BE(B)$^-$	0.1mmol/L
Glu	8.9mmol/L ↑			SO_2c	99%
Lac	0.9mmol/L			THbc	105g/L
Hct	31% ↓				

注:① 1mmHg=0.133kPa。② Glu(glucose)指葡萄糖;Lac(lactic acid)指乳酸;Hct(hematocrit)指血细胞比容;TCO_2指二氧化碳总量;BEecf(extracellular fluid base excess)指细胞外液碱剩余;BE(base excess)指碱剩余;THbc指总血红蛋白。

图2-3-2 呼吸性碱中毒(动脉血气分析仪操作界面参数)

1. 通气量过大 参数设置不当,导致"预设"或"输出"通气量过大,是常见的原因。

处理:降低通气量即可,其中以降低呼吸频率为主。

2. 人机配合不良 导致呼吸性碱中毒最常见的原因,但在临床工作中容易被忽视。当预设通气量不大,但呼吸机选择、通气模式的参数的选择和调节不当,会导致人机配合不良,使患者呼吸增强、增快,实际通气量增加,发生呼吸性碱中毒。

处理:查找直接原因,可改用压力支持通气等自主性模式或使用镇静药联合肌肉松弛药。

3. 患者因素 当患者的呼吸驱动显著增强时,如急性呼吸窘迫综合征、肺水肿、哮喘发作,机械通气不能有效抑制患者呼吸,出现呼吸性碱中毒。

处理:一般不需要处理,必要时应用镇静、麻醉和肌肉松弛药。

4. 以治疗为目的

(1)若合并代谢性酸中毒,可通过过度通气,使动脉血PCO_2迅速下降,细胞内PCO_2也相应下降,从而减轻酸中毒对机体的影响。

(2)促进人机配合:若人机配合不良,可利用过度通气导致呼吸性碱中毒,抑制自主呼吸,使患者较快接受机械通气。这是初始机械通气患者或病情波动时常用的方法。

(3)改善脑水肿:动脉血PCO_2的降低可收缩脑血管,减少脑脊液的产生量,降低颅内压,促进神志的恢复,主要用于呼吸性酸中毒导致的脑水肿。但由呼吸暂停、心搏骤停导致的脑水肿患者,碱中毒可能会加重脑细胞缺氧,必须慎重。

四、代谢性酸中毒及处理方法

代谢性酸中毒较少见,主要见于严重低氧血症或合并低血压的患者,原因是通气量或通气压力过大导致循环功能抑制进一步加重,组织供氧不足。一旦发生气压伤,抑制作用更强。在人机配合不良的情况下,机械通气可导致氧耗量增加,加重供氧不足和代谢性酸中毒(图2-3-3)。

处理:维持循环稳定,调低呼吸机潮气量和压力支持参数,利用镇痛镇静药促进人机同步。

检测参数(37.0℃)		温度校正(36.3℃)		计算参数	
pH	7.34 ↓	pH(T)	7.34 ↓	Ca^{++}(7.4)	1.36mmol/L
PCO_2	35mmHg	PCO_2(T)	35mmHg	HCO_3^-	18.9mmol/L
PO_2	146mmHg	PO_2(T)	145mmHg ↑	HCO_3^- std	20.1mmol/L
Na^+	134mmol/L			TCO_2	20.0mmol/L
K^+	4.5mmol/L			$BEecf^-$	−6.9mmol/L
Ca^{++}	1.39mmol/L			BE(B)$^-$	−6.3mmol/L
Glu	8.2mmol/L			SO_2c	99%
Lac	0.5mmol/L			THbc	61g/L
Hct	18% ↓				

注：① 1mmHg=0.133kPa。② Glu(glucose)指葡萄糖；Lac(lactic acid)指乳酸；Hct(hematocrit)指血细胞比容；TCO_2 指二氧化碳总量；BEecf(extracellular fluid base excess)指细胞外液碱剩余；BE(base excess)指碱剩余；THbc 指总血红蛋白。

图 2-3-3　代谢性酸中毒(动脉血气分析仪操作界面参数)

五、代谢性碱中毒及处理方法

慢性呼吸性酸中毒可通过肾功能代偿导致 HCO_3^- 浓度升高，机械通气后动脉血 PCO_2 迅速下降，而 HCO_3^- 却不能相应排出，导致代谢性碱中毒(图 2-3-4)。这种情况比一般碱中毒后果严重。因为动脉血 PCO_2 在短时间内下降，细胞内外 pH 相同，随后红细胞迅速发挥缓冲作用，血浆碱中毒有所好转，细胞内碱中毒也会好转。与酸中毒相比，细胞对碱中毒的缓冲能力要弱，因此在较长时间内细胞内 pH 维持较高水平。

脑组织存在血脑屏障和脑脊液屏障，通透性更差，而脑脊液本身缺乏补充酸性物质的能力，碱中毒的缓解更缓慢，因此如果机械通气降低动脉血 PCO_2 的速度过快导致碱中毒，不仅会发生严重电解质紊乱，还会严重抑制细胞代谢，特别是抑制脑细胞的代谢。

该类患者的主要表现为通气后神志转清，一般情况迅速好转，但短时间内又出现烦躁不安，肢体抖动或抽动，意识状态恶化，复查动脉血 PCO_2 可以较高、正常或低于正常，但 pH 升高，HCO_3^- 浓度维持在较高水平。由于此时动脉血 PCO_2 与肺泡通气量的关系曲线比较平坦，潮气量或呼吸频率的轻度下降不

会对动脉血 PCO_2 的升高有明显作用。

处理：一旦发现严重碱中毒，必须迅速将通气量降低 1/3~1/2，以降低呼吸频率为主。

检测参数(37.0℃)		温度校正(36.3℃)		计算参数	
pH	7.55 ↓	pH(T)	7.52	Ca^{2+}(7.4)	1.18mmol/L
PCO_2	46mmHg	PCO_2(T)	50mmHg	HCO_3^-	40.2mmol/L
PO_2	96mmHg	PO_2(T)	107mmHg ↑	HCO_3std	37.6mmol/L
Na^+	141mmol/L			TCO_2	41.6mmol/L
K^+	3.7mmol/L			$BEecf^-$	17.8mmol/L
Ca^{2+}	1.11mmol/L			BE(B)$^-$	16.2mmol/L
Glu	7.3mmol/L			SO_2c	98%
Lac	1.7mmol/L			THbc	82g/L
Hct	24% ↓				

注：① 1mmHg=0.133kPa。② Glu(glucose)指葡萄糖；Lac(lactic acid)指乳酸；Hct(hematocrit)指血细胞比容；TCO_2 指二氧化碳总量；BEecf(extracellular fluid base excess)指细胞外液碱剩余；BE(base excess)指碱剩余；THbc 指总血红蛋白。

图 2-3-4　代谢性碱中毒（呼吸机操作界面参数）

（陈少珍）

第四节　血流动力学改变

血流动力学是研究血液在血管内流动的力学原理的学科。血流动力学的改变可以影响氧气的输送和分布。对于患有呼吸系统疾病的患者而言，机械通气是维持氧需求的重要方法。了解血流动力学的改变可以指导机械通气的参数设置，以最大限度地提高氧的输送和组织灌流。而且，血流动力学的监测（如心排血量、血压和组织灌流）还可以帮助我们评估机械通气治疗的效果，及时调整治疗方案。除此以外，机械通气会加大胸腔内压力，影响心脏的充盈和泵血功能。具体而言，调整机械通气的参数（如潮气量、吸气压力、呼气末正压等）可以通过影响胸腔压力变化，从而使血流动力学发生改变。

因此，掌握肺的血液循环、机械通气对血流动力学的影响，认识正压通气对生理的影响，以及通过调整机械通气参数来适应患者的血流动力学状况，对于确保机械通气治疗的安全和有效性非常重要。

一、肺的血液循环

肺的血液循环有两组供血系统，分别是肺循环和支气管循环。

1. 肺循环 主要由肺动脉、肺毛细血管以及肺静脉组成的血液循环系统（图 2-4-1）。主要功能是将血液从右心室运输到肺的毛细血管网，以进行气体交换。肺动静脉是肺的功能血管。此外，肺循环系统还起着平衡肺毛细血管内、外液体的作用，在肺水肿、炎症渗出等病理生理过程中具有重要意义。

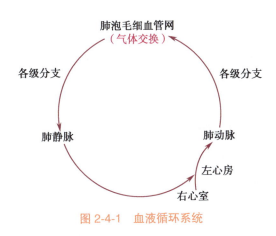

图 2-4-1 血液循环系统

肺的毛细血管网通常分为 3 种类型：肺泡毛细血管（alveolar capillary）、肺泡交界毛细血管（alveolar corner capillary）和肺泡外毛细血管（extra-alveolar capillary）。

（1）肺泡毛细血管：存在于相邻肺泡壁间并填充满肺泡间隔的毛细血管，是气体交换的场所，易受肺泡内压力和肺泡表面张力影响。当肺泡内压力升高超过胸腔内压时，毛细血管受压，血流减少；反之血管扩张，血流增加。同时肺泡表面张力和表面活性物质也会影响到这部分毛细血管。因此，肺泡毛细血管的血流会受到肺容积、血管内压力和肺泡表面张力的影响。

（2）肺泡交界毛细血管：位于三个肺泡的交界处的毛细血管，这部分血管行走于上皮皱襞中，位于肺泡表面活性物质薄膜的正下方，避免了受肺泡压力

(肺容积)变化的影响。这部分毛细血管数量有限,作用也有限。

(3)肺泡外毛细血管:包绕于肺泡外结缔组织鞘中的毛细血管。受肺间质压力的影响较大,不受肺容积变化的影响。当肺充气(吸气)时,肺间质负压增大,肺泡外毛细血管扩张,血流量增加;反之,血流量减少。

故当肺充气(吸气)时,肺泡内压力升高,肺泡毛细血管内径缩小,血流量减少。而肺泡外毛细血管开放,血流量增加。肺泡交界毛细血管则无明显变化。

2. 支气管循环 体循环的组成部分,肺组织的营养血管,特别是肺动脉、气道和胸膜的营养血管。正常情况下,支气管循环的血流量仅占心排血量的1%~2%。

二、机械通气对血流动力学的影响

机械通气主要通过正压使得肺容积扩大、肺血管阻力(pulmonary vascular resistance,PVR)变化、胸腔内压力的增高以及心脏的机械性挤压影响肺循环和体循环。

1. 机械通气时对血管的影响

(1)肺泡毛细血管:肺充气(吸气)时,肺泡被动扩张,肺泡毛细血管受压,血流减少,肺血管阻力增大。这些变化在自主呼吸和机械通气时是相似的。当机械通气过程中出现人机不同步时,对肺泡毛细血管、肺血管阻力的影响更为显著;如当出现通气过度时,肺泡过度扩张,肺血管阻力将显著增加。

(2)肺泡外毛细血管:机械通气时对血管阻力影响较大。因为肺泡外毛细血管容易受肺间质压力影响,而肺间质压力与胸腔内压力相近。自主吸气时肺容积增大,肺弹性回缩力增大,肺间质正压减少(肺间质负压增大),导致吸气时血流量增加。在机械通气送气时,肺泡正压向肺间质传导,引起肺血管阻力增加,但与肺泡毛细血管比,其增加幅度较小。

上述效应导致机械通气时,随着肺容积的增加,肺血管阻力增大,肺血流量减少。在正常情况下,肺血管阻力的增加是轻微而短暂的,右心室很容易做出适当调整,以保持恒定的心排血量。

2. 机械通气对心脏的机械性挤压 当出现不合理机械通气时,如动态肺过度充气、慢性阻塞性肺疾病的气道梗阻等导致的吸气增多、呼气减少或高水平呼气末正压(positive end expiratory pressure,PEEP)通气治疗时,对心脏的挤压作用更是持续而严重的,从而引起左心室、右心室的前负荷和顺应性降低,心排血量减少。与自然呼吸时不同,自主呼吸时过度充气的机械性挤压与机械通气的机械性挤压差别非常大。自然呼吸时通过代偿性吸气增强使胸腔负压和肺间质负压增大,维持循环血流量和心排血量的相对稳定;而机械通气时更容易导致心排血量和血压的下降。

3. 机械通气时跨膈压的变化 当自主吸气时,膈肌收缩,横膈下降,胸腔负压增大,跨膈压增大,胸腔内血管扩张,血管阻力减小;但腹内压增加,腹腔内血管受压,血管阻力增加,该作用在自然呼吸时轻微而短暂。应用机械通气时,肺容积显著增加,当吸气时间设置过长、呼气时间不足、高水平PEEP治疗时,可导致横膈显著下降和腹内压显著升高。

4. 影响血流动力学的机械通气因素 包括呼吸形式改变、机械通气设置的压力、潮气量和吸气时间、呼吸机通气模式、人机同步程度,具体见表2-4-1。

表2-4-1 影响血流动力学的机械通气因素

机械通气因素	说明
呼吸形式改变	患者从自然呼吸突然过渡到机械通气,胸腔负压和肺间质负压迅速转换为正压,体循环静脉回心血流量减少,PVR增加,而机体常来不及代偿,从而导致左心室、右心室射血量的下降和低血压,这是机械通气导致低血压的最常见因素
机械通气设置的压力	(1)这个压力包括Pplat和PEEP (2)对循环功能的影响程度主要取决于压力的大小 (3)CPAP/PEEP的设置:若滴定了相对高水平的CPAP/PEEP时,可开放陷闭的肺泡,PVR降低,可改善肺循环,对体循环无明显影响,主要见于急性呼吸窘迫综合征患者;当设置CPAP/PEEP ≤ 内源性PEEP时,可有效改善通气,对肺循环和体循环影响较小或无影响;设置的CPAP/PEEP可降低左心室跨壁压,改善体循环功能,而肺循环也随之改善。所以当设置的CPAP/PEEP过高时,对体循环和肺循环有抑制作用;而低水平的CPAP/PEEP,则对体循环、肺循环无明显影响
V_T和吸气时间	(1)V_T过大时会使Pplat增大 (2)吸气时间延长或呼气时间与吸气时间之比(I:E)的缩短将导致Pplat时间延长 (3)这些皆可能加重机械通气对循环功能的抑制作用

续表

机械通气因素	说明
呼吸机通气模式	(1)在控制通气时,呼吸机完全取代了患者自主呼吸主动扩张胸廓的作用,胸腔负压和肺间质负压减小,机械通气对循环功能的抑制作用最强 (2)在辅助通气时,患者可存在吸气早期呼吸肌肉的收缩,胸廓存在主动扩张,胸腔负压和肺间质负压有一定程度的增加,对体循环和肺循环的抑制作用减轻。支持性通气时,自主呼吸较强,胸廓的主动扩张明显,胸腔负压和肺间质负压增加,对循环功能的抑制作用最轻 (3)在反比通气时,吸气时间延长,导致 Pplat 时间延长,且可能出现内源性 PEEP,对循环功能的抑制作用显著增强
人机同步程度	(1)在控制通气时,呼吸机完全取代了患者自主呼吸,PVR 明显增大,对回心血流量影响较大,容易发生低血压 (2)有一定自主呼吸的患者可存在胸廓主动扩张,胸腔负压和肺间质负压有一定程度的增加,机械通气对循环功能的影响较轻 (3)针对人机对抗、呼吸功明显增加的患者,机械通气容易导致左心室跨壁压增大和左心功能下降,心排血量下降

注:PVR 指肺血管阻力;Pplat 指平台压;CPAP 指持续气道正压通气;V_T 指潮气量。

三、正压通气对生理的影响

呼吸的原理在于建立大气-肺泡压力差。自主呼吸运动包括吸气和呼气两个过程。人体吸气时,呼吸中枢发出指令,通过支配吸气肌的神经到达吸气肌,吸气肌收缩,胸廓扩张,胸腔内负压增大,牵拉肺组织,当胸腔内负压超过肺弹性收缩压时,肺泡内压降低,低于大气压,形成大气-肺泡压力差(图 2-4-1),气体从外界经呼吸道进入肺泡,完成吸气过程(吸气末)时,大气压与肺泡内压达到平衡。人体呼气时,吸气肌舒张,呼气肌收缩,导致胸廓弹性回缩,胸腔内负压减小,低于肺弹性收缩力,从而使肺弹性回缩,增加肺泡内压。当肺泡内压超过大气压时,气体从肺泡呼出到体外,完成呼吸过程。在呼气结束时,大气压与肺泡内压再次达到平衡。

对于自主呼吸运动来说,可以简单理解为吸气相胸腔内压和肺泡内压为负压,呼气相胸腔内压和肺泡内压为正压(图 2-4-2)。然而,对于一些危重患者来说,由于呼吸中枢、神经传导、呼吸肌、胸廓或肺等功能障碍,无法有效建立大气-肺泡压力差,影响呼吸功能,导致机体缺氧(伴有或不伴二氧化碳潴留),严重危害了全身各器官功能的正常运作。

机械通气是借助呼吸机建立气道口与肺泡间的压力差,给呼吸功能不全的患者提供呼吸支持。机械通气利用机械装置来代替、控制或改变自主呼吸运动,是一种通气方式。在机械通气中,借助呼吸机产生正压,建立气道口与肺泡间的压力差(图2-4-3),气体由体外进入肺泡,完成吸气过程,而呼气过程与自主呼吸呼气过程相同。对于机械通气来说,可以简单理解为吸气相胸腔内压和肺泡内压为正压,呼气相胸腔内压和肺泡内压也为正压(图2-4-4、图2-4-5),因此机械通气也可称为正压通气。机械通气时产生的胸腔内正压和肺内正压影响肺通气/血流、肺循环阻力和静脉血回流等,进而对呼吸系统、循环系统、神经系统、消化系统等产生影响。

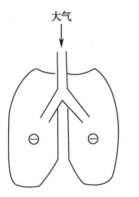

图2-4-2 自主呼吸肺泡内压示意图

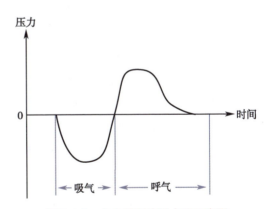

图2-4-3 自主呼吸胸腔内压示意图

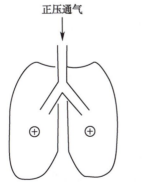

图2-4-4 正压通气肺泡内压示意图

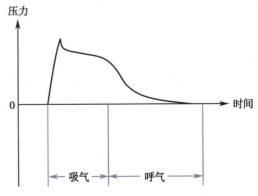

图2-4-5 正压通气胸腔内压示意图

(一) 正压通气对通气功能的影响

1. 影响无效腔　气管插管和气管切开是有创机械通气的常见方式,可以减小通气无效腔,尤其是气管切开时无效腔减小更明显。对于使用鼻罩、口鼻罩和面罩进行无创机械通气的患者,通气无效腔增加。呼吸回路、呼吸机湿化罐等也会增加通气无效腔。通气无效腔的减小或增加均会影响肺泡通气量。

2. 影响有效潮气量　正压通气时设置的吸气压力、吸入潮气量等参数设置影响有效潮气量。在肺顺应性不变的情况下,增加吸气压力会增加有效潮气量,降低吸气压力会减少有效潮气量。在无效腔不变的情况下,增加吸入潮气量会增加有效潮气量,降低吸入潮气量会减少有效潮气量。气道压力显著升高会使气管扩张,增加解剖无效腔,影响有效潮气量。

(二) 正压通气对换气功能的影响

正常情况下,由于重力的影响,上肺含气较多,血流量较少,通气/血流比值较大。下肺含气较少,血流量较多,通气/血流比值较小。从肺尖到肺底通气/血流比值逐渐降低。机械通气患者在通气正压和重力的双重影响下,更多气体进入上肺部或气道阻力较小的肺区,更多血流则进入下肺部,因此正压通气会加重肺的通气/血流失调,进而影响换气功能。

(三) 正压通气引起呼吸机相关性肺损伤

1. 扩张力伤　当跨肺压过大时,肺泡会过度增大或短时间内快速扩张,从而引起肺组织损伤。

2. 切变力伤　又称剪切力伤,由于肺泡周期性扩张和回缩、开放和塌陷,以及顺应性不同的肺组织之间相对运动产生的切变力,从而引起肺组织损伤。

3. 气压伤　当正压通气时,气道压力过高,跨肺压增加,引起扩张性肺组织损伤。同时,肺泡的扩张使肺泡所受到的切变力增加,导致切变性肺组织损伤。

4. 容积伤　当正压通气时,肺泡容积增大,肺泡过度扩张,扩张力会对肺组织造成损伤。

5. 萎陷伤　由于肺泡周期性开放和塌陷所产生的高切变力引起的肺损伤。

6. 生物伤　当进行机械通气时,机械或生物因素激活炎症反应,损伤肺泡和肺毛细血管,导致弥漫性或广泛性肺组织损伤。

(四) 正压通气对呼吸肌的影响

1. 有利影响 采用控制通气模式行正压通气时,呼吸机产生的正压使胸廓被动扩张,带动呼吸肌伸长。因此控制通气模式下正压通气时可以让呼吸肌得到较好的休息,降低呼吸肌做功,缓解呼吸肌疲劳。

2. 不利影响 长期机械通气患者,尤其是长期使用控制通气模式或以控制通气模式为主时,呼吸肌得不到锻炼,容易出现呼吸肌失用性萎缩。呼吸机连接装置不合理、通气模式选择不当和呼吸机参数设置不当,可增加呼吸肌做功,引起呼吸肌疲劳,进而影响患者呼吸功能和机械通气效果。

(五) 正压通气对肺血管阻力的影响

1. 肺泡毛细血管 当正压通气时,吸气期肺泡扩张,肺泡内压增加,压迫肺泡毛细血管,使血管阻力增大。

2. 肺泡外毛细血管 当正压通气时,吸气期肺泡扩张,肺泡内压增加,肺泡内正压向肺间质传递,压迫肺泡外毛细血管,使血管阻力增加。

综上所述,正压通气时随肺容积增加,肺血管阻力增加,肺血流量减少。心功能正常时,正压通气所致的肺血管阻力增加通过右心室的适当调整,能保持恒定的右心排血量。若心功能不全或正压通气压力过高,肺血管阻力显著增加,可影响右心排血量,患者出现低血压等临床表现。

(六) 正压通气对心脏的影响

1. 心肌缺血 正压通气时双侧肺扩张,挤压心脏。若潮气量过大、高水平 PEEP 或严重气道阻塞,肺过度充气挤压心脏,造成冠状血管被持续挤压,出现心肌缺血,缺血严重程度与潮气量、PEEP 水平和气道阻塞情况有关。

2. 心排血量降低 正压通气时若潮气量过大、高水平 PEEP 或严重气道阻塞,肺过度充气,挤压心脏,心脏前负荷和顺应性降低,心排血量较少,患者将出现血压降低,严重程度与潮气量、PEEP 水平和气道阻塞情况有关。

3. 室间隔移位 正压通气增加肺血管阻力,右室舒张末期血容量增加,推动室间隔向左侧移位,出现心排血量和血压降低,严重程度与通气压力水平有关。

(七) 正压通气对回心血流量的影响

人体自主吸气时,胸廓扩张和膈肌收缩下移(图 2-4-6)。胸廓扩张使胸腔内压降低,膈肌下移使腹内压增加,跨膈压增加促进体循环静脉血回流。正压通气时,胸廓被动扩张,正压推动膈肌下移(图 2-4-7),胸腔内压和腹内压增加,跨膈压降低,体循环静脉血回流减少,严重者影响右心室前负荷,出现心排血量降低和低血压的表现。

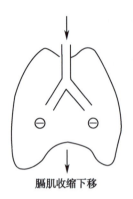

图 2-4-6　自主呼吸膈肌收缩下移

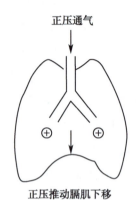

图 2-4-7　正压通气正压推动膈肌下移

(八) 正压通气对中心静脉压的影响

中心静脉压是指胸腔段上下腔静脉和右心房的压力。中心静脉压受血容量、回心血量和右心室功能的影响。当正压通气时,胸腔内压增加,影响回心血量。同时,胸腔内增加的正压会传递到上腔静脉,影响中心静脉压。故机械通气患者中心静脉压的测量价值受到影响。若要通过中心静脉压来评估血容量和右心功能,需在脱机状态下测量中心静脉压。

(九) 正压通气对脑功能的影响

正压通气引起胸腔内压增加,影响静脉血回流心脏,出现颈内静脉血回流障碍,严重者出现颅内压升高,影响脑功能,表现为头痛、呕吐、意识障碍等。症状严重程度与正压通气压力水平相关。正压通气通过影响肺泡通气量改变动脉血 PCO_2,动脉血 PCO_2 升高,脑血管扩张,脑血流量增加,颅内压升高。动脉血 PCO_2 降低,脑血管收缩,脑血流量减少,颅内压降低。

(十) 正压通气对胃肠功能的影响

1. 胃肠道淤血　正压通气引起胸腔内压增加,影响静脉血回流心脏,出现下腔静脉血回流障碍,引起胃肠道淤血。患者表现为消化吸收功能障碍,甚至出现消化道出血。

2. 胃肠胀气 无创机械通气时气体会经食管进入胃肠道；患者卧床，肠蠕动减弱。严重胃肠胀气使膈肌上移，影响肺通气。必要时须行胃肠减压治疗。

(十一) 正压通气对肝功能的影响

正压通气引起胸腔内压增加，影响静脉血回流心脏，出现肝静脉和门静脉回流障碍，引起肝出血的情况，严重者出现肝功能障碍。正压通气影响心排血量，出现低血压，影响肝脏血液灌注，会出现肝功能障碍。正压通气可改善缺氧和酸中毒，可改善肝功能。

(十二) 正压通气对肾功能的影响

正压通气引起胸腔内压增加，影响静脉血回流心脏，肾静脉血液回流障碍，出现肾淤血、肾功能障碍。正压通气影响心排血量，使患者出现低血压，会降低肾脏血流灌注，加重肾功能障碍。正压通气纠正缺氧和酸中毒，可改善肾血流量、肾小球滤过率及肾小管功能，缓解水、钠潴留。

四、机械通气患者血流动力学监测

患者机械通气过程中，反映循环功能的指标不仅受心功能和血容量的影响，还会受肺部原发病、呼吸功能、机械通气的影响。可以反映循环功能的指标有下列 7 个。

1. 尿量 反映循环功能是否稳定的基本指标。在循环血容量不足的情况下，由肾脏进行代偿，引起尿量减少。因而，由机械通气引起的回心血流量减少和心排血量下降，也可引起尿量减少。在无肾损害的情况下，尿量是判断血容量是否充足和机械通气是否合适的较可靠指标。在循环容量充足、无心功能异常的情况下，机械通气基本不会引起尿量的减少；若循环容量不足时，尿量的明显减少则可能是机械通气导致的。

在正常情况下，健康机体需 500ml 尿液才能将机体的代谢产物排出，故将低于 500ml 作为少尿的标准，1 500ml 左右的尿量比较合适，低于 1 000ml 多意味着细胞外液量的减少、右心功能不全、机械通气过度或不足。

当急危重症患者需要评估尿量时，无论有无实施机械通气，患者的病情变化都较大，故以 1h 为单位计算尿量更准确，以 24h 为单位则不利于病情的判断。

2. 血压 常作为判断循环容量的标准。血压降低的原因多，如失血、失液、心功能不全、严重酸中毒、血管张力下降、机械通气。其中绝大多数为有效循环容量不足引起。机械通气可引起的回心血流量减少和心排血量下降,导致血压下降,同时,多见于尿量的显著减少。

3. 皮肤颜色　在无明显贫血的情况下,皮肤苍白多意味着血容量不足,这一指标对青壮年和无皮肤病变的患者价值较大,但对老年人价值有限,因为老年人的皮肤比较苍白、皱缩。

若皮肤比较饱满、发亮,提示出现凹陷性水肿,属于细胞外液增多的指征,但这仅仅意味着细胞外液增多,有效血容量可能仍不足。水肿明显的患者多存在血容量不足。皮肤皱缩则是细胞外液和血容量不足的表现。

皮肤温度用于判断循环状态是比较可靠的,四肢末梢温暖表示循环血量较好,四肢发凉则意味着循环功能不良。

手背部静脉用于评估循环状态,如果手下垂4~5s,手背静脉不充盈,提示循环血容量不足;相反,若举手4~5s,手背静脉不排空,提示循环血容量过多。

4. 脉搏指示连续心排血量监测　低血容量性休克或机械通气可引起心排血量与每搏输出量不同程度的降低。使用脉搏指示连续心排血量监测(pulse indicator continuous cadiac output,PICCO)对患者进行连续、动态监测,有助于判断危重症患者液体复苏的效果和机械通气对心功能的影响。监控界面见图2-4-8。

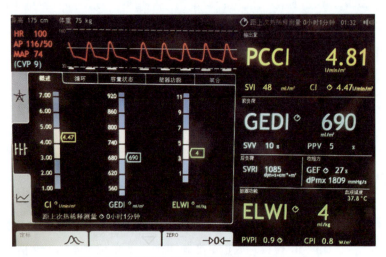

图2-4-8　PICCO监测心排血量和每搏输出量

5. SpO_2/经皮动脉血 SO_2　用无创脉搏氧饱和度法测得的血氧饱和度,主要反映末梢组织的血液灌注情况和氧合状态,是监测周围循环功能、指导机械通气的常用指标。监控界面见图2-4-9。经皮动脉血 SO_2 具有对血氧含量和血流量变化的双相反应性,不同情况下的价值不同。在局部血流量充足时,经皮动脉血 SO_2(SpO_2)随动脉血 SO_2(SaO_2)变化;在肺气体交换较好时,经皮动脉血 SO_2 随血流量变化。因此,经皮动脉血 SO_2 降低时应同时检测动脉血气以鉴别其降低的原因。

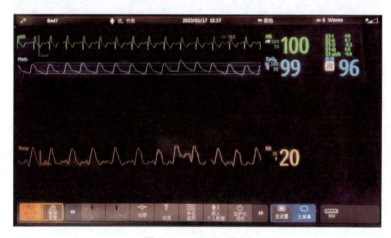

图2-4-9　SpO_2 监测

6. 中心静脉压(central venous pressure,CVP)　上、下腔静脉进入右心房处的压力,通过上、下腔静脉或右心房内置管测得。CVP反映右房压力,是临床观察血流动力学的主要指标之一,监控界面见图2-4-10。正常值为6~12cmH$_2$O(1cmH$_2$O=0.098kPa),是反映循环血容量和右心功能的综合指标,同时在临床上也作为补液速度和补液量的指标。当CVP超过正常值则提示右心前负荷过高或右心功能不全,必须限制补液量和补液速度;当CVP低于正常值提示容量负荷不足,需加快补液量。影响CVP的因素较多,CVP不仅与血容量、心功能等有关,更与胸腔内压变化显著相关。因此,CVP反映血容量和右心功能的特异性必然受到影响,如机械通气压力较高时,胸腔负压显著下降,CVP明显升高;而机械通气压力不足导致呼吸增强、增快时,胸腔负压显著升高,CVP明显下降。在实际应用时,CVP的数值存在较多干扰因素,须综合其他指标进行连续、动态观察。

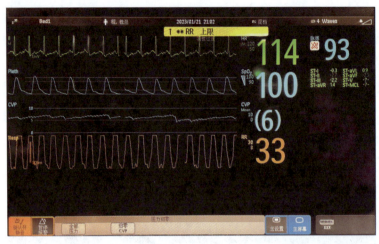

图 2-4-10　CVP 监测

7. 肺动脉楔压（pulmonary artery wedge pressure,PAWP） 指血液流经肺循环对肺动脉血管产生的侧压力。PAWP 通过使用漂浮导管的远端直接测得，分为收缩压和舒张压。在测量的过程中，将肺动脉导管末端"楔"入肺动脉分支或将血管内导管外周的气囊充气闭塞肺动脉分支，使血流停止，在血液不流动的情况下记录到的压力，即为 PAWP。因为导管的楔入导致楔入部位和二尖瓣之间形成了一个密闭的管道，各处压力相等，所以 PAWP 是反映左心功能、比较特异性的指标。PAWP 的正常范围是 1.07~1.6kPa（8~12mmHg），当 PAWP>2.4kPa（18mmHg）提示肺淤血、左心功能不全。因此，机械通气情况下的 PAWP 是判断左心功能或指导补液相对可靠的指标。

（陈少珍、田永明）

第二篇
呼吸机的基础理论工作原理与临床应用

第三章
呼吸机概述

 ER-1 常见呼吸机种类
扫码打开视频
快速认识常见呼吸机种类

第一节 无创呼吸机

无创通气(noninvasive positive ventilation,NIV)是指不经人工气道进行的通气方法。无创通气理论上的好处是避免了有创通气所带来的并发症,患者舒适度大大提升,而且无创通气也提供了建立和撤去机械通气的最大灵活性。无创通气方法包括胸外负压通气、间歇性腹部加压通气、经面(鼻)正压通气。目前市场上的无创呼吸机基本上是无创正压通气的方式,故本节主要讲述无创正压呼吸机。

无创正压通气(non-invasive positive pressure ventilation,NPPV),是指通过面罩、鼻面罩或其他连接装置进行的正压通气,与有创正压通气相比,无创正压通气具有设置简便、患者易于接受、不容易继发肺损伤和肺部感染等特点。

一、无创呼吸机的种类

随着近年无创正压通气的各种仪器及技术不断完善,无创正压通气的临床应用也越来越广。目前,市场上用于无创正压通气的呼吸机品牌和种类繁多,功能各有不同。例如,比较新的高级通气技术有神经调控通气辅助(neurally adjusted ventilatory assist,NAVA)模式结合NIV,该技术通过检测患者的膈肌电活动来控制呼吸机,从而在非侵入性通气情况下也能提供与患者神经活动同步的支持,改善人机协调性。一般而言,具有监测与报警功能的呼吸机都可用于无创正压通气,但是此类呼吸机一般不具备漏气补偿功能,而且对管路的密闭性要求比较高,当漏气出现时,往往容易造成假触发,引起人机不协调,更严重者可导致呼吸机无法工作。因为此类呼吸机必须用高压氧气,所以也限制了家庭场景下的应用。还有一些呼吸机可以加装漏气补偿软件来扩张无创正压通气功能,保证在漏气状态下仍能准确触发,因此也适用于无创正压通气模式。多功能呼吸机加装漏气补偿软件的界面示例见图 3-1-1。

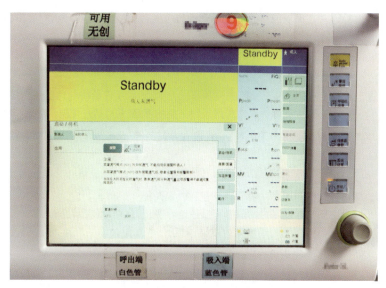

图 3-1-1　多功能呼吸机加装漏气补偿软件的界面示例

能用无创正压通气的呼吸机至少具备以下 5 个条件:①双相(吸气相和呼吸相)的压力控制 / 压力支持;②最高压力至少 25cmH$_2$O;③满足患者吸气需求的高流量气体(40~100L/min);④至少 40 次 /min 的通气频率;⑤一些基本的报警功能。随着新技术在呼吸机中的应用,近年来无创呼吸机不仅有空氧混合气体涡轮机提供持久、稳定的压力,还增加了吸入氧浓度、通气压力上升速度、流速触发、呼气切换和漏气补偿调节功能,能对患者的潮气量、呼吸频率、漏气量等进行监测。

二、无创呼吸机的特点

与有创正压通气相比,无创正压通气最大的特点是"漏气",因此专门用于无创正压通气的呼吸机应具备以下特点,见表 3-1-1。

表 3-1-1　无创呼吸机特点

构件	特点
漏气补偿与呼吸触发机制	(1) 设计漏气补偿时,最大的优点就是在轻、中度漏气时,依然能够实现呼吸机的触发和吸呼转换 (2) 大部分无创呼吸机的设计特点为涡轮、单管供气、微处理控制器,呼吸机通过持续监测流量和压力,反馈微处理器以控制输送给患者的气流量 (3) 通常在面罩或者管路上见到的排气孔,始终有气体自呼出阀漏出,称为故意漏气。此漏气是呼吸机可以补偿的,属于正常现象 (4) 无创呼吸机面罩和患者脸部连接之间出现的漏气,称为非故意漏气,此类漏气量也可通过漏气补偿,但是最好不要超过 30L/min
平滑的管路	无创呼吸是通过持续监测流量和压力的,然后反馈给微处理器从而控制输出的气流量,因此呼吸机应尽量采用平滑的管路,并且通过加温湿化来降低阻力
呼气装置	(1) 无创呼吸机多采用单回路,没有专门的呼气阀,常常在面罩和管路之间连接一个呼气装置实现呼气 (2) 目前临床上的无创正压通气呼气装置有平台阀、静音阀及侧孔阀
测压管	(1) 呼吸机测压管一般分为外置和内置两种 (2) 主要是通过压力的监测来反馈给呼吸机,从而维持预设压力 (3) 保证测压管的通畅尤为重要,对于一些加温加湿的管路,要预防冷凝水反流,使呼吸机正常运行
过滤器	单回路的呼吸机是通过涡轮来产生驱动气体的。因此增加过滤器可净化送入气体的同时,预防加温加湿气体的回流,从而避免造成机器电子元件的损伤
供氧装置	对于部分单回路呼吸机患者,需要额外氧气吸入

（申贵江、杨　松）

第二节　有创呼吸机

有创呼吸机是一类多功能呼吸机,当自主呼吸无法满足生理需要时,用于支持生物体的呼吸。其起源可以追溯到史前时代,但呼吸机的雏形在文艺复兴时代才出现。其发展离不开人工气道的研究,随着时间的推移,正压通气技术逐渐发展起来。各种类型的呼吸机逐渐诞生,曾先后有三十多家厂商研制和生产过数百种类型的呼吸机。近年来,随着微电脑技术在呼吸机领域中的应用,呼吸机技术得到迅速发展,性能渐趋完善见图 3-2-1。

第三章 呼吸机概述

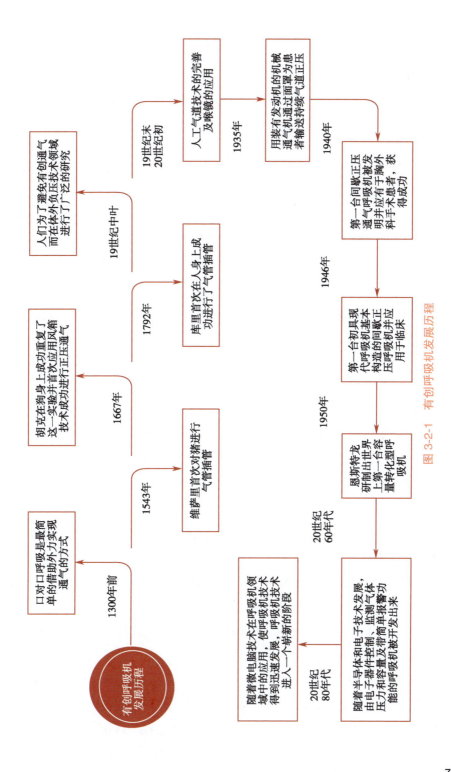

图 3-2-1 有创呼吸机发展历程

一、有创呼吸机的种类

目前,市面上的有创呼吸机种类和型号繁多,使用方法各异。但无论呼吸机产品种类和型号如何改进或更新,原理和结构大致相同,有创呼吸机的分类见表3-2-1。

表 3-2-1　有创呼吸机的分类

分类方式	呼吸机类型
按控制方式	电动电控型呼吸机、气动气控型呼吸机、气动电控型呼吸机
按用途	成人呼吸机、婴儿和新生儿呼吸机、辅助呼吸或治疗用呼吸机、麻醉呼吸机、携带式急救呼吸机、高频正压呼吸机
按供气原理	(1) 涡轮机:一个风扇通过转速的调节获得不同的流速和压力,由于结构简单,低成本,多用于无创机和低端及中低端的呼吸机上 (2) 空压机:供气压力稳定,响应时间快(一般在20毫秒以内),是目前高端呼吸机的首选供气方式,但是由于结构复杂,相应的成本高出不少,有中心供气则不需要空压机 (3) 涡轮机+空压机:混合型,可中心供气,也可用内置的涡轮机供气

二、有创呼吸机的结构

有创呼吸机的基本结构,无论是何种类型的呼吸机,其基本结构是相似的,包括:①气源;②供气和驱动装置;③空氧混合器;④控制部分;⑤呼气部分;⑥监测报警系统;⑦呼吸回路;⑧湿化器与雾化器。

(一) 气源

绝大多数呼吸机需高压氧和高压空气。氧气源可来自中心供氧系统(图3-2-2),也可用氧气钢筒。高压空气可来自中心供气系统,或使用医用空气压缩机。氧气和压缩空气的输出压力为 $3\sim5kg/cm^2$。因此,使用中心供氧、中心供气,或高压氧气钢筒,均应装配减压和调压装置(图3-2-3)。

医用空气压缩机可提供干燥和清洁的冷空气。供气量为55~64L/min的连续气流,最大输出连续气流每1.5s 120L,工作压力 $3.4kg/cm^2$,露点下降 $-5.6\sim-2.8℃$,噪声小于60dB(<1m),并有低压报警($2.04kg/cm^2$)、高温报警(70℃)及断电报警。滤过器可消除90%以上的污染。使用时,操作人员应注意每天清洗进气口的海绵及排除贮水器的积水,并观察计时器工作,一般满2 000~3 000h应检修一次。

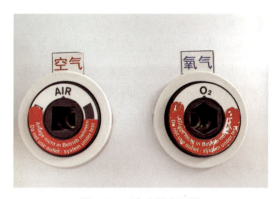

图 3-2-2 中心供氧系统

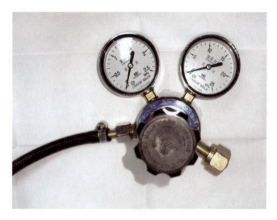

图 3-2-3 减压和调压装置

电动型呼吸机不需高压空气,其中部分需高压氧,部分不需高压氧,经氧流量计供氧。

(二) 供气和驱动装置

呼吸机供气部分的主要作用是提供吸气压力,让患者吸入一定量的吸气潮气量,并提供不同吸入氧浓度的新鲜气体。

1. 供气装置 大多数呼吸机供气装置采用橡胶折叠气囊或气缸,在其外部有驱动装置。当采用橡胶折叠气囊时,呼吸机的自身顺应性较大,除本身的弹性原因外,还不能完全使折叠囊中的气体压出。但折叠囊更换容易,成本低,无泄漏,应用于麻醉呼吸机时有独特的优越性。采用气缸作为供气装置时,呼吸机自身顺应性小,可使气缸内的气体绝大部分被压出,但密封环处可能有少量泄漏。近来滚膜式气缸作为供气装置亦有被采用,兼有上述二种优点,且无泄漏,顺应性小。

2. 驱动装置 驱动装置的作用是提供通气驱动力,使呼吸机产生吸气压力。在呼吸机发展史上曾有7种驱动装置:①重力风箱;②负荷弹簧风箱;③线性驱动活塞;④非线性驱动装置;⑤吹风机;⑥喷射器;⑦可调式减压阀。

目前,常用的驱动方式为可调式减压阀。它通过减压通气阀装置将来源于贮气钢筒、中心气站或压缩泵中的高压气体转化成供呼吸机通气用的压力较低的驱动气。这种驱动装置所配备的呼吸机常称为气动呼吸机。

3. 直接驱动和间接驱动 按驱动装置产生的驱动气流进入患者肺内的方式不同,呼吸机可分为间接驱动和直接驱动。如果从驱动装置产生的驱动气流不直接进入患者肺内,而是作用于另一个风箱、皮囊或气缸,使风箱、皮囊或气缸中的气体进入患者肺内,称为间接驱动。这种类型的呼吸机称为双回路呼吸机。间接驱动型呼吸机耗气大,一般耗气量大于每分钟肺通气量,最大可达每分钟肺通气量的2倍。

如果从驱动装置产生的驱动气流直接进入患者肺内,称为直接驱动。这种类型的呼吸机被称为单回路呼吸机。直接驱动型呼吸机主要适用于可调式减压阀和喷射器两种驱动装置。

(三) 空氧混合器

空氧混合器是用于控制吸入氧气浓度和流量的装置,是呼吸机的一个重要部件,其输出气体的氧浓度可调范围应在21%~100%。空氧混合器常常分为简单和复杂两种。其结构精密、复杂,必须耐受输入压力的波动和输出气流量的大范围变化,以保证原定氧浓度不变。

(四) 控制部分

控制部分是呼吸机的关键组成部分。根据控制所采用的原理不同,可将控制部件分为3种:气控、电控和微处理机控制。控制部分使呼吸机在吸气相和呼气相两者之间切换。

1. 气控 呼吸机无需电源,在某种特定的环境很有必要,如急救呼吸机在担架上、矿井内、转运过程中等。其特点为精度不够高,难以实现较复杂的功能,一般可作简单操作。随着器件的低功耗化,以及高性能蓄电池的出现,气控方式有被逐渐淘汰的可能。

2. 电控 用模拟电路和逻辑电路构成的控制电路来驱动和控制电动

机、电磁阀等电子装置的呼吸机,称为电控型呼吸机。电控型呼吸机控制的参数精度高,可实现各种通气方式。电控型呼吸机的呼吸频率误差一般为5%~10%,气控型呼吸机的为15%~20%,吸呼比由气控型呼吸机较难实现,而电控型呼吸机十分容易,还有同步、压力报警功能等均是如此,故电控型呼吸机有很大的优越性。

3. 微处理机控制 仍属电控型。由于近年计算机技术的迅速发展,这种控制型呼吸机也日趋成熟。呼吸机控制精度高,功能多,越来越多的呼吸机均采用此种方法。目前,呼吸机已无须改变硬件和呼吸机的结构件,而只须改变控制系统的软件部分,即可修改呼吸机的性能、发展呼吸机的功能。所以,利用微电脑作为呼吸机的控制部分,是呼吸机发展和迭代的总趋势。

(五) 呼气装置

呼气装置是呼吸机中的一个重要组成部分。其主要作用是配合呼吸机作呼吸动作。呼气装置在吸气时关闭,使呼吸机提供的气体能全部供给患者;在吸气末,呼气阀仍可以继续关闭,使之屏气;只在呼气时才打开,并使之呼气。当气道压力低于PEEP时,呼气装置必须关闭,维持PEEP。呼气只能从此回路呼出,而不能从此回路吸入。呼气装置主要有3种功能的阀组成,如呼气阀、PEEP阀、呼气单向阀,也可由1个或2个阀完成上述3种功能(图3-2-4)。

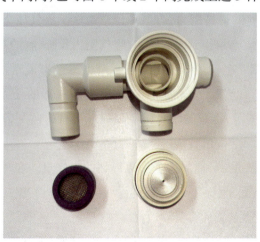

图 3-2-4 呼气阀

(六) 监测报警系统

呼吸机能否正常工作或运转,对患者的抢救成功与否至关重要。因此,呼吸机的监测系统越来越受到研制者和临床应用者的重视。

呼吸机监测系统的作用有两个方面,一是监测患者的呼吸状况,二是监测呼吸机的功能状况,两者对增加呼吸机应用的安全性,均具有相当重要的作用。呼吸机的监测系统包括:压力、流量、吸入氧浓度、呼出气二氧化碳浓度、经皮氧分压、二氧化碳分压、血氧饱和度等。一般情况下,大部分呼吸机不直接带有呼气末二氧化碳分压、血氧饱和度监测装置,而只作为配件装置附带。呼吸机常配有的监测装置有如下3个方面。

1. 压力监测 主要有平均气道压(Paw)、气道峰压(Ppeak)、平台压(Pplat)和PEEP上下限压力报警等,还有低压报警。压力监测的方式是通过压力传感器实施的,传感器一般连接在患者Y形接口处,称为近端压力监测;也有接在呼吸机的吸气端或呼气端。低压报警主要作为通气量不足、管道脱落时压力下降时的报警,有些呼吸机用通过降低每分钟肺通气量报警来代替,呼吸机一般均设置这两种功能。

高压报警是防止气道压力过高所致的呼吸器官气压伤可能。高压报警有超过压力后报警,并且切换吸气至呼气功能的情况;也有只报警而不切换呼气或吸气状态的情况,使用时应注意。

监测PEEP是将呼气末的压力显示出来,以监测呼吸机的性能。监测气道峰压是显示吸气的最高压力,监测平台压是显示屏气压力。上述3个压力数据与流量数据结合,可得到吸气阻力、呼气阻力及肺、胸的顺应性测定数据。

2. 流量监测 多功能呼吸机一般在呼气端装有流量传感器,以监测呼出气的潮气量,并比较吸入气的潮气量,以判断机器的使用状态、机械的连接情况和患者的情况,也有的呼吸机应用呼气流量的监测数据来反馈控制呼吸机。

(1)呼出气潮气量:可监测患者实际得到的潮气量。在环路泄漏的定容量通气,特别是定压通气中,有一定的价值。有的呼吸机甚至用此数据馈控吸气压力,还可提供给微电脑计算其顺应性。

(2)呼出气每分钟肺通气量:可通过流量的滤波(即把呼气流量平均,可得到呼出气的每分钟肺通气量)或由潮气量、呼吸时间来计算。前者反应慢,后者反应快;前者可由分立元件实现,后者必须采用微电脑计算。由于每次呼出气的潮气量与呼吸时间均可能有变化,每次计算出的数据变化较大,一般是将

3~6次呼吸的平均值作为呼出气的每分钟肺通气量。该数据可作为控制分钟的指令通气的关键数据,也可作为过度通气与通气不足报警,还可作为管道导管接头脱落或窒息等报警监测。流量传感器可以安装在患者的Y形接管处,缺点是增加了一定量的生理无效腔,优点是可用一个传感器同时监测吸入与呼出气的流量。

(3) 吸入氧浓度百分比(FiO_2)监测:一般安装在供气部分,监测呼吸机输出的氧浓度,以保证吸入所需浓度的新鲜空-氧混合气体。监测氧浓度的传感器有两种,一是氧电极,二为氧电池。氧电极需要一年一次更换或加液,氧电池为随弃型。它们的共同缺点是,都只能用一年左右,一旦呼吸机的氧电池失效,呼吸机就会总是报警,不能正常使用。

(七) 呼吸回路

多数呼吸机装载管道呼吸回路,见图3-2-5。吸气管一端接呼吸机气体输出管,另一端与湿化器相连,有时可接雾化器和温度探头。呼气管一端有气动呼气活瓣,中段有贮水器。呼气管与吸气管由Y形管连接,只有Y形管与患者气管导管或气管切开导管相连处才是机械死腔。

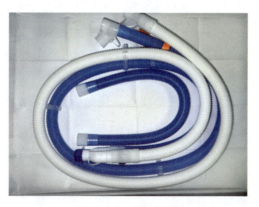

图3-2-5　呼吸回路

(八) 湿化器与雾化器

呼吸机湿化器是对吸入气体的加温和湿化,既可使气道内不易产生痰栓和痰痂,也可降低分泌物的黏稠度,促进排痰,见图3-2-6。较长时间地使用呼吸机时,良好的湿化可预防和减少呼吸道的继发感染,同时还能减少患者热量和呼吸道水分的消耗。

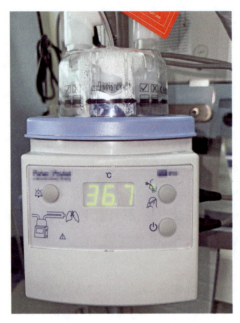

图 3-2-6　呼吸机湿化器

雾化器利用压缩气源作动力进行喷雾,雾化的 0.9% 氯化钠溶液可增加湿化的效果,也可用作某些药物的雾化吸入,见图 3-2-7。雾化器产生的雾滴一般小于 5μm,而湿化器产生的水蒸气以分子结构存在于气体中;前者的水分子以分子团结构运动,容易沉淀到呼吸道壁而不易进入下肺,后者的水分子不易携带药物;雾化器容易让患者吸入过量的水分,湿化器不会让患者吸入过量水分。在使用雾化器过程中,特别要注意雾化是否增加潮气量。有些呼吸机的

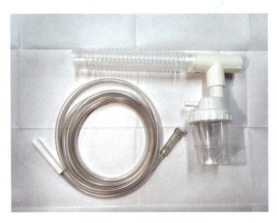

图 3-2-7　呼吸机雾化器

雾化器能使潮气量增加,有的可不增加;还要注意有些呼吸机的雾化器是连续喷雾,有些是随患者的吸气而喷雾,使用时宜采用降低通气频率、放慢呼吸节奏的方法,使雾化效果更加完善。

(申贵江)

第三节　特殊类型呼吸机

除了一些常见的呼吸机类型,下文还介绍了高频呼吸机和负压呼吸机。

一、高频呼吸机

高频呼吸机的特点是开放性气道,通气频率高于正常的4倍,每次输出的气体容积接近或少于气道解剖无效腔。通过转换频率非常快,高频呼吸机可形成气道内持续高压,从而达到类似PEEP扩张后肺泡塌陷、肺水肿改善、动脉血PO_2提升的作用。

(一)高频呼吸机分类

1. 高频正压呼吸机　其潮气量接近解剖无效腔(约150ml),呼吸频率是常规的4倍或以上,如成人60~120次/min(1~2Hz),婴幼儿更高,本质与常规正压通气相似。

2. 高频喷射呼吸机　通过高速喷射气流产生卷吸效应,借助小口径导管将氧气或空气混合气从高压气源中有所控制、间断、高速地喷射到气管内、鼻前庭或鼻咽部,并将周围空气带入气道内。在使用时,吸气是主动的,而呼气是被动的,一般呼吸频率为60~300次/min(1~5Hz),潮气量为50~300ml/min。

3. 高频振荡呼吸机　利用活塞泵或其他机械装置的往返活动,推动气体振荡,将气体送入或吹出气道。吸气和呼气均是主动,呼吸频率300~3 000次/min(5~50Hz),潮气量30~100ml/min。

4. 高频胸壁振荡呼吸机　将呼吸机的密闭气囊包绕下胸部,呼气时充入气体,以保持一定的胸壁压力,同时在气囊内叠加300~3 000次/min(5~50Hz)的活塞泵振动,通过胸壁传导,让肺内气体振荡,也可能继发横膈振荡。该类型呼吸机一般在自主呼吸时,短期(15~30min)、间断和反复地应用。

(二) 高频呼吸机的主要特点

1. 高频呼吸机通过多种气体流动方式完成通气和改善气体交换。

2. 在非密闭气路条件下工作,低潮气量、低气道压可能有助于减轻肺损伤,但通气效果欠稳定,通气过程较难控制。

3. 低胸腔内压,对循环影响小。

4. 反射性抑制自主呼吸。

(三) 高频呼吸机的临床应用

1. 高频喷射呼吸机在一定范围内能取得接近或等同于常规呼吸机的效果。

2. 高频振荡呼吸机已成功应用于新生儿和婴幼儿的急性呼吸窘迫综合征,其发生严重并发症(如气胸、支气管肺发育不良等)的概率小;应用于成人的急性呼吸窘迫综合征也有一定的效果,尤其是气胸患者。对支气管胸膜瘘或新生儿膈疝伴呼吸衰竭患者进行手术修复时使用。由于该呼吸机结构复杂,价格较贵,需要气管插管,故国际上推荐的使用指征仅限于常规机械通气无效;或属于常规机械通气使用禁忌证的患者,目前在我国应用经验较少。

3. 高频胸壁振荡呼吸机主要优点是无创,对呼吸道无损伤,无并发感染,还能促进排痰;但也有缺点,如紧缚胸部,使胸壁和肺的顺应性下降,呼气末肺容积减少,还可能增加气道阻力,目前临床应用时间较短,临床价值需要进一步评估。

(四) 高频呼吸机的禁忌证

高频呼吸机无绝对禁忌证,但下述情况不宜使用或谨慎使用:①上呼吸道阻塞性或气道阻力显著增加的疾病;②未做闭式引流的气胸;③吸入气体无加湿加热措施,又需要长期呼吸支持的情况;④严重二氧化碳潴留;⑤痰液滞留或气道黏膜损伤的情况;⑥其他影响常规机械通气的因素:如肺大疱、大咯血、皮下气肿等,应适当注意。

二、负压呼吸机

负压呼吸机利用圆筒状或甲壳状外壳围绕胸腹部,通过负压周期性扩大而进行机械通气。负压呼吸机的雏形是"铁肺"。在临床上使用的第一台"铁肺"于1928年由菲利普·德林克设计,此后负压通气成为呼吸支持的主要手段,尤其在二十世纪五六十年代,"铁肺"在脊髓灰质炎流行期间得到了广泛的应用。后因技术条件的限制及其应用的局限性,以及正压呼吸机的出现和迅速发展,负压呼吸机逐渐被取代。近年来,随着负压呼吸机的逐步改进和对无创通气的重视,负压呼吸机又受到重视。

(一)负压呼吸机的类型

负压呼吸机的类型主要有箱式通气机、便携肺、胸甲型呼吸机、夹克式呼吸机,其原理构造和优缺点对比见表3-3-1。

表3-3-1 负压呼吸机的原理构造和优缺点对比

名称	原理构造	优点	缺点
箱式通气机(又称"铁肺")	(1)由巨大的圆筒状金属箱体和气体驱动装置组成 (2)将需要通气的身体置于密闭箱内,头部置于箱体外 (3)箱内压力周期性变化作用于胸腹部实现通气	(1)负压作用面积大,通气效果可靠 (2)可用于胸廓畸形患者	(1)体积庞大 (2)笨重 (3)可能影响循环
便携肺	(1)在"铁肺"基础上改进的简易负压呼吸机,由圆筒状箱体和气体驱动装置组成 (2)将身体置于密闭箱内,头部置于箱体外 (3)箱内压力周期性变化,作用于胸腹部实现通气	(1)负压作用面积大,通气效果可靠 (2)体积较"铁肺"明显减小,便于搬动	学界未提及
胸甲型呼吸机	(1)由胸甲和驱动装置组成 (2)早期胸甲较坚硬,目前是较松软的塑料材料 (3)将胸甲密闭包绕患者胸部,驱动装置抽出胸甲内气体,形成负压,胸廓扩张,产生吸气,反之产生呼气	(1)体积明显减小 (2)呼气相可以加压 (3)使用时患者可以采取坐位	(1)通气效率较"铁肺"降低 (2)由于局部压迫,可产生皮肤损伤及肋骨酸痛
夹克式呼吸机	(1)由硬性塑料或金属构造的夹克式模型,支撑不透气的尼龙布而制成的一种轻便型呼吸机 (2)负压作用于胸部和腹部而实现通气	(1)通气效果介于"铁肺"和胸甲型呼吸机之间 (2)较轻便,适用于夜间通气,胸廓畸形患者	(1)可能存在穿脱困难 (2)呼气相不能加用正压

(二) 负压通气的基本模式

负压通气的基本模式有间歇负压通气、持续负压通气、胸廓外持续负压，具体概念见表 3-3-2。

表 3-3-2　负压通气的基本模式

通气模式	概念
间歇负压通气	吸气相时胸廓外负压增大产生吸气,呼气相时压力归零
持续负压通气	在间歇负压通气过程中,给予呼气末胸廓外负压的通气
胸廓外持续负压	在整个呼吸周期中,只提供一个恒定的胸廓外负压,通气过程由自主呼吸完成

(三) 负压呼吸机的临床应用

1. 神经-肌肉病变或胸廓脊柱畸形所致的呼吸障碍患者　此类患者基本特点是气道-肺阻力基本正常、呼吸肌功能减退。负压呼吸机的应用可以取代呼吸肌的功能,用于自然呼吸或气管切开患者,与正压通气联合使用,并且适用于家庭场景,具有安全、经济、不良反应少等优点,但应避免用于痰液多、分泌物引流不畅的患者。

2. 急性呼吸窘迫综合征患者　对该类患者使用胸廓外持续负压通气模式可以取得良好的疗效,对心功能及血流动力学影响较小。

3. 接受纤维支气管镜治疗和检查患者　负压呼吸机对该类患者具有安全、无创、有效的通气支持作用。

(四) 负压呼吸机的并发症

1. 上气道阻塞　一般发生在声门及以上水平,原因是上气道肌肉与膈肌活动关系失调,如快速动眼睡眠期和机械通气时。可采取预防措施,如清醒状态下使用负压呼吸机;气管切开;加用鼻罩持续气道正压通气等。

2. 胃内容物反流和消化性食管炎　主要原因是使用负压呼吸机时,食管下端括约肌张力明显下降。应用甲氧氯普胺有一定的防治作用。

三、核磁呼吸机

核磁呼吸机应用于核磁室或强核磁环境下的呼吸机,此类呼吸机的部件要求为不含铁和镍元素,使用时须放置在安全线外,避免对核磁检查等诊疗活动产生影响。

第四节 呼吸与循环支持技术

一、液体通气

液体通气并非传统意义上的呼吸机,而是一种实验性的呼吸支持技术。该技术利用液体代替气体,通过气道送入和排出液体来实现呼吸支持。在传统的气体通气中,O_2和空气通过管道送入肺部,以提供O_2和维持呼吸功能。而液体通气则使用高度流动性的液体,如含有O_2和CO_2溶解在其中的生理盐水,使液体直接通过气道送入和排出。液体通气以液性氟碳化合物作为通气介质,是近年治疗急性呼吸窘迫综合征的热点之一。

液体通气分为全液体通气和部分液体通气两种,前者指液性氟碳化合物注入量等于肺总量,后者的注入量等于功能残气量,目前临床应用均是部分液体通气。

(一)液体通气的作用效果

主要有以下 5 个方面:①提高 O_2 和 CO_2 的溶解度,改善气体交换障碍,低氧血症和高碳酸血症可显著改善;②降低肺泡表面张力,使肺泡复张,肺的动态和静态顺应性显著提高;③调节肺内血流分布,肺内 Q_S/Q_T 降低;④发挥局部消炎作用。⑤促进分泌物排出。

(二)液体通气的临床应用

与常规机械通气相比,液体通气的技术复杂很多,疗效也并非特别突出。采用何种方法保证液性氟碳化合物均匀分布到两肺,如何掌握液性氟碳化合物的剂量和呼吸机参数调节,均未真正解决。另外,液性氟碳化合物仅能作用于有通气换气功能的肺泡,其他实变或增生病变肺区,循环交换不良无效,所以须将液体通气应用于病程早期。随着现代常规机械通气技术的进步,临床需要方便、安全和有效地治疗急性呼吸窘迫综合征患者,液体通气的技术应用显著受限,其技术仍须不断探索和改进。

(三)液体通气的可能并发症

目前动物实验结果未发现液体通气有明显的并发症,而临床研究缺乏系统对照,其中可能有关的并发症有气胸、痰栓等,长期使用该技术的并发症需要进一步研究。

二、体外膜肺氧合

作为一种高级的血液循环支持技术,体外膜肺氧合(extracorporeal membrane oxygenation,ECMO)尽管与机械通气有关,但它提供的功能远不止呼吸支持。ECMO 是将静脉血从体内引出,经氧合器氧合和 CO_2 排出后,再利用驱动泵将血液注入体内,具有气体交换和血液循环的功能。其模式按照回血途径不同分为两类,回输到动脉为 VA-ECMO,回输到静脉为 VV-ECMO,前者具有循环和呼吸辅助功能,后者仅有呼吸辅助功能。目前,ECMO 是治疗难以控制的严重呼吸衰竭和心力衰竭的关键技术,随着各中心应用经验的增加、技术的改进和效果的明确,其适应证更加广泛。

(一) ECMO 的适应证

VV-ECMO 是急性呼吸窘迫综合征、肺移植、支气管哮喘、肺栓塞、大气道阻塞、慢性阻塞性肺疾病等引起的严重呼吸衰竭患者的首选治疗方法。VA-ECMO 是各种原因引起的心搏骤停或心源性休克、严重心力衰竭和顽固性室性心律失常患者的首选治疗方法。

(二) 使用 ECMO 的注意事项

1. ECMO 治疗原理是为原发病的治疗创造条件,因此,一旦评估病变不可逆,就不应该选择 ECMO。

2. ECMO 治疗期间需要目标氧合和循环管理、出凝血管理、管路管理、血栓及溶血管理、外周置管肢体管理、导管相关感染预防、镇静镇痛管理、机械通气肺保护管理等。

3. ECMO 治疗在人力、财力和物力方面消耗非常大,应加强监测,一旦病情缓解,鼓励及早撤机,或改用常规机械通气过渡后撤离。

(李顺玲)

第四章
呼吸机的工作原理与主要功能

第一节　呼吸机常见模式与功能

通气模式（ventilation mode）是指协助患者呼吸的方法或形式。呼吸机可以帮助呼吸衰竭的患者进行通气。通气的目的包括：①增加氧合（oxygenation），氧气增加有利于身体组织进行有氧代谢，产生能量；②改善通气（ventilation），有效排出 CO_2；③减少呼吸做功（work of breathing），减少呼吸衰竭所产生的能量消耗。呼吸机有多种通气模式，适合呼吸衰竭患者不同阶段的需要。通气模式可分两大类：一类为基本通气模式，常规应用的通气模式；另一类为高级通气模式，一般用来处理肺部损伤的通气模式。

ER-2　呼吸机通气模式

扫码打开视频
快速认识常见呼吸机通气模式

一、机械通气过程

机械通气是在患者自然通气和/或氧合功能出现障碍时，运用器械使患者恢复有效通气并改善氧合的方法。该技术可通过改善通气及气体交换、降低呼吸功耗，从而为呼吸衰竭患者提供有效的支持，为治疗原发病赢得时间。机械通气的过程包括吸气触发、吸气过程、吸气呼气转换、呼气过程4个基本过程。

1. 吸气触发　呼吸机获取指令并启动送气的过程为触发→吸气阀打开→呼吸机开始送气→患者开始吸气→呼吸机记录1次"呼吸"。当患者没有自主呼吸时，呼吸机感知时间信号形成时间触发，呼吸机会依照时间变化，自行送气。当患者有自主呼吸时,呼吸机感知压力信号形成压力触发或感知流量信号形成流量触发,触发所需的流速或压力变化的大小称为触发灵敏度。灵敏度越高,触发压力或流量越小。

2. 吸气过程

(1)控制送气流量(容量型):通过直接控制送气流量和时间进而控制送气容量。由于患者的气道阻力和胸肺顺应性是变化的,气道压力也是变化的。

(2)控制气道压力(压力型):通过按需递送流量以达到和维持设定的气道压力。由于患者吸气努力度、气道阻力和胸肺顺应性是变化的,流量和容量也都是变化的。

3. 吸气呼吸转换 呼吸机感知到某种信号指令并由吸气相转换为呼气相的过程为切换→呼气阀门打开→允许患者呼气。

(1)时间切换:吸气达到一定时间后自行切换为呼气。

(2)流速切换:气道内流速下降到一定程度后切换为呼气。

(3)容量切换:达到预定潮气量后开始切换为呼气。

(4)压力切换:管路内压力达到预设值。

4. 呼气过程 在正压通气过程中,呼吸机给予一个呼气相的气道正压,使气道压力>0cmH$_2$O,以维持气道和肺泡的开放或扩张状态。此气道正压称为呼气末正压。

二、基本通气模式

基本通气模式(ventilation mode)是指最常用的应用通气模式。一般以对患者通气支持的水平(level of support)为类,可分为四个支持水平级别:全强制模式(total mandatory modes)、半强制模式(semi mandatory modes)、辅助模式(assist modes)、自主模式(spontaneous modes),见表4-1-1。

表4-1-1 基本通气模式

四个支持水平	适应证	基本模式	附加功能
全强制模式	患者的呼吸完全由呼吸机决定	VCV; PCV	PEEP
半强制模式	患者有触发能力,呼吸机依赖患者的触发去启动通气	SIMV; A/C	PEEP

续表

四个支持水平	适应证	基本模式	附加功能
辅助模式	患者完全能自主呼吸,但吸气力度不够	PSV	PEEP
自主模式	患者完全能自主呼吸,但有一些轻微的低氧血症	CPAP	PEEP

注:VCV 指容量控制通气;PCV 指压力控制通气;SIMV 指控制-辅助通气;A/C 指辅助-控制通气;PSV 指压力支持通气;CPAP 指持续气道正压通气;PEEP 指呼气末正压。

(一)全强制模式

全强制模式指患者的呼吸形式完全由呼吸机决定。

1. 容量控制通气(volume control ventilation,VCV) 该模式要设定一个固定潮气容量,呼吸机会按患者肺部的顺应性去调节驱动压以进行通气,界面示例见图 4-1-1。设定呼吸率(respiratory rate,RR)以进行定时触发,以固定容量进行通气,设定吸气时间(inspiratory time,Ti)以决定吸气呼气的切换。其他名称:V-CMV、VC-CMV、VC+、IPPV。

特点:恒速流速,保证容量,提供有效通气;当肺部顺应性变差,有机会产生压力创伤。

适用人群:手术时接受全身麻醉后患者、接受全强制式通气患者、全无呼吸的患者、高颅内压的通气患者、持续性癫痫患者。

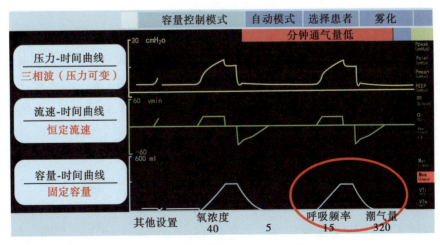

图 4-1-1 基本通气模式之 VCV 模式

2. 压力控制通气(pressure control ventilation, PCV) 该模式要设定一个固定的驱动压,呼吸机以固定的驱动压进行通气,但所产生的潮气容量会按患者肺部的顺应性而改变,界面示例见图 4-1-2。进行定时触发设定呼吸率,以固定驱动压进行通气,并通过设定吸气时间以决定吸气、呼气的切换。其他名称:P-CMV、PC-CMV。

特点:减速流速,提供肺部保护功能。不能保证容量,容量多少决定于肺顺应性。

适用人群:低顺性肺部患者、急性呼吸窘迫综合征患者、呼吸系统漏气患者、无气囊气管插管患者、气管瘘管患者。

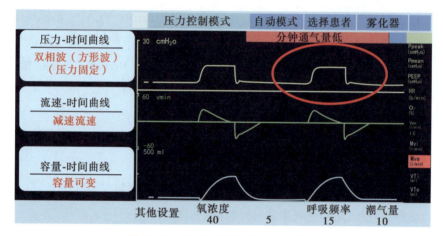

图 4-1-2 基本通气模式之 PCV 模式

(二)半强制模式

半强制通气模式是指患者的呼吸形式部分由呼吸机所提供的强制通气,部分由患者的触发所启动的辅助通气。常用的半强制通气模式有 2 种:同步间歇指令通气(synchronized intermittent mandatory ventilation, SIMV)和辅助-控制通气(assist-control ventilation, A/C)。

1. SIMV 自主呼吸与控制通气相结合的呼吸模式,其特点是呼吸机均设定一定时间的触发窗,在这段时间内,自主吸气动作可触发呼吸机送气;若无自主呼吸触发,则在下一呼吸周期开始,呼吸机根据间歇指令通气的设置要求自动送气。SIMV 常合并使用压力支持(pressure support, PS),界面示例见图 4-1-3,该模式有 2 个目的:①帮助患者吸气时更省力;②减少气管插管所产生的阻力,减少呼吸做功。

特点:支持水平可调范围大,能保证一定的通气量,同时在一定程度上允许自主呼吸参与,防止呼吸肌萎缩,对心血管系统影响较小。

适用人群:有无自主呼吸的患者均可使用。具有一定自主呼吸能力者,逐渐下调 SIMV 频率,向撤机过渡。若患者自主呼吸频率过快,采用此种方式可在一定程度上降低自主呼吸频率和呼吸功耗。

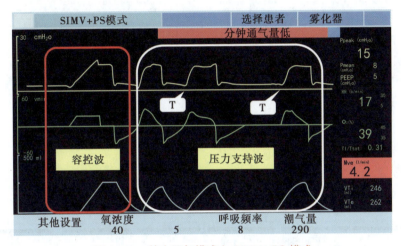

图 4-1-3　基本通气模式之 SIMV+PS 模式

(1)定容型同步间歇指令通气[SIMV(VC)+PS]:指间歇性容控通气合并压力支持,见图 4-1-4。呼吸机刚启动时的第一个通气是容控通气,然后所有的通气均由患者的触发所启动。如果患者在 SIMV 窗触发,则产生容控通气。如果患者在自主窗触发,则产生压力支持通气。如果患者在 SIMV 窗没有触发,呼吸机会提供一个强制呼吸,确保达到 SIMV 所设定的每分钟呼吸次数。其他名称:V-SIMV、VC-SIMV。

(2)定压型同步间歇指令通气[SIMV(PC)+PS]:指间歇性容控通气合并压力支持,见图 4-1-5。呼吸机刚启动时的第一个通气是容控通气,然后所有的通气皆由患者的触发所启动。换句话说,患者可以通过两个窗口来触发呼吸机的通气。一个是 SIMV 窗口,如果患者在该窗口下触发了呼吸机,呼吸机将提供一定的压力来帮助患者进行通气,即产生容控通气。另一个是自主窗口,如果患者在该窗口下按照所设定的每分钟呼吸次数进行呼吸,呼吸机将根据患者的需求提供辅助通气,但提供的压力将根据患者的需要进行调整,即产生压力支持。

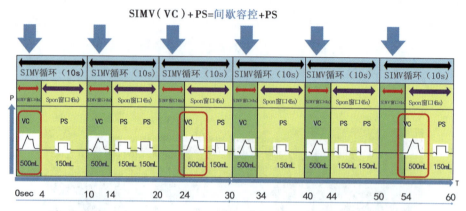

图 4-1-4 基本通气模式之 SIMV(VC)+ PS 模式
注:SIMV 指同步间歇指令通气;Spon 指自主呼吸;PS 指压力支持

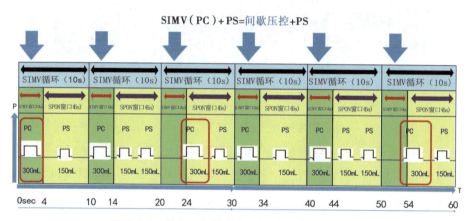

图 4-1-5 基本通气模式之 SIMV(PC)+ PS 模式
注:SIMV 指同步间歇指令通气;Spon 指自主呼吸;PS 指压力支持

2. A/C 控制型通气与辅助型通气两种模式的结合,界面示例见图 4-1-6。

(1)辅助型通气模式:容许触发的容控模式,属于半控模式。

(2)控制型通气模式:患者有自主呼吸时,机器随呼吸启动,一旦自发呼吸在一定时间内不发生时,机械通气自动由辅助型转为控制型通气模式。

特点:可根据病情变化进行自动转换,给患者同步送气,不破坏患者的自主呼吸。当患者自主吸气达到预调的触发灵敏度时,则设定一个预调的潮气量通气；若在控制通气所定的呼吸周期内无自主呼吸或吸气微弱不能触发灵敏度，在周期结束时自动给予一次控制通气。该模式既可减少呼吸做功，也可能导致肺部过度扩张。

适用人群：自主呼吸较弱的患者。

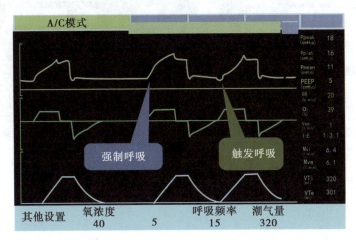

图4-1-6　基本通气模式之A/C模式

（三）辅助模式

压力支持通气（pressure support ventilation，PSV）是自主呼吸触发和维持吸气过程，并间接影响吸气、呼气的转换，呼吸机给予一定压力辅助的通气模式，界面示例见图4-1-7。在PSV模式下，要设定一个固定的驱动压（driving pressure），每一次当患者触发时，呼吸机就会用预设的驱动压，去把气体推送给患者，以进行辅助式自主呼吸。这个模式依赖于患者的自主触发，并使用固定驱动压来协助患者吸气。

PSV模式是最常用的脱机模式。PSV模式可以作为一个独立模式，也可以作为SIMV的辅助功能，用于辅助自主呼吸时的吸气力量；减少气管插管（endotracheal tube，ETT）所造成的气道阻力。其他名称：VS、ASB、Spon等。

特点：PSV能在患者自发呼吸吸气时，给予压力或潮气量支持，保证足够通气量，减少呼吸肌疲劳和呼吸做功。如果患者触发不够，可能引起通气不足。

适用人群：有一定呼吸能力的呼吸衰竭患者。

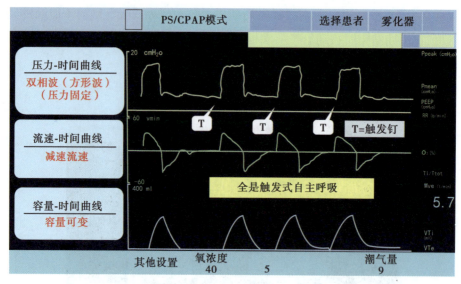

图 4-1-7 基本通气模式之 PSV 模式

(四) 自主模式

持续气道正压通气(continuous positive airway pressure, CPAP)是在自主呼吸的前提下,整个呼吸周期内实施一定程度的气道内正压,界面示例见图 4-1-8。设定 PEEP,把肺泡长期打开以增进氧合,然后让患者自主呼吸。这是脱机后期的一种通气支持方式,依赖于患者的自主触发。

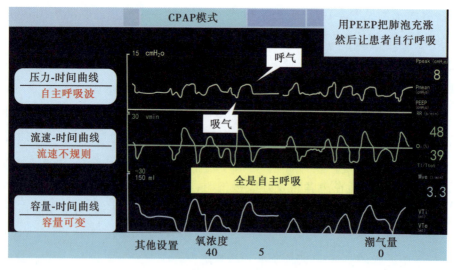

图 4-1-8 基本通气模式之 CPAP 模式

特点：可防止气道内萎陷，使肺泡充分扩张。如果患者触发不够，可能引起通气不足。

适用人群：有自主呼吸能力的患者。

三、高级通气模式

高级通气模式是指非常规通气模式，一般是用来处理一些复杂的肺部病患（如急性肺损伤）的各类通气模式。常见的高级通气模式有五种。

（一）压力调节模式

压力调节模式（pressure regulated mode）是一种保证容量的自动调压模式，把压控的优点（肺部保护）与容积控制的优点（保证容量）合并在一起，包括压力调节容积控制通气（pressure regulated volume control ventilation，PRVCV）模式和容积支持通气（volume support ventilation，VSV）模式。

1. PRVCV 呼吸机要自动调压去达到目标容量，界面示例见图 4-1-9。当开始启动 PRVCV 模式时，呼吸机会首先提供第一个呼吸（容积控制呼吸）来测量患者肺部的顺应性，再转为自动调压式压控来进行通气。

特点：保证足够容量，同时有肺部保护的功效。当患者肺部的顺应性下降时，呼吸机的驱动压会提高。

适用人群：急性肺损伤患者。

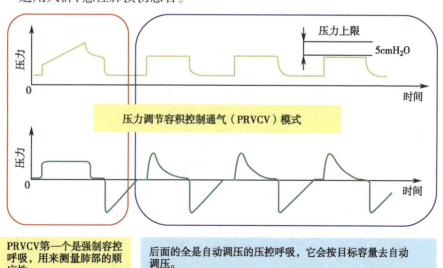

图 4-1-9　高级通气模式之 PRVCV 模式

2. VSV 可保证容量的压力支持,界面示例见图 4-1-10。当开始启动 VSV 模式时,呼吸机会首先提供第一个呼吸(容积控制呼吸)来测量患者肺部的顺应性,再转为自动调压式压力支持来进行通气。当患者触发呼吸机时,呼吸机就会调整一个驱动压去协助患者进行吸气。

特点:对自主呼吸的患者来说,这是一个舒服的通气模式。自主呼吸同时保证容量,依赖患者的自主触发。如果患者触发不够,可能引起通气不足。

适用人群:有自主呼吸的急性肺损伤患者、撤机患者。

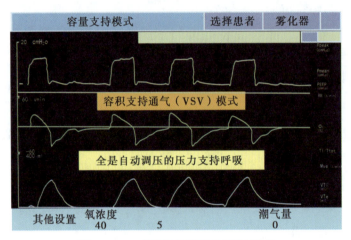

图 4-1-10 高级通气模式之 VSV 模式

(二) 双水平气道正压通气模式

双相气道正压(biphasic positive airway pressure,BIPAP) 即反比例压控+PEEP。患者通过两个提高的正压间进行通气,见图 4-1-11。呼吸机的呼气阀全时间打开,患者可任意在呼吸机呼气及吸气时触发呼吸,不会产生呼吸机对抗。也可以加上 PSV 模式,让患者能够有自主呼吸。其他名称:BiVent,Bilevel。

特点:通过保持不同水平的气道正压,BIPAP 能更有效地促进塌陷肺泡复张,改善氧合;由于双向压力和吸呼比可随意调整,具有更大的使用范围。

适用人群:适用范围广,有无自主呼吸的患者均可使用;急性肺损伤患者。

(三) 气道压力释放通气模式

气道压力释放通气(airway pressure release ventilation,APRV) 基本上是一个高水平 CPAP 模式。APRV 容许患者在肺部充涨的状态下进行自主呼吸,见图 4-1-12。此模式是在肺开放概念基础上具有短暂间歇释放阶段的

CPAP（从高 PEEP 降低到低 PEEP），间歇释放的压力可降低胸腔内压力，减少心脏长期受压、血压降低的风险。压力突然释放可以加速呼气及 CO_2 的排出。

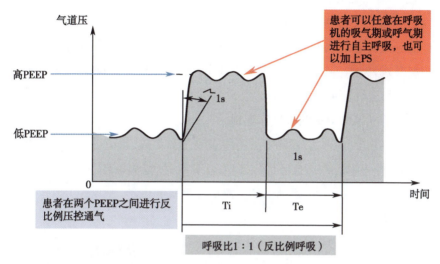

图 4-1-11　高级通气模式之 BIPAP 模式
注：Ti 指吸气时间；Te 指呼气结束时间。

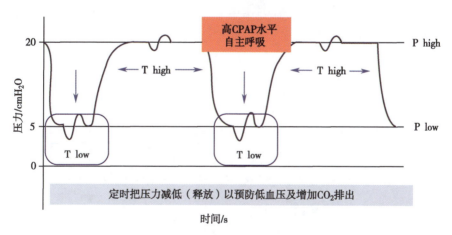

图 4-1-12　高级通气模式之 APRV 模式

注：T low（low pressure time）指代表低压时间，也称为减压时间（pressure release time），即在呼气相中，呼吸机降低压力的时间段；T high（high pressure time）指代表高压时间，也称为增压时间（pressure increase time），即在吸气相中，呼吸机增加压力的时间段；P low（low pressure level），指代表低压水平，也称为减压水平（pressure release level），即在呼气相中，呼吸机降低压力的水平；P high（high pressure level），指代表高压水平，也称为增压水平（pressure increase level），即在吸气相中，呼吸机增加压力的水平。

特点：减少血压低的风险和加速 CO_2 的排出。APRV 属于压力通气模式，如果肺部顺应性下跌，肺容量就会减低。

适用人群：急性肺损伤患者。

(四) 适应支持通气模式

适应支持通气（adaptive support ventilation, ASV）模式是一种自动化反馈式控制模式，见图 4-1-13。在 ASV 模式下，要按患者的理想体重，去设定最大平台压和每分钟肺通气量。ASV 模式利用 PCV 模式和 PSV 模式来调整呼吸频率与驱动压以维持最低的目标容量。

特点：安全、灵活、自动调节。不能人手调节参数，不适合有严重肺部疾病患者，如急性呼吸窘迫综合征、慢性阻塞性肺疾病、哮喘患者。

适用人群：一般非严重肺部病患需要呼吸机的患者。

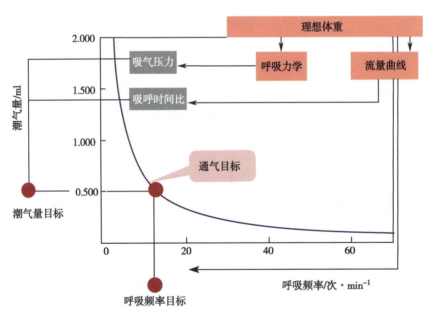

图 4-1-13　高级通气模式之 ASV 模式

(五) 神经调节辅助通气模式

神经调节辅助通气（neurally adjusted ventilatory assis, NAVA）是一种通气模式，利用患者膈肌肌电信号来启动适当的辅助性呼吸的通气方式。神经调节辅助通气需要一个特殊的膈肌肌电导管（EDI）经食管放进胃部，它是一种诊断工具,可以持续监测膈肌膜的电活动,并实时提供有关患者的呼吸意愿的信息。呼吸机就能更适时地辅助患者进行辅助式呼吸。

特点：人机同步,降低使用镇静药,减少膈肌的失用性萎缩；肺部保护；患者舒适。应用不广泛,只属于某一个呼吸机品牌的呼吸机功能。

适用人群：对某些呼吸病患者(如慢性阻塞性肺疾病),能更有效帮助脱机(图4-1-14)。

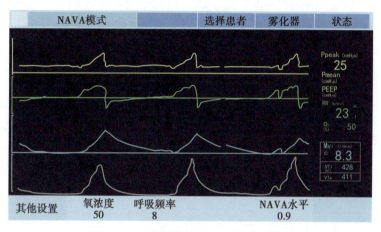

图4-1-14 高级通气模式之NAVA模式

（陈永强、许雅君、杨 松、张 宁）

第二节　参数系统及参数调节

护士、医生和呼吸治疗师均须按患者的情况与需要,选择和调校适合患者的呼吸机模式与参数,为患者提供一个理想的通气效果。

常用的呼吸机参数设置包括潮气量(tidal volume, V_T)、呼吸速率/频率、流速(flow)、压力上升时间(rise time)、吸呼气时间比(inspiratory to expiratory ratio; I/E ratio)、吸气驱动压(inspiratory driving pressure)、吸气平台时间、吸入氧浓度百分比(fraction of inspiration O_2, FiO_2)、呼气末正压(positive end expiratory pressure, PEEP)、吸气压力(inspiratory pressure, IP)、敏感度等。

一、各种需要调校的呼吸机参数

1. 潮气量（V_T）

(1) 当肺顺应性正常时，V_T=8~10ml/kg。

(2) 当肺顺应性低时，V_T=6ml/kg，理想体重可以减少肺部受伤，计算公式为：

男性体重（kg）=50+0.91×[身高（cm）−152.4]

女性体重（kg）=45.5+0.91×[身高（cm）−152.4]

2. 呼吸频率 患者在接受气管插管及接上呼吸机后，如果患者没有自主呼吸，可以根据表 4-2-1 设定起始呼吸频率。

表 4-2-1 呼吸频率设定

人群	呼吸频率/次·min^{-1}
成人	12~<20
儿童	20
婴儿	30

3. 吸气流速 吸气流速一般由呼吸机自行预设，计算公式为：

吸气流速 = V_T/Ti

正常人自主呼吸所需流速为 15~20L/min。慢性阻塞性肺疾病患者需要较大流速，如果流速不足，患者呼吸功会增加，吸气流速关系见表 4-2-2。吸气流速除了受 V_T 和 Ti 影响，也受其他呼吸机参数设定的影响，如呼吸速率、间歇时间（Tp）压力上升时间，护士一定要留意。

表 4-2-2 吸气流速

流速	结果
流速太大	患者不适，潮气量不足，增加呼吸频率
流速不足	患者不适，呼吸费力，增加呼吸功

4. 吸气斜坡（inspiratory rise time, T-rise） 指从开始通气到达到最高流速（峰压）所需时间，改变吸气斜坡斜度会影响患者吸气的形态，见表 4-2-3 和图 4-2-1。

表 4-2-3　吸气斜坡

阶段	特点
加速	0~<5%：应用于发现患者吸气流速不足的情况
正常	5%~<6%：应用于整个呼吸周期
减速	6%~20%：应用于发现患者因流速太高而不舒服,并刻意出现与呼吸机对抗的情况

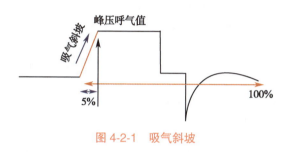

图 4-2-1　吸气斜坡

5. 吸呼气时间比　指吸气时间(inspiratory time, Ti)与呼气时间(expiratory time, Te)的比例,其变化及作用见表4-2-4。正常的吸呼时间比是1:1.5或1:2。计算公式为:

$$呼吸周期 = 吸气全期 + 呼气期$$

$$呼吸周期 = (吸气期 + 吸气停滞期) + 呼气期$$

表 4-2-4　吸呼时间比的变化及临床应用

吸呼时间变化	临床应用
延长吸气时间(Ti)	可用作改善缺氧
延长呼气时间(Te)	可用作处理内源性 PEEP

6. 吸气驱动压　指在采用PCV模式或PSV模式时所需设定之吸气压力。正常驱动压应该限制在15cmH$_2$O以下。驱动压加上PEEP不应超于平台压30cmH$_2$O,以防止肺部受伤。

7. 吸气间歇时间　指吸气后的屏气时间,也是吸气后空气停顿在肺泡的时间,可增加气体在肺泡内弥散的效果。正常吸气停顿时间是整个呼吸周期的10%。延长吸气间歇时间可缩短吸气时间,CO$_2$从肺泡弥散到气道的排出增多。

8. **FiO$_2$** 为 21%~100%。尽量避免使用高浓度氧气超过 50%,以防止氧中毒。氧中毒可以包括自发性痉挛、肺纤维化、新生儿晶体后纤维增生症。在脱机前,应先确定患者不需要依赖高浓度氧气。

9. **PEEP** 作用是在呼气末仍保持打开肺泡,让血气交换持续进行,增加氧合,其临床应用见表 4-2-5。

表 4-2-5 PEEP 的临床应用

PEEP/cmH$_2$O	临床应用
5	用作预防呼气末肺泡塌陷
5~15	用作处理缺氧

10. **吸气压力限制** 一般会设定在 40cmH$_2$O 以防止驱动压(吸气压力)过大,从而减少肺部损伤之危险。

11. **敏感度** 一个感应"触发启动"装置。调校敏感度可让呼吸机更容易去感觉到患者的自主触发能力,方便呼吸机能按患者的触发去提供辅助性通气(如 PSV 模式)。敏感度有 2 种,分别是压力触发与流速触发,流速触发比压力触发的敏感度高,见表 4-2-6。

表 4-2-6 敏感度的种类

触发种类	参数设置
压力触发	一般敏感度:-2 增加敏感度:-1 降低敏感度:-3
流速触发	一般敏感度:3 增加敏感度:1~2 降低敏感度:4~5

12. **湿化器的温度调节** 一般把湿化器的温度设定于 37℃以增加气道湿化效果,温度过高、过低的不良反应见表 4-2-7。

表 4-2-7 温度过高、过低的不良反应

温度	不良反应
温度过高	气道烫伤
温度过低	因气道湿化效果差,难以排出分泌物,从而加速细菌生长

二、各种只可观察但不可调校的呼吸机参数

1. 平台压（Pplat） 指肺泡内的总压力，计算公式为：

平台压＝吸气驱动压＋PEEP

呼吸机动力方程式见图 4-2-2。如果平台压超过 30cmH$_2$O，肺泡有损伤及穿破的风险。

量度平台压的方法：确定患者没有自主呼吸或触发呼吸机的能力→用手按住吸气暂停键→同时查看并确定屏幕上平台压的参数→停止按住吸气暂停键→让通气恢复正常。

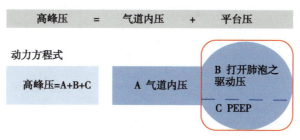

图 4-2-2 平台压示意图

2. 高峰压（PIP） 指气道及肺泡内的总压力，即气道内压和平台压的总和。一般会使用呼吸机把吸气压力限制设定在 40cmH$_2$O，以防止高峰压太高导致肺部损伤。

3. 平均气道压（Paw） 指机械通气的气道平均压。平均气道压与平均肺泡压的关联性很高。平均气道压升高可能会增加胸腔内压升高，从而影响血液回流右心脏，心排血量发生波动。

4. 总呼气末正压（total PEEP） 总 PEEP 是指肺泡里实际的 PEEP 是多少。把总 PEEP 减去设定 PEEP 就是患者的内源性 PEEP（PEEPi）。量度方法：确定患者没有自主呼吸或触发呼吸机的能力→用手按住呼气暂停键→同时查看并且确定屏幕上 PEEP 之参数→停止按住呼气暂停键→让通气恢复正常。内源性 PEEP 的计算公式为：

总 PEEP－设定 PEEP＝内源性 PEEP

三、各种患者的呼吸机参数调节策略

不同种类的危重患者情况不一,在调节呼吸机参数时的策略均有所不同。下文概述对各种危重患者的调节呼吸机参数时的策略。

1. 一般患者　患者如果没有严重哮喘、慢性阻塞性肺疾病或急性呼吸窘迫综合征,根据表 4-2-8 采用一般患者的呼吸机参数调节策略。

表 4-2-8　一般患者的呼吸机参数调节策略

参数名称	参数设置
模式(mode)	SIMV(VC)+PS
潮气量(V_T)	8~10ml/kg
呼吸频率(f)	12~14 次/min
吸呼气时间比	1:2
PSV	10cmH$_2$O
PEEP	5cmH$_2$O
FiO$_2$	按患者的血氧饱和度调节 低氧血症:FiO$_2$<0.5 氧合正常:FiO$_2$>0.5

注:SIMV(VC)+PS 指定容型同步间歇指令通气模式;PSV 指压力支持通气;FiO$_2$ 指吸入氧浓度百分比。

2. 哮喘患者　如果患者出现急性严重哮喘,会先尝试用高流量氧疗。如失败,再行气管插管术,使用呼吸机,根据表 4-2-9 采用允许性高碳酸血症通气策略。

表 4-2-9　允许性高碳酸血症通气策略

参数名称	参数设置
模式	VCV 模式(如果用 PCV 模式,当患者在用支气管扩张药后,气道阻力突然减低,V_T 会突然变大并导致肺部受伤)
潮气量(V_T)	6ml/kg

续表

参数名称	参数设置
备注	(1)避免采用 PEEP,但如果患者有触发,采用 80% 内源性 PEEP (2)如果发现患者出现内源性 PEEP,可以:①Ti 不变,减慢呼吸率 8~10 次/min;②RR 不变,Ti 缩短。两种方法都可以延长 Te,以便排出内源性 PEEP 所潴留的气体

注:VCV 指容量控制通气;PCV 指压力控制通气;Ti 指吸气时间;RR 指呼吸速率;Te 指呼气时间。

3. 慢性阻塞性肺疾病患者 病情严重者可出现呼吸衰竭,先尝试用无创呼吸机去帮助患者通气。如失败或患者血气 pH<7.25,再行气管插管术,使用呼吸机。行呼吸机的策略见第五章第三节。

4. 急性呼吸窘迫综合征患者 如果患者出现急性呼吸窘迫综合征,可先尝试根据表 4-2-10 采用肺部保护通气策略。

表 4-2-10 肺部保护通气策略

参数名称	参数设置
模式	采用肺部保护模式,如 PCV
潮气量(V_T)	低 V_T:6mL/kg(按预测体重)
备注	(1)保持 Pplat<30cmH_2O (2)评估压力-容积环(PV loop),以决定:①最适当之 PEEP 以防止肺泡塌陷;②最适当之驱动压以防止充气过量 (3)调校 FiO_2 以保持 PaO_2>10kPa (4)保持 SpO_2>88%

注:PCV 指压力控制呼吸;Pplat 指平台压。

设定最理想 PEEP 的各种方法:①采用表 4-2-10 中的策略;②观察静态压力容积环(static PV loop)以找出低拐点;③采用肺复张开放肺工具(open lung tool);④采用压力指数(stress index);⑤采用跨肺压(transpulmonary pressure)。

处理急性呼吸窘迫综合征患者时的其他考虑:①防止膈肌创伤;②防止过多自主呼吸所造成的受伤;③预防急性呼吸窘迫综合征所产生的急性肺心病。

因此,护士应该了解各种呼吸机的模式及参数的特性,并结合患者的情况和需要,给患者选择最适合的呼吸机策略。

(陈永强)

第三节 呼吸机波形监测

呼吸机在进行机械通气时,能显示各种呼吸机波形。呼吸机波形是指呼吸机如何给呼吸机患者进行通气的图形描述。懂得观察并分析呼吸机波形,能够让护士更了解呼吸机对患者的通气支持是否有效,以及患者对通气支持的反应,有助于护士知道如何去针对性地解决问题。

ER-3 呼吸机波形监测
扫码打开视频
快速认识常见呼吸机波形监测

一、呼吸机波形的种类

呼吸机波形的种类有3种,分别是波形(scalars)、通气环(loops)、趋势图(trends)。

(一) 波形(scalars)

呼吸机在进行不同模式的通气时,呼吸机的屏幕都会显示一些基本波形,去反映通气的状态及患者的表现。波形一般有3种。

(1) 压力-时间曲线:反映气道压力的高低。

(2) 流速-时间曲线:反映流速的形式。

(3) 容量-时间曲线:反映输入的容量大小。

1. 容控的波形

(1) 压力时间曲线:三相波为吸气、平台、呼气。压力会按肺部的顺应性及气道阻力升降。

(2) 流速时间曲线:吸气波是恒定流速;呼气波是自然回弹。

(3) 容量时间曲线:容量是固定不变,见图4-3-1。

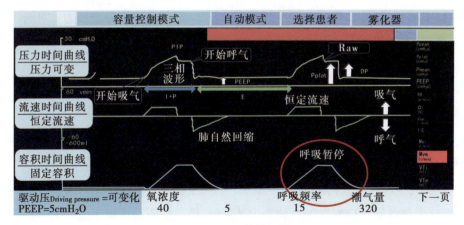

图 4-3-1 容控的标量

2. 压控的波形

(1) 压力时间曲线:双相波或方形波,吸气、呼气。吸气压力是固定不变。

(2) 流速时间曲线:吸气波是减速流速;呼气波是自然回弹。

(3) 容量时间曲线:容量会按肺的顺应性及气道阻力升降而变化,见图 4-3-2。

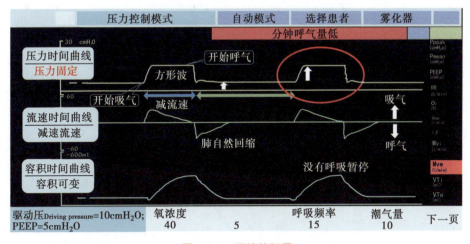

图 4-3-2 压控的标量

(二)通气环(loops)

通气环的作用是反映患者在呼吸机通气时的呼吸做功(work of breathing)。呼吸做功是指呼吸肌需要克服呼吸机械阻力所需做的功,是气道阻力做功与肺顺应做功的总和。所以,无论是气道阻力增加(如慢性阻塞性肺疾病)或肺顺应下降(如肺纤维化)都会令呼吸做功增加。那代表患者要更费力去进行呼吸运动,大大消耗了患者的体能,导致患者的氧合及通气也会受到影响。

通气环的种类包括压力容积环(pressure-volume loop)和流速容积环(flow-volume loop)2种。

1. 压力容积环

(1)基本特点:压力增高,吸气的容量增大。呼气是胸廓及肺部的自然回弹,见图4-3-3。

(2)反映肺顺应性:肺顺应性增加,较小的驱动压就能够把肺部的容量增大,代表患者肺顺应性增加。肺顺应性降低,较大的驱动压就不能够把肺部的容量增大,代表患者肺顺应性降低(图4-3-4,图4-3-5)。

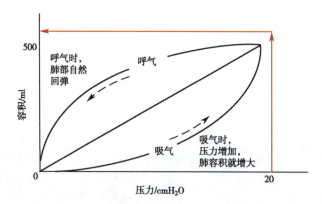

图4-3-3 压力容积环正常波形(normal PV loop)

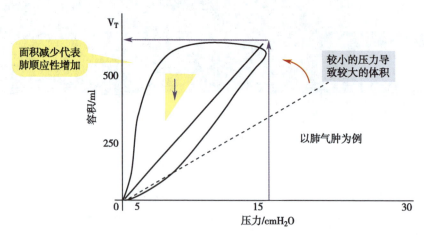

图4-3-4 压力容积环反映肺部顺应性增加

注:送气压力小,但送的气体容积大,说明肺顺应性高。

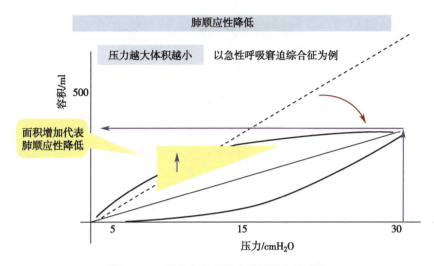

图 4-3-5 压力容积环反映肺部顺应性减低

注：送气压力大，但送的气体容积小，说明肺顺应性低。

(3) 反映气道阻力：吸气阻力增加，吸气的阻力区面积增大(图 4-3-6)，代表患者吸气时的气道阻力增加。呼气阻力增加，呼气的阻力区面积增大(图 4-3-7)，代表患者呼气时的气道阻力增加。吸气呼气阻力增加，吸气及呼气的阻力区面积同时增大(图 4-3-8)，代表患者吸气及呼气时的气道阻力同时增加。

2. 流速容积环

(1) 基本特点：吸气流速加快，容量增大。呼气是自然回弹(图 4-3-9)。

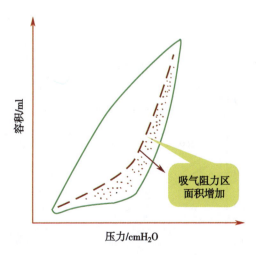

图 4-3-6 压力容积环反映吸气阻力增加

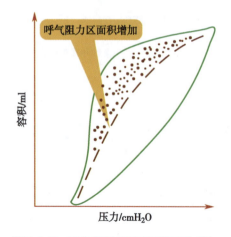

图 4-3-7　压力容积环反映呼气阻力增加

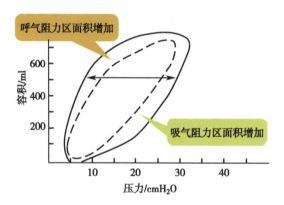

图 4-3-8　压力容积环反映吸气呼气阻力同时增加

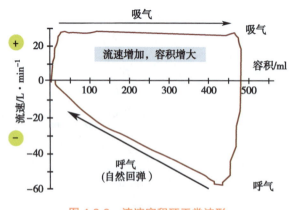

图 4-3-9　流速容积环正常波形

(2) 反映肺顺应性：当肺顺应性增加，吸气时潮气量增大（图 4-3-10）；呼气时流速减慢。当肺顺应性降低，吸气时潮气量减少；呼气时流速减慢（图 4-3-11）。

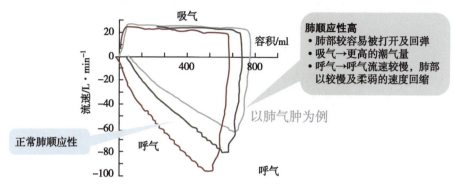

图 4-3-10　流速容积环反映肺部顺应性增加

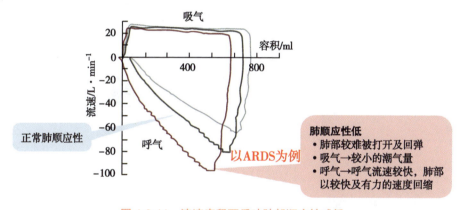

图 4-3-11　流速容积环反映肺部顺应性减低

(3) 反映气道阻力：吸气阻力增加会导致吸气流速下降（图 4-3-12）。呼气阻力增加会导致呼气流速下降（图 4-3-13）。如果同时吸气呼气阻力增加，导致吸气及呼气流速同时下降（图 4-3-14）。

(三) 趋势图（trends）

呼吸机的屏幕面积一般比较小，很多呼吸机的波形就算出现了变化，也不容易被发现。趋势图补充了这方面的不足，提供了各种呼吸机参数在过去几小时或更长时间的变化（图 4-3-15）。

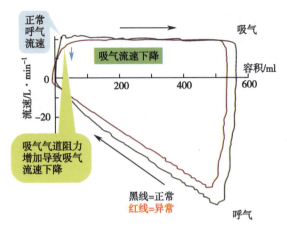

图 4-3-12 流速容积环反映吸气阻力增加

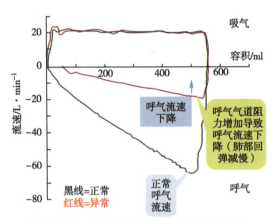

图 4-3-13 流速容积环反映呼气阻力增加

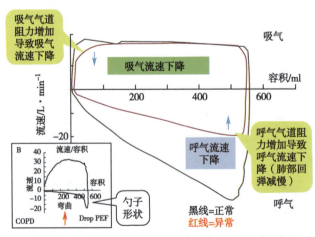

图 4-3-14 流速容积环反映吸气呼气阻力同时增加

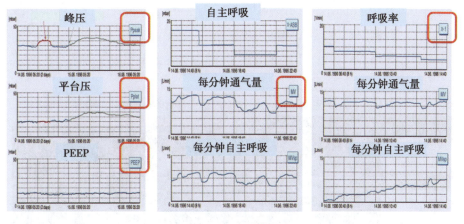

图 4-3-15 趋势图

二、呼吸机波形

（一）识别出各种通气模式

1. VCV 模式 设定固定容量（如 500ml）、固定呼吸速度（如 12 次/min），界面示例见图 4-3-16。

优点：保证容量，保证有效通气。

缺点：如果肺顺应性下降，肺部会出现压力创伤（如气胸）。

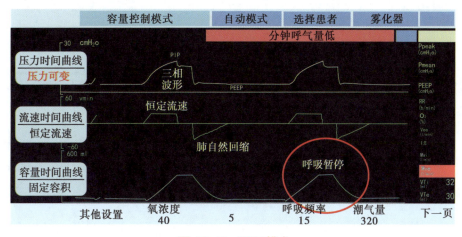

图 4-3-16 VCV 模式

2. PCV 模式 设定固定驱动压（driving pressure，如 15cmH$_2$O）、固定呼

吸速率（如 12 次/min），界面示例见图 4-3-17。

优点：限制驱动压，避免肺部出现受伤。

缺点：如果肺顺应性下降，通气量会降低，患者会出现通气不足。

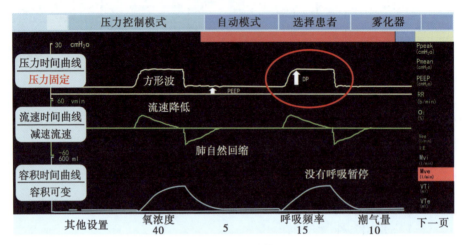

图 4-3-17 压控模式

3. **SIMV(VC)+PS 模式** 同步间歇强制通气是与患者的触发同步的，由患者的触发启动每一下通气，界面示例见图 4-3-18。如果触发是在 SIMV 窗出现，产生 SIMV 大容量通气（如 400ml）；如果触发是在 Spon 窗出现，产生 PS 小容量通气（如 150ml）。

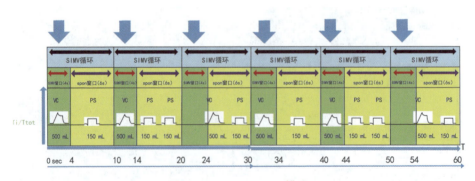

图 4-3-18 SIMV+PS 模式

注：SIMV 指同步间歇指令通气；Spon 指自主呼吸；PS 指压力支持。

4. **PSV 模式** 属于最常用的撤机模式，用于设定固定驱动压（driving pressure，如 10cmH$_2$O），要求患者有足够的触发启动能力，作用是在自主呼吸时,增强患者的吸气力度以对抗气管插管所产生的阻力,减少患者在撤机期间的呼吸做功,界面示例见图 4-3-19。

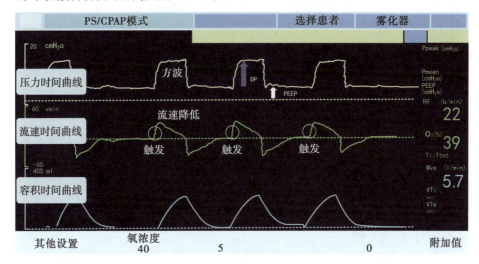

图 4-3-19　PSV 模式

5. CPAP 模式　设定 PEEP（如 10cmH$_2$O）,让患者自主呼吸。作用是帮助患者在脱机前增加氧合。界面示例见图 4-3-20。

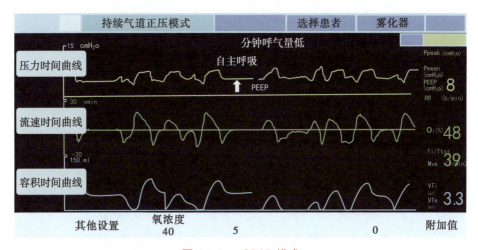

图 4-3-20　CPAP 模式

（二）呼吸做功的变化

1. 肺顺应性的变化　呼吸机波形能帮助医护人员通过标量（图 4-3-21）及通气环的改变（图 4-3-22）获悉患者呼吸做功的变化（图 4-3-23）。

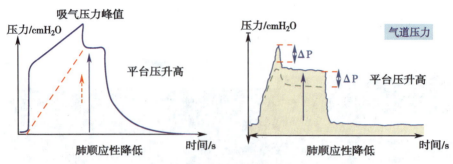

图 4-3-21 肺顺应性变化之标量

注:在肺顺应性的变化中,"标量"指的是用来度量或表示某一物理量的数值或大小的量。在具体的肺顺应性变化中,"标量"可以指代各种物理量,如压力、容积、流速等。标量在肺顺应性变化的研究中是非常重要的,因为它们提供了对肺的顺应性特征的定量描述,可以帮助医生和研究人员了解肺的弹性参数、气道阻力、肺损伤等方面的情况。

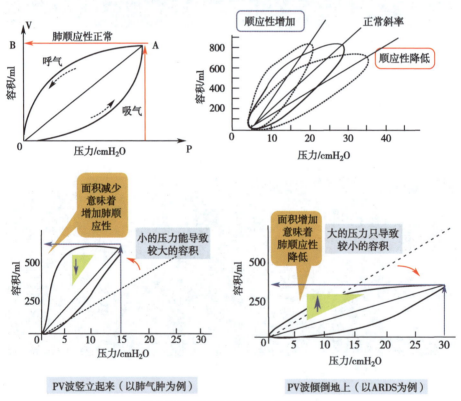

图 4-3-22 肺顺应性变化之 P-V 环

注:P-V 环指的是肺压力 - 容积(pressure-volume)环,是肺功能测定中的一个图形。P 代表压力(pressure),V 代表容积(volume)。P-V 环是以压力 - 容积关系为基础绘制的曲线图,通常以压力为横轴,容积为纵轴。通过测量不同压力下的肺容积变化,可以得到 P-V 环。P-V 环的形状可以反映肺的顺应性和弹性特征。

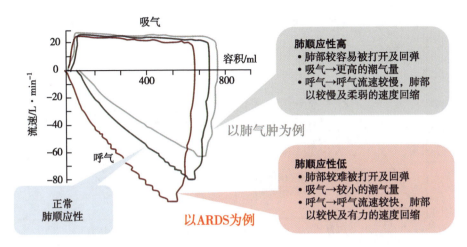

图 4-3-23 肺顺应性变化之 F-V 环

注：F-V 环指的是肺顺应性 - 容积（compliance-volume）环，是肺功能测定中的一个图形。F 代表流速（flow），V 代表容积（volume）。F-V 环是以流速 - 容积关系为基础绘制的曲线图，通常以压力或容积为横轴，流速为纵轴。测量不同呼气和吸气过程中的流速和容积变化，可以得到 F-V 环。F-V 环的形状可以反映肺的顺应性和阻力特征。

2. 气道阻力的变化 呼吸机波形能通过标量（图 4-3-24）及通气环的改变（图 4-3-25）呈现患者的气道阻力的变化（图 4-3-26）。

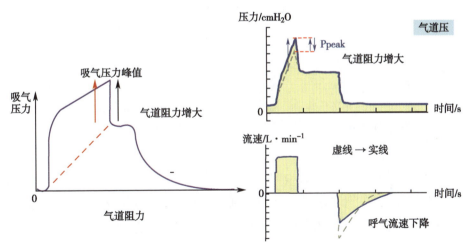

图 4-3-24 气道阻力变化之标量

注：气道阻力变化的标量是指其大小的量值，而不考虑其方向。在生理学或医学领域，气道阻力是指空气在通过呼吸道时所遇到的阻碍力。阻力的大小取决于多种因素，包括呼吸道的直径、弯曲和狭窄程度，以及气道壁的光滑度等。

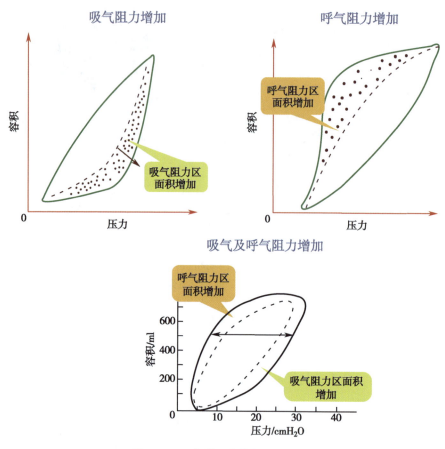

图 4-3-25 气道阻力变化之 P-V 环

注:气道阻力变化之 P-V 环指的是在肺功能测试中,通过测量压力-容积(P-V)关系来评估气道阻力变化的一种方法。P-V 环表示气道内的压力(P)与肺内的体积(V)之间的关系。正常的 P-V 环通常是光滑对称的。如果气道存在阻力增加的情况,P-V 环的形状会发生变化。例如,气道狭窄或阻塞会导致 P-V 环变窄,而阻力减小则会使 P-V 环变宽。

(三)内源性 PEEP(auto-PEEP)

呼气流速(在下一次吸气开始之前)没有足够的时间返回基线,导致部分空气滞留在肺泡内,形成内源性 PEEP,最终造成肺泡在呼气末仍然被扩张(图 4-3-27)。

(四)流速不足

如果呼吸机提供的流速不足,引发患者产生双重触发,将会增加患者的呼吸做功(图 4-3-28)。

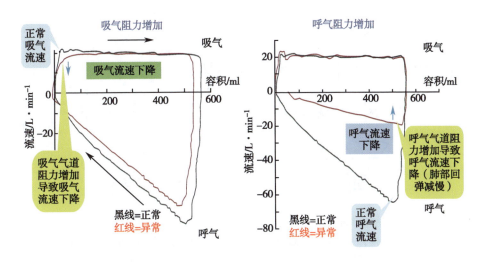

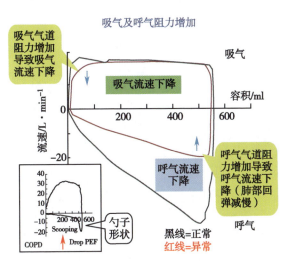

图 4-3-26 气道阻力变化之 F-V 环

注:气道阻力变化之 F-V 环是指在肺功能测试中,通过测量流速-容积(F-V)之间的关系来评估气道阻力变化的一种方法。F-V 环表示气道内的流速(F)与肺内的体积(V)之间的关系。正常的 F-V 环通常是光滑对称的,呈现出从最大流速到最小流速逐渐下降的趋势。如果气道阻力增加,F-V 环的形状会发生变化。例如,气道狭窄或阻塞会导致 F-V 环变窄,而阻力减小则会使 F-V 环变宽。

(五)肺不张与过度充气

急性呼吸窘迫综合征患者通常同时产生两种问题,一就是部分肺部会出现肺不张(A区),而剩下来的肺部就会被过度扩张(B区),见图 4-3-29。

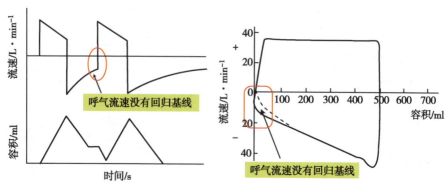

图 4-3-27 内源性 PEEP

注：内源性 PEEP 在呼吸机波形上的特征可以通过观察 PEEP 时的压力和流速变化来判断。需要注意的是，内源性 PEEP 的呼吸机波形特征还受到患者的肺功能、病变类型和呼吸机参数等因素的影响，因此在实际判断时需要综合考虑患者的具体情况。

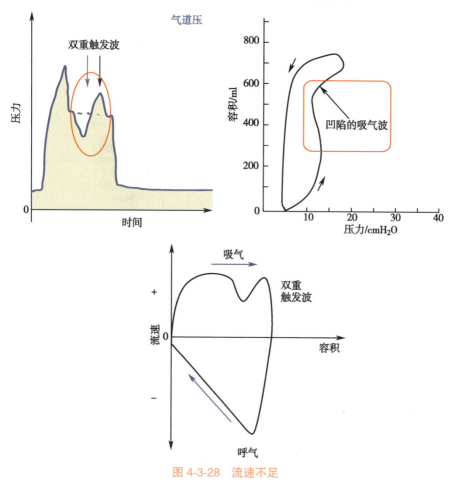

图 4-3-28 流速不足

（六）管路漏气

如果呼吸机的管路漏气，标量波的容量呼气曲线不能回到零点，通气环的呼气曲线也不能回到零点，从而形成一个不完整的通气环（图 4-3-30）。

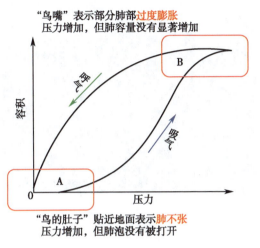

图 4-3-29　肺不张与过度扩张

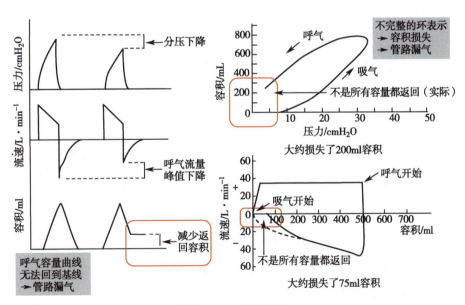

图 4-3-30　管路漏气

(七) 管路有水

如果呼吸机的管路有水,标量波的呼气曲线会出现振动波,界面示例见图 4-3-31。

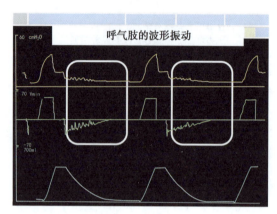

图 4-3-31　管路有水

(八) 人机不同步

1. 延迟触发(delayed triggering)　患者触发呼吸机后(图 4-3-32 中的①)延迟气体输送(图 4-3-32 中的②)。

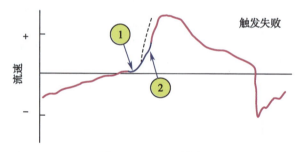

图 4-3-32　延迟触发

2. 无效触发(ineffective effort)　患者的触发(图 4-3-33 中的①)不能导致气体的输送(图 4-3-33 中的②)。

3. 自动/自主触发(auto triggering)　在没有任何患者触发的情况下发生了机械性通气(图 4-3-34)。

因此,懂得分析患者的呼吸机波形,能帮助护士及时发现问题,并能给予适当有效的干预。

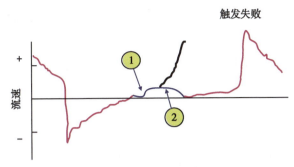

图 4-3-33　无效触发

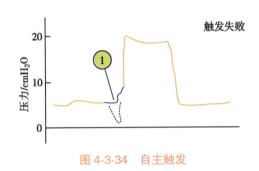

图 4-3-34　自主触发

（陈永强）

第四节　报警系统及报警控制

呼吸机的报警系统包括声音、闪光、数字和图形闪示。警报提示呼吸机非正常通气非常重要，若不及时处理，可能危及患者的生命。美国呼吸治疗协会对警报的性质进行了分类，第一类为立即危及生命的情况，通常为连续的声光报警，声音响亮尖锐，并有红色的光报警。一旦出现这种情况，操作人员需迅速处理；第二类为潜在危及生命的情况，声音为柔和、间断，而光报警为黄色，这种情况需要及时处理；第三类为不危及生命的情况，声音柔和、不连续，可仅为光报警。虽然这种情况不会直接威胁患者的生命，但操作人员仍然需要处理报警，以确保呼吸机正常运行。

ER-4　呼吸机常见报警

扫码打开视频
快速认识呼吸机常见报警系统

下文将呼吸机常见报警的主要原因及处理分为压力报警、容量(呼出气量)报警、流量(每分钟肺通气量)报警、时间(通气频率)报警、窒息报警、氧浓度报警、气源报警、电源报警、湿化器报警九个部分。

一、压力报警

压力报警是呼吸机具有的重要保护装置,主要用于对患者气道的压力监测。报警参数的设置主要依据患者正常情况下的气道压水平。高压设置通常比实际吸气峰压高 10cmH$_2$O,一般不超过 45cmH$_2$O。低压设置在能保持吸气的最低压力水平,一般低于吸气峰压 5cmH$_2$O。

1. 气道高压报警 报警界面见图 4-4-1。

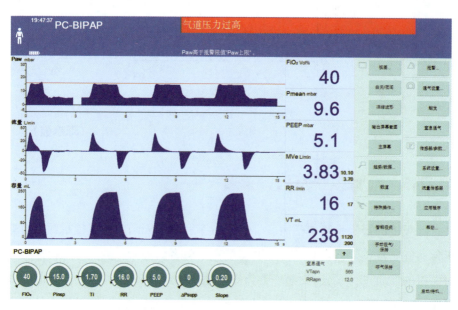

图 4-4-1 气道高压报警(红色背景标识)

(1)患者原因:①患者与呼吸机对抗,人机同步性不协调;②患者烦躁不安,频繁呛咳;③气道痉挛;④分泌物过多阻塞气道等。处理方法:①及时吸痰,清除分泌物、血块、误吸的呕吐物;②由于患者焦虑、疼痛,或由于其他原因(如低血容量、二氧化碳潴留、休克、中枢神经系统病变等)造成的呼吸窘迫使人机对抗或不协调;③应依情况综合分析后予镇静、镇痛、调整呼吸机参数、纠正原发因素。

(2)呼吸机回路或气道原因:①气管插管位置过深误入单侧支气管;②气

管插管开口紧贴气管壁;③管道打折;④痰液阻塞;⑤呼吸机管道积水、打折、受压、扭曲等。处理方法:①避免回路人工气道扭曲、打折及冷凝水积聚;②解除支气管痉挛;③必要时气管镜吸痰及观察有无痰痂、肿瘤;④调整头部位置、观察患者是否咬住气管插管,观察气管镜有无气道肿瘤、干痰痂等;⑤重新插管等。

(3)设置原因:①高限报警设置过低;②呼吸机方式参数设置不当,潮气量设置过高;③PEEP 设置过高;流速过大。处理方法:调整呼吸机参数。

(4)机械原因:呼气阀故障,压力传感器失灵。处理方法:更换呼吸机,定期维护呼吸机。

2. 气道低压报警 报警界面见图 4-4-2。

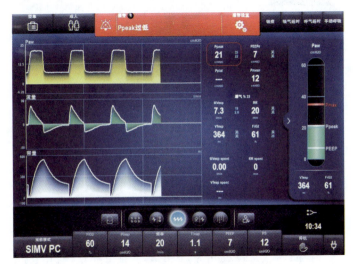

图 4-4-2 气道低压报警(红色背景标识)

(1)呼吸机回路及气道原因:①患者与呼吸机脱节,回路连接处松动;②湿化器注水口未盖紧,加湿器温度探头脱落;③呼气活瓣封闭不严或安装不当;④气囊漏气、充气不足或破裂;⑤气管导管移位到声门以上气道。处理方法:①检查患者气路通道,各管道接口;②定期检测气囊压,如果气囊本身漏气,则应更换气管插管或气管切开套管。

(2)患者原因:①支气管胸膜瘘、胸腔引流导管漏气;②患者吸气力量过强。处理方法:①积极治疗原发病;②适当镇静。

(3)设置原因:下限报警阈值设置不当。处理方法:根据患者病情,合理设置报警阈值。

(4)机械原因:①压力传感器异常,呼吸机内部漏气(如呼气阀阀门破裂、封闭不严或连接不恰当导致漏气);②气源不足。处理方法:更换呼吸机。

二、容量(呼出气量)报警

1. 呼出潮气量高限报警 通常为第三等级报警,但如果连续报警超过三次,即转变为第一等级报警。报警界面见图4-4-3。

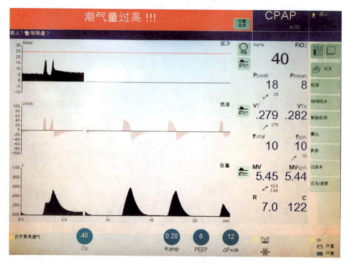

图4-4-3 呼出潮气量过高报警(红色背景标识)

(1)患者原因:患者自主呼吸增强的情况下,如呼吸窘迫、严重代谢性酸中毒、患者病情好转但通气支持过高等,多预示患者可能存在自主呼吸与呼吸机对抗或不协调。处理方法见本节"气道高压报警"。

(2)设置原因:①高限报警设置过低;②呼吸机通气方式、潮气量、呼吸频率等参数设置不合适。处理方法:调整呼吸机参数。

2. 呼出潮气量低限报警 当4次呼吸所测得潮气量平均值小于所设报警下限时开始报警。报警界面见图4-4-4。

(1)患者因素:患者病情加重,自主呼吸减弱或停止,触发灵敏度过高,而不能触发呼吸机,导致实际通气量低于所设定的患者须要报警范围。患者躁动不安,导致呼吸机管道连结脱落。处理方法:更换通气模式,适当给予镇静药。

(2)呼吸机回路及气道原因:见本节"气道低压报警"中的呼吸机回路及气道原因与处理方法。

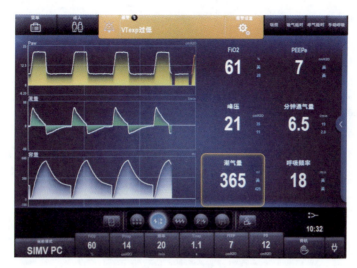

图 4-4-4 呼出潮气量过低报警

(3) 设置原因:①吸气压力限制设置过高;②潮气量、每分钟肺通气量设置过小;③气道峰值压力限制设置过低;④报警设置过高、自主呼吸模式下患者吸气力量较弱、模式设置不当。处理方法:①排除其他原因,调整设置参数,适度增加潮气量、每分钟肺通气量,合理设定限制气道峰值压力;②检查管路以明确是否漏气;③如患者吸气力量不足可增加 PSV 的压力或改 A/C 模式;④根据患者体重设置合适的报警范围。

(4) 机械原因:①压力传感器异常,呼吸机内部漏气;②气源不足。处理方法:①更换呼吸机;②通过潮气量表监测送气的潮气量来判断呼吸机潮气量传感器的准确性。

三、流量(每分钟肺通气量)报警

1. 每分钟肺通气量高限报警　如机械自主触发或患者过快触发,报警界面见图 4-4-5。

(1) 患者原因:如急性呼吸窘迫综合征或其他原因(缺氧、通气不足、气管内吸引后、体温升高、疼痛刺激、烦躁不安)致呼吸频率增加。处理方法:增加吸氧浓度,加大通气量,应用退热、止痛、镇静药等,降低氧耗。

(2) 呼吸机回路或人工气道因素:呼吸机管路内积水,造成频繁的假触发,诱发呼吸机频繁送气,触发每分钟肺通气量过高报警。处理方法:及时清除管路积水。

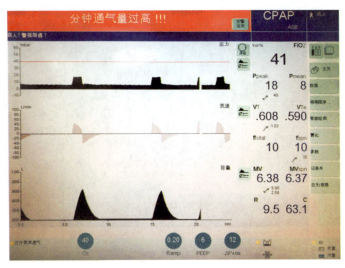

图 4-4-5 每分钟肺通气量过高报警

（3）设置因素：潮气量或呼吸频率设置过高，呼吸机的触发灵敏度过高致呼吸频率过快，每分钟呼出气量高限报警阈值设置过低。处理方法：调整潮气量或呼吸频率，如病情需要，则调整报警上限，合理调整触发灵敏度，合理设置报警阈值。机械通气时进行雾化吸入可增加呼出潮气量而出现分钟呼气量高限报警、呼出潮气量高限报警。

（4）机械因素：呼气流量传感器进水阻塞。处理方法：及时清除传感器内的积水和堵塞物。

2. 每分钟肺通气量低限报警 如患者呼吸暂停、回路脱节或低通气，报警界面见图 4-4-6。

（1）患者原因：①多次吸气压力过高报警引起（如重症哮喘患者使用 VCV 模式时因气道痉挛严重，气道峰压约为 70~80cmH₂O，气体不易吹进去）；②患者病情加重，自主呼吸减弱，触发灵敏度过低而不触发呼吸机；③痰液阻塞。处理方法：①解除痉挛，调整触发灵敏度或更换模式；②及时吸痰等。

（2）呼吸机回路及气道原因：见本节"气道低压报警"中的呼吸机回路及气道原因与处理方法。

（3）设置因素：①每分钟肺通气量低限报警的限定设置过高；②呼吸机模式及参数设置不当，如应用 PSV、SIMV 或 SIMV+PS 的通气模式时，患者呼吸频率过慢，潮气量设置过小，每分钟呼气量低限可有间断报警。处理方法：调整参数或更换呼吸模式,同时注意依情况适当增加吸气时间、吸气流速等。

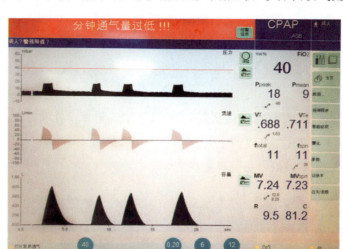

图 4-4-6　每分钟肺通气量过低报警

(4)机械因素:流量传感器损坏,控制气体输出量的电位器故障等。处理方法:更换呼吸机,呼叫维修人员检查并排除相应故障。

四、时间(通气频率)报警

1. 呼吸频率过高　报警界面见图 4-4-7。

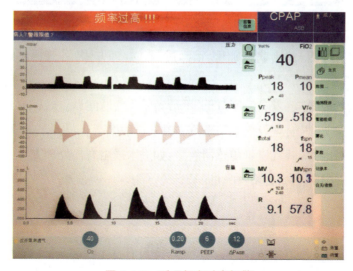

图 4-4-7　呼吸频率过高报警

(1)患者原因：患者自主呼吸频率比设定频率高，见于患者通气不足、缺氧、烦躁不安等。处理方法：适当镇静，处理原发病因。

(2)设置因素：呼吸机触发灵敏度设置过高、吸入潮气量设定过高。处理方法：查明原因，做相应处理，增加氧流量，给镇静药等，合理设置报警限值和触发灵敏度。

(3)机械因素：呼气流量传感器故障，如进水或阻塞。处理方法：清除流量传感器积水或阻塞物，更换呼吸机。

2. 呼吸频率过低 报警界面见图4-4-8。

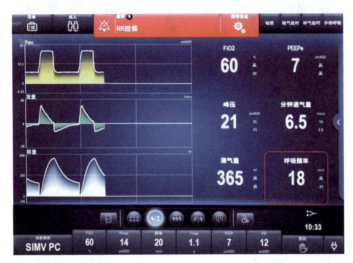

图4-4-8 呼吸频率过低报警

(1)患者原因：患者病情加重，镇静过深。处理方法：处理原发病因，降低镇静药剂量。

(2)设置因素：触发灵敏度过低，不恰当的吸气时间设置。处理方法：查明原因，做相应处理，合理设置报警限值和触发灵敏度。

(3)机械因素：呼气流量传感器故障，如进水或阻塞。处理方法：清除流量传感器积水或阻塞物，更换呼吸机。

五、窒息报警

窒息报警表明呼吸机没有检出呼吸，既没有自主呼吸，也没有通气机输送的呼吸，见图4-4-9。部分呼吸机预设窒息报警时间为20s，也可根据患者病情调整窒息报警时间,见图 4-4-10。气源报警时常伴有窒息报警,而窒息报警则常伴随着低压或低通气量报警,具体的窒息报警原因有以下 4 类。

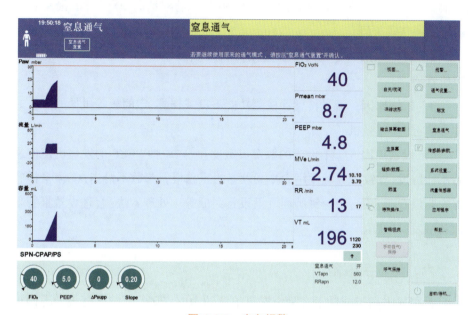

图 4-4-9 窒息报警

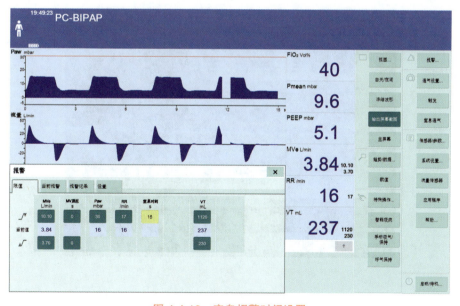

图 4-4-10 窒息报警时间设置

1. 患者原因 患者无自主呼吸或自主呼吸频率太低。处理方法：①明确患者是否正在通气，根据患者的情况，予更换通气模式；②部分呼吸机自动转换为后备通气，一旦发现了患者用力，就会自动取消后备通气；③简易呼吸器辅助通气等处理。

2. 管道原因 呼吸管道及连接处脱开或漏气。处理方法：重新连接呼吸机管路。

3. 机械原因 流量传感器检测功能不良或损坏，定时板等机械故障。处理方法：更换呼吸机。

4. 设置原因 ①不恰当的触发灵敏度（或内源性 PEEP 的发生可能使患者不能触发，导致无效触发用力）；②设置的窒息报警参数不恰当；③流量传感器安装位置不合适；每分钟肺通气量设置太低等。处理方法：合理设置报警限值和触发灵敏度。

六、氧浓度报警

报警界限高于或低于实际设置氧浓度的 10%~20%，氧浓度高报警界面见图 4-4-11，氧浓度低报警界面见图 4-4-12。报警原因具体有以下 3 点。

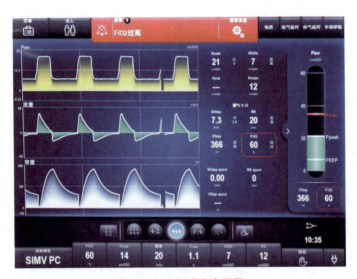

图 4-4-11 氧浓度高报警

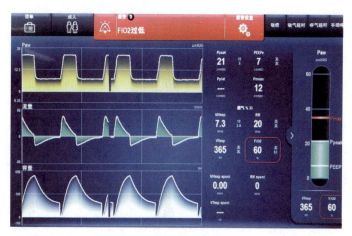

图 4-4-12　氧浓度低报警

1. 空气压缩机电源未接好或开关未开　提供纯氧供气。处理方法：检查空气压缩机电源供电并启动。

2. 机器故障　氧电池耗尽，氧电池须校准，空气-氧气混合器故障，空气压缩机故障。处理方法：更换空氧混合器，更换空气压缩机。

3. 设置原因　报警界限设置错误；氧浓度传感器未校准。注意正确设置报警界限。处理方法：检查患者和氧气气源情况。

七、气源报警

气源报警表明呼吸机没有足够的氧气或空气供应，工作压力表指针读数为零或在吸气时摆动幅度超过 $20cmH_2O$。供气增加报警界面见图 4-4-13，供气减少报警界面见图 4-4-14。报警原因有以下 2 点。

1. 机械故障　氧气/空气压缩机供气压力不足，空气压缩机过压或过热保护，空氧混合器故障，吸气阀脱开。处理方法：检查氧气瓶或中心供气压力和空气压缩机压力，保证供气压力 $3.0～5.5kg/cm^2$，使过压或过热保护按钮复原，更换空氧混合器，调整吸气阀。

2. 人为因素　空气压缩机电源未接好或开关未开，空气/氧气插头未连接好，插头不符、滑脱，氧气开关未开足，空气压缩机进气口过滤海绵灰尘阻塞等。处理方法：连接好氧源。

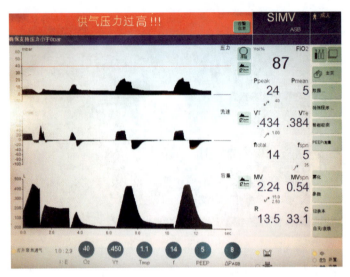

图 4-4-13　供气增加报警

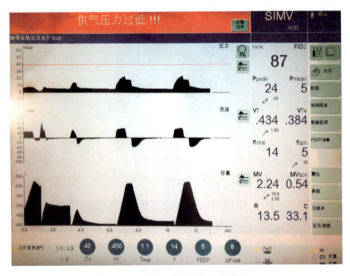

图 4-4-14　供气减少报警

八、电源报警

电源报警界面见图 4-4-15。报警原因：电源插头未接或接触不良、呼吸机电源部分故障（如电源保险丝熔断）、保护开关跳闸等情况造成电源插座内无电、电源线与呼吸机连接插座处接触不良。处理方法：应立即将呼吸机与患者的人工气道脱开，给予人工通气；蓄电池电力不足时，立即接外接电源。

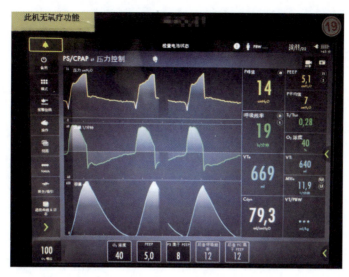

图 4-4-15 电源报警

九、湿化器报警

湿化器是呼吸机的重要组成部分,良好的加温、加湿可预防和减少机械通气患者呼吸道继发感染,使气道不易产生痰痂,并可降低分泌物黏稠度,促进排痰。报警原因有以下 2 点。

1. 高温原因 温度设置不当,加水不及时,仪器故障等。处理方法:及时加水,仪器故障及时找设备人员维修。

2. 低温原因 仪器故障,呼吸机管道连接不当;Y 形管上温度探头脱落或方向朝下;加热导丝电源线与呼吸机湿化器脱开;呼吸机回路有泄漏等。处理方法:正确连接管道及湿化器导丝,湿化器低温报警见图 4-4-16。

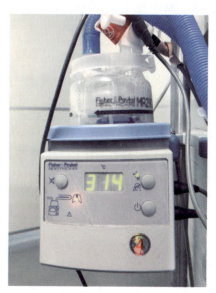

图 4-4-16 湿化器低温报警

(许雅君)

第五章
呼吸机治疗的应用

第一节　呼吸机治疗的适应证和禁忌证

认识和了解呼吸机治疗的适应证和禁忌证可以确保呼吸机治疗能够在合适的患者群体中发挥最佳效果，同时避免不必要的风险或并发症。

一、适应证

1. **心肺复苏**　各种原因导致的急性呼吸心搏骤停，如窒息、电击、溺水、急性心肌梗死、心室颤动或心室扑动，经短时人工呼吸和心脏按压急救后，应根据条件迅速进行机械通气。

2. **呼吸衰竭**　各种原因导致的呼吸动力不足，如颅内高压、脑干损害、运动神经元病、重症肌无力；或通气阻力增加，如慢性阻塞性肺疾病、支气管哮喘、严重胸廓畸形或胸廓损伤、严重肺实质或肺间质损伤、急性肺水肿，皆可导致呼吸衰竭，经保守治疗无效后应及早行机械通气。

3. **辅助呼吸**　用于严重胸部、颅脑创伤等术后，必须常规使用呼吸机辅助呼吸，直至患者清醒，自主呼吸恢复。

二、禁忌证

机械通气无绝对禁忌证。一般大咯血期不适合机械通气；多发性肋骨骨折、气胸、张力性肺大疱，在未经适当处理前，应慎重通气。

1. **张力性气胸**　机械通气高压可能加重气胸，而气胸可进一步压缩功能不全的肺组织，加重呼吸衰竭。呼吸衰竭患者合并气胸时应尽早切开引流，在此基础上若呼吸衰竭症状仍较严重，可给予经人工气道机械通气。

2. 肺大疱 伴有肺大疱及重度肺囊肿的患者，在使用呼吸机时，应调低气道峰压及限压水平，禁止使用 PEEP 通气模式，严密监测血氧饱和度，经常进行肺部听诊，发现气胸及时处理。

3. 大量胸腔积液 必须在引流或穿刺放液后使用，防止使用呼吸机造成肺脏局部压力过高，形成气胸。

4. 误吸导致的呼吸衰竭 由大咯血或严重误吸导致的呼吸衰竭，应在清除气道内异物后，再行机械通气。但若患者出现血液阻塞大、中气道，导致肺不张和严重低氧血症或有窒息倾向时，应尽早建立人工气道，充分冲洗和反复进行气道吸引，解除阻塞；在此基础上可给予机械通气。

第二节　急性呼吸窘迫综合征患者通气策略

急性呼吸窘迫综合征（acute respiratory distress syndrome，ARDS）是一种急性、严重的肺损伤，以炎症级联反应、低氧血症和弥漫性肺受累为特征的临床综合征。1967 年，ARDS 首次被描述为一种由感染和创伤诱发的急性缺氧性肺损伤，类似于新生儿充血性肺不张和肺透明膜病。此后，确立了 ARDS 几个定义。2012 年，发表在《美国医学会杂志》（*The Journal of the American Medical Association*，*JAMA*）的柏林定义是目前最新和最被广泛接受的定义。其将 ARDS 诊断标准总结为急性肺损伤事件伴影像学上非心源性双肺弥漫性阴影（表 5-2-1）。

表 5-2-1　ARDS 的柏林定义与诊断标准

要点	具体描述
发病时机	在已知诱因后，新出现或原有呼吸系统症状加重后一周内发病
胸部影像学	双肺光度降低，且不能完全用胸腔积液、肺叶不张或结节来解释
肺水肿来源	无法用心力衰竭或液体负荷过多解释的呼吸衰竭 如果没有危险因素，则需要客观评估（如心脏超声检查）排除静水压升高的肺水肿
低氧血症	轻度：PaO_2/FiO_2 为 >26.66~40kPa（200~300mmHg），PEEP 或 CPAP ≥ 5cmH$_2$O 中度：PaO_2/FiO_2 为 >13.33~26.66kPa（100~200mmHg），PEEP ≥ 5cmH$_2$O 重度：PaO_2/FiO_2 ≤ 13.33kPa（100mmHg），PEEP ≥ 5cmH$_2$O

一、病因

ARDS 的病因非常广泛,大体分类见表 5-2-2。

感染是发生 ARDS 的最常见原因。有报道显示,在 ARDS 患者中,40% 与感染或脓毒血症有关,30% 与胃内容物误吸继发感染有关,也有部分患者与肠道功能障碍导致的肠源性感染有关。多发性创伤和手术是发生 ARDS 的另一主要原因。

表 5-2-2 ARDS 的常见病因

分类	病因
感染	革兰氏阴性杆菌败血症、细菌性肺炎、真菌性肺炎、卡氏肺孢子菌肺炎、病毒性肺炎、粟粒性肺结核等
创伤	灼伤、肺挫伤、非胸廓广泛性创伤或手术、头部创伤或手术等
休克	感染性、出血性、心源性、过敏性休克
误吸胃内容物	酸度较高的胃液(pH<2.5)、酒、食物
吸入有毒气体	吸入高浓度氧、氨气、氯气、光气、烟等
淹溺	淡水、海水淹溺
药物过量	服用吗啡类毒品、盐酸美沙酮、噻嗪类利尿药、秋水仙碱、水杨酸类药物、巴比妥类催眠药等过量
代谢性紊乱	尿毒症、糖尿病酮症酸中毒
其他	急性坏死性胰腺炎、大量输血、弥散性血管内凝血、空气或羊水栓塞、肺淋巴管癌

二、病理生理改变

各种原因所致 ARDS 的病理变化基本相同,可分为渗出期、增生期和纤维化期三个阶段。为了更好地对 ARDS 患者进行机械通气的管理,我们需要了解 ARDS 发生时与机械通气相关的病理生理特点。发生 ARDS 时,肺脏由于各种致病因素的作用而出现肺毛细血管内皮损伤,在形态上表现为肺水肿、肺泡萎陷、肺泡表面透明膜和肺毛细血管内微血栓的形成等病理改变,从而相应出现下述特殊的病理生理改变。

(一)肺内分流

这是导致 ARDS 患者出现难治性低氧血症的最主要原因。肺内分流的原因有下列 2 点。

1. 透明膜的形成 由于肺毛细血管通透性增加,富含蛋白质和炎性介质的液体渗入肺泡腔内,从而在肺泡腔内形成透明膜。

2. 肺泡萎陷 肺组织水肿、肺泡表面活性物质减少和失活等因素使大量的肺泡发生萎陷。在上述因素作用下,经这些组织的血液因肺泡内气体交换弥散障碍而未得到充分的氧合,从而导致肺内分流的发生。对于肺内分流导致的低氧血症,一般很难经过常规的氧疗方式纠正,需行正压通气,利用正压将萎陷的肺泡重新开放,改善通气血流比,减少分流。

(二)肺容积减少

由于大量肺泡萎陷和实变,肺容积和功能残气量都明显减小,正常肺组织在肺内仅占很小一部分,为图 5-2-1 中 B 区域,因而 ARDS 病变的肺常被称为"婴儿肺"(baby lung)。在对患者进行机械通气时,此部分正常肺组织易出现过度充气,所以进行机械通气时需要特别关注,以防发生机械通气相关肺损伤。

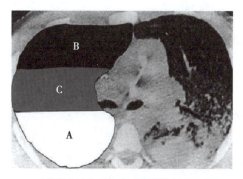

B. 正常肺组织区域;C. 陷闭肺组织区域;
A. 实变肺组织区域

图 5-2-1 ADRS 肺部 CT 表现

(三)肺顺应性降低

在 ARDS 早期,肺组织顺应性降低主要是由肺间质水肿和大量肺泡萎陷所致;在晚期,主要是由于肺组织的纤维化。肺组织顺应性降低会导致患者呼吸形态发生变化、呼吸功消耗增加,进而出现严重的呼吸窘迫的症状。为减少患者的呼吸功耗,避免呼吸肌疲劳,机械通气是最好的治疗手段,可改善患者肺顺应性和降低呼吸功耗。

(四) 病变的不均一性

ARDS 患者肺组织病变在 CT 上表现为肺组织病变呈不均一性,见图 5-2-1,即肺重力依赖区(背侧肺组织)的病变重于肺非重力依赖区(腹侧肺组织)。故在临床中,我们一般将 ARDS 肺组织分为正常、陷闭和实变三区。正是由于肺组织病变的不均一性,进行正压机械通气时,正常肺组织区域易出现容积伤和压力伤,陷闭区域由于肺泡的反复扩张和陷闭易出现肺萎陷伤和生物伤等,因此在机械通气策略中应特别注意相关参数的调整,尽量减少各区域肺损伤的发生。

三、机械通气治疗原则

(一) 改善组织供氧

机械通气不能单纯以改善 PaO_2 或 SaO_2 为目的,必须改善组织供氧。

(二) 尽可能避免机械通气相关肺损伤

机械通气以减轻或至少不加重肺损伤为原则,参数调整应强调小或适当潮气量、调节最佳呼气末正压(PEEP)、降低平台压(Pplat)等,称为肺保护性通气策略。ARDS 患者机械通气策略应该以肺保护性通气策略作为基石,并结合多种的手段进行严密的监测和参数调整。

(三) 治疗原发病和诱发因素

研究证实,有效的机械通气策略能显著降低 ARDS 患者的病死率,但目前 ARDS 病死率仍较高。由于 ARDS 发展迅速,可危及生命,应迅速改善组织供氧,避免发生或加重多脏器功能损害,在此基础上应控制原发病和诱发因素,如:尽早寻找感染病灶,针对病原菌选择敏感抗生素;处理原发创伤,控制炎症反应对肺组织的进一步损伤等。

四、有创正压通气

有创正压通气是 ARDS 最重要的支持手段。机械通气的主要目的是改善患者的通气、氧合功能和降低呼吸功耗,同时尽量避免和减少呼吸机相关肺损伤的发生。

(一) 有创正压通气的指征

一旦明确或疑有 ARDS,在常规氧疗呼吸支持情况下,患者仍无法改善症状或进行性加重,应积极尽早地使用有创正压通气进行呼吸支持治疗。若患者出现以下情况,可考虑给予传统的有创正压通气。

1. $FiO_2>50\%$,$PaO_2 \leq 8kPa(60mmHg)$ 此时患者可能已经处于组织缺氧状态,常规给氧方式已经不能满足救治需求。

2. $PaO_2>8kPa(60mmHg)$ 但在氧疗过程中 PaO_2 急剧下降,对增加 FiO_2 反应不佳。这表明患者病情进展很快,应尽早开始有创正压通气。

3. $PaO_2>8kPa(60mmHg)$,但 $PaCO_2>6kPa(45mmHg)$ 或 $pH<7.3$ 这表明患者可能已经发生了呼吸肌疲劳或气道内分泌物阻塞,导致通气功能下降,应立即给予气管插管进行有创正压通气。

除了呼吸系统的评估外,还应积极评估患者意识状态及心血管循环系统情况,若有急剧变化或进行性加重情况,也应该立即建立人工气道进行有创正压通气,以维持机体组织氧供。

(二) 有创正压通气策略

1. 肺保护性通气策略 ARDS因其基础病理生理的特点而易发生呼吸机相关肺损伤(ventilation-induced lung injury, VILI)。VILI常见的类型包括肺压力伤、肺容积伤、肺萎陷伤和肺生物伤等。有研究证实,多脏器功能不全的发生与VILI密切相关,而且是ARDS患者死亡的最主要原因。所以在对ARDS患者进行机械通气时,应时刻警惕VILI的发生。随着人们对VILI发病机制认识的加深,逐渐提出了"肺保护性通气策略"的概念以减少VILI的发生。对于ARDS患者的传统机械通气方式与肺保护性通气方式的差异,可通过肺泡的压力-容积曲线(P-V曲线)进行理解,见图5-2-2。

目前此通气策略已被公认为ARDS患者机械通气的基石,主要内容包括以下2点:①严格限制潮气量(V_T)和气道压,以减少腹侧正常区域肺组织发生肺容积伤和压力伤;②使用一定的PEEP,以维持呼气时肺泡的开放,特别是能防止易陷闭区域肺组织由于肺泡反复地扩张和塌陷及和不同病变组织之间互相牵拉产生剪切力而发生萎陷伤。

(1) 潮气量(V_T): 小潮气量通气是ARDS肺保护性通气策略的重要组成。目前,在ARDS早期临床上常根据患者理想身高体重计算患者潮气量。研究显示,正常人潮气量为10~12ml/kg,重度ARDS患者肺泡塌陷50%左右,那么把ARDS患者的潮气量也减半改为6ml/kg进行实验,发现病死率降低了10%。

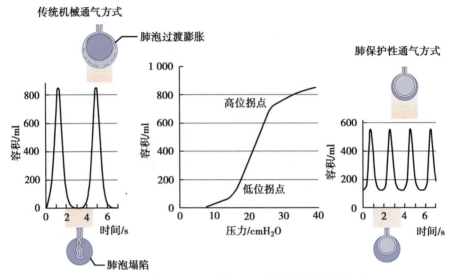

图 5-2-2 比较一例 70kg 的 ARDS 患者的传统机械通气与保护性通气方式的肺泡膨胀状态

注：图片中央显示的是患者的吸气压力 - 容积曲线，其下、上拐点分别在 14cmH$_2$O 和 26cmH$_2$O 处。图片左侧显示的是常规通气时给予患者 12ml/kg 理想体重的潮气量，PEEP 为零的通气设置。呼气结束时，患者会发生肺泡塌陷，在随后的机械充气过程中产生的剪切力可能会撕裂肺泡内膜，当吸气容积高于 P-V 曲线的上拐点时，会引起肺泡过度膨胀。图片右侧显示的是肺保护性通气方式时给予患者 6ml/kg 理想体重的潮气量，吸气时容积保持在 P-V 曲线的上拐点以下，并且将 PEEP 设置在 P-V 曲线的低位拐点上方 2cmH$_2$O 处的通气设置，这样可以有效地防止呼气末肺泡塌陷，并在机械充气过程中防止剪切力的发生和发展。

使用小潮气量通气的优点在于能够减少 ARDS 患者肺部气压伤、剪切力伤等，但同时低水平的呼吸支持参数也会导致呼吸性酸中毒、低氧血症和肺不张等问题。因此，在使用小潮气量通气前应该评估患者的内环境状态，维持 pH＞7.25。若患者出现呼吸性酸中毒，可以通过增加呼吸频率、提高 PEEP 水平和增加吸气时间等方法来提高二氧化碳清除率。

（2）平台压（Pplat）：对于 ARDS 患者来说，需要限定平台压。平台压是吸气末肺泡内真实的压力，平台压增高，容易引起气压伤，一般将平台压限定在 30cmH$_2$O。平台压的测量：呼吸机为容量控制模式和方波流速条件下，在吸气末进行吸气保持，此时气体流速为零，而测量到的气道压力可反映肺泡内真实的压力，在测量时，可适当给予镇痛镇静药物，以抑制患者的自主呼吸对于测量的影响。平台压的大小取决于潮气量大小和PEEP水平。潮气量越大、PEEP越大,平台压越高,反之亦然。

(3)驱动压:同时,需要监测患者的驱动压,驱动压是使得肺泡扩张的压力。在患者自主吸气努力不明显的时候,驱动压反应跨肺压,计算公式为:

$$驱动压 = 潮气量 \div 肺顺应性 = Pplat - 总PEEP$$

根据研究显示,驱动压与ARDS患者病死率有更直接的关系,通过优化参数使驱动压降低,能发现患者病死率也明显下降。因此,驱动压要尽可能低,目前建议将驱动压控制15cmH$_2$O以内是较安全水平。自主吸气努力不明显时,驱动压反映跨肺压作用于肺泡的压力。当自主呼吸过强时,即使平台压不高也是不安全的。因为此时胸腔内压过低,跨肺压(跨肺压=平台压-胸腔内压)明显增高,从而对肺泡造成损伤。这种情况的处理方法是充分镇静、必要时辅以使用神经肌肉阻滞药来控制自主呼吸。

(4)PEEP:对于ARDS患者,由于其特殊的病理生理的改变,仅使用小潮气量通气,不附加PEEP,反而可能增加肺不张的风险。有多项研究显示,机械通气时设置零呼气末压力(ZEEP)可能导致麻醉诱导后呼气末肺容量显著降低和肺不张区域增加。PEEP的施加有助于增加患者呼气末肺容量,减少麻醉过程中不张肺的占比。皮涅罗(Pinheirode)等研究显示小潮气量联合PEEP的通气模式可改善机械应力,抑制肺部炎症介质的产生,有效减轻肺部并发症的发生。

较低的PEEP不足以保持气道和肺泡的开放,但研究表明高水平PEEP($\geq$12cmH$_2$O)用于大多数正常体重指数的受试者,会引起液体和血管活性药物的使用增加。已有研究表明一个固定的PEEP水平可能不适合所有患者,因为胸腔、腹腔形态各不相同,肺质量、跨胸膜压等呼吸动力学参数也各不相同,因此可能需要个性化调节PEEP水平。个体化设置PEEP可以改善氧合,提高呼气末肺容量,优化呼吸系统力学。另外,有观点提出在增加PEEP水平而不增加驱动压的情况下可能是存在保护性的。目前ARDS患者"最佳"PEEP的设定方法还未达到统一,以下结合2016年中华医学会呼吸分会呼吸危重症学组发表的ARDS机械通气指南中总结的PEEP滴定方法,列举几种常用的ARDS患者"最佳"PEEP的设定方法,见表5-2-3。

表 5-2-3 5 种常用的 ARDS 患者"最佳"PEEP 的设定方法

设置方法	方法描述
按 FiO_2-PEEP 参数设置表	结合 PEEP 和 FiO_2 的调节达到氧合目标(PaO_2: 55~88mmHg 和 SpO_2: 88%~95%)。具体见表 5-2-4
食管压法	通过食管压间接评估胸腔压,调节 PEEP 使呼气末跨肺压>0cmH_2O,维持肺泡在呼气末的开放状态,限制吸气末跨肺压<25cmH_2O
应力指数法	在维持流量送气的容量控制通气模式下,观察压力时间曲线的形态和计算应力指数。若应力指数>1,提示 PEEP 水平较高;若应力指数<1,提示应增加 PEEP 复张肺泡
PEEP 递减法	开始将 PEEP 设置于较高水平(如>20cmH_2O),然后逐渐降低 PEEP 水平,直至出现 PaO_2 和肺的顺应性下降,则认为出现氧合和顺应性下降之前的 PEEP 水平位"最佳 PEEP"
P-V 曲线法	设置 PEEP 于该曲线的低位拐点之上 1~2cmH_2O
影像学法	通过 CT、肺部超声和电阻抗断层成像等影像学技术评估肺泡的复张情况

临床上进行滴定 PEEP 所涉及的因素较为复杂,每种 PEEP 滴定的方法都有其优劣性。CT 检查是判断 PEEP 设定的是否合适的最佳方法,但由于 CT 对患者有一定的辐射损害以及对重症患者频繁地进行 CT 扫描可实施性不高,故临床并不常规使用。FiO_2-PEEP 参数设置表由于较为简单实用,目前在临床上应用较广。PEEP 递减法常常与 PEEP 递增法的肺复张手法搭配使用;肺部超声及电阻抗断层成像是可床边动态监测肺复张效果的设备,是目前较新兴、热门的方法。食管压法可能较为符合病例生理过程,但是需要额外的耗材以及较烦琐的步骤,且需要较专业的人员进行使用及评估,临床推广受到一定程度的限制。相关的研究及指南中没有确定哪一种 PEEP 策略被概述为理想的。目前的临床共识仍然是,动态调整 PEEP 以确保较低的平台压,与整体肺保护策略保持一致,比 PEEP 水平本身更重要,ARDS 患者的 FiO_2-PEEP 参数设置见表 5-2-4。

表 5-2-4 ARDS 患者的 FiO_2-PEEP 参数设置表

PEEP 水平	参数	参数数值								
低水平 PEEP	FiO_2	0.3	0.4	0.5	0.6	0.7	0.8		0.9	1
	PEEP/cmH_2O	5	5/8	8/10	10	12/14	14		14/16/18	18~24
高水平 PEEP	FiO_2		0.3		0.4		0.5	0.5~0.8	0.8	0.9	1
	PEEP/cmH_2O		5/8/10/12/14		14/16		16/18	20	22	22	22/24

2. 肺复张策略　肺复张策略是在短时间内增加气道压力,促使塌陷的肺泡再次扩张,从而实现更好的气体交换。临床上常用的肺复张手法有:

(1)控制性肺膨胀通气(snchronized intermittent ventilation,SIV):选择 CPAP 模式(当呼吸机没有 CPAP 模式时,可用 Spont 模式代替),调整 PEEP 到 35~50cmH$_2$O,维持 20~40s,然后调整到常规通气模式。

(2)压力控制通气(pressure control ventilation,PCV):选择 PCV 模式,将控制压力调整至 15~20cmH$_2$O,将 PEEP 调整至 25~30cmH$_2$O,使峰压达 40~45cmH$_2$O,维持 2min,然后调整到常规通气模式。

(3)PEEP 递增法:选取 PCV 模式,保持控制压力为 10~15cmH$_2$O,在原有 PEEP 水平上每 30s 增加 5cmH$_2$O,直到气道峰压达 40~45cmH$_2$O,维持该水平的 PEEP 值持续 5min,然后降低 PEEP 5cmH$_2$O,维持 2min,随后每 30s 递减 PEEP 5cmH$_2$O,直到调整至实施肺复张前水平。

肺复张有助于增加肺顺应性和改善气体交换,但其对患者结局的影响在目前的研究文献中尚未明确。肺复张可通过改善顺应性和气体交换带来暂时益处,但代价是增加对镇静的需求、降低心脏前负荷、增加引起气压伤的肺泡扩张,并且可能通过增加通气不良区域的灌注而恶化氧合。所以对 ARDS 患者进行肺复张时需要注意评估肺的可复张性:塌陷肺泡是否能够实现复张受到多种因素影响。例如,肺损伤的病程、成因、严重程度、影像学特征以及进行复张评估时的呼吸机条件等因素都会影响肺的可复张性。因此,对患者进行肺复张前应先进行肺的可复张性评估,外源性、早期 ARDS 患者有可能提高肺的可复张性,而内源性、晚期的 ARDS 患者可能从肺复张中获益较少。

3. 俯卧位通气策略　俯卧位是一种被广泛接受和使用的 ARDS 管理方法。俯卧位通气是指利用翻身床、翻身器或人工徒手进行翻身,使患者在俯卧位的状态下进行呼吸或机械通气治疗。主要原理:有效改善肺通气血流比例失调,使背侧萎陷的肺泡复张,同时在重力作用下,使肺及气管内的分泌物得到良好的引流,而且能减少心脏和纵隔对下垂肺区的压迫,对于重症 ARDS 患者来说是一个简单、经济、有效的治疗方式。各种随机对照试验证实,俯卧位通气还可在肺内的容量分布更加均匀,从而减少了呼吸机相关性肺损伤。部分研究显示,早期应用长时间俯卧可以显著降低 28d 和 90d 的病死率。目前大多数最新指南建议中重度 ARDS 患者每天进行俯卧位通气,最佳俯卧时间至少为每天 16h。

虽然俯卧位通气是继肺保护性通气策略后首个被循证医学研究证实能降低 ARDS 患者病死率的治疗措施，但是关于俯卧位通气的具体操作（如开始时间、持续时间、适应证、禁忌证等）尚无统一标准，因而迫切需要相关领域的指南推荐或者专家共识。

(三) 其他非常规通气策略或方式

对于重症 ARDS,当发生严重的低氧血症时,常规的通气策略无法有效改善患者的氧合时,可以尝试应用其他通气方式,如气道压力释放通气(airway pressure release ventilation, APRV)、高频振荡通气(high frequency oscillatory ventilation, HFOV)、体外膜氧合(extracorporeal membrane oxygenation, ECMO)等。虽然以上方式可以纠正患者的低氧状态,但有些方法实施难度大、应用经验较少,需要重症监护中心有较成熟的使用经验团队进行有效的管理,才能使以上方式有效的改善患者的氧合而不引起其他并发症的发生。因此,这些方式不推荐常规应用。

(四) 有创正压通气的撤离

ARDS 患者病情好转需尽快撤离呼吸机,避免呼吸机相关肺炎的发生。在病因得到控制、病情稳定后,应及时下调 FiO_2 和 PEEP,为撤离呼吸机做好准备。撤离指征可参考一般的撤机指征和方法。

撤机前的筛查：

1. 导致机械通气的原因好转或祛除。

2. 适当的通气功能。

3. 适当的氧合（$FiO_2<0.4$, $SaO_2>90\%$）。

4. 血流动力学稳定（HR<140 次/min, 收缩压 90~160mmHg, 无或小剂量血管活性药物。

5. 有一定的气道保护能力。

6. 痰液量减少。

7. 意识状态良好（GCS 评分>13）。

当患者达到以上标准时,可考虑进行自主呼吸试验。按照指南推荐,可采用低水平的压力支持（PS: 6~8cmH$_2$O）作为首选的自主呼吸试验方案,测试时间以 30~120min 为宜。

五、无创通气

无创通气(non-invasive ventilation, NIV)在高碳酸血症性呼吸衰竭的治疗中具有重要作用,但其在急性低氧性呼吸衰竭和 ARDS 治疗中的作用存在争议。NIV 治疗 ARDS 以及其他形式的呼吸衰竭的目标是避免气管插管及其相关并发症。近年来 NIV 在急性呼吸衰竭治疗中的应用稳步增加,与改善生存率相关,并减少与插管和有创机械通气相关的继发性并发症。NIV 也与慢性阻塞性肺疾病急性加重(AECOPD)患者的死亡率降低相关。ARDS 患者常常避免 NIV,因为 NIV 失败与预后较差相关。然而,目前尚不清楚这是否与更严重的基础疾病有关,还是使用 NIV 和延迟气管插管的直接结果,需要更多的研究来确定是否应将 NIV 用于 ARDS 患者的管理,以及使用何种 NIV 方法。

由于 ARDS 这种险恶情况相关的高发病率和高病死率,各种治疗模式的主要目的是改善患者的结局。目前的研究结果显示,最有效的策略仍然是肺保护性通气策略和俯卧位通气策略。保守的液体管理和神经肌肉阻滞等策略是额外的佐剂,可用于特殊临床情况的患者。需要进一步研究以探讨驱动压、最佳 PEEP 以及确定体外膜氧合(ECMO)等措施在 ARDS 管理中的作用。随着时间的推移,ARDS 管理的循证通气策略不断发展,还需要进一步的研究来优化患者管理和改善患者结局。

(韦碧琳)

第三节　慢性阻塞性肺疾病患者通气策略

慢性阻塞性肺疾病(chronic obstructive pulmonary disease, COPD)是一种慢性进展性炎症性肺病,长期呼吸道症状和气流受限,肺气肿和慢性支气管炎是 COPD 的主要病理类型,二者经常存在重叠。COPD 具有进行性、不可逆的特征。COPD 早期影响肺功能,后期可能影响心功能,导致肺心病、呼吸衰竭,最后可能累及全身各系统。

2012 年有超过 300 万的患者死于 COPD,占全球全部死亡人数的 6%。

我国对 7 个地区的 20 245 名成年人进行调查发现 40 岁以上人群中 COPD 患病率高达 8.2%。COPD 患者每年发生约 0.5~3.5 次的急性加重，是患者死亡的重要因素。

慢性阻塞性肺疾病急性加重（acute exacerbations of chronic obstructive pulmonary disease，AECOPD/COPD 急性加重）被定义为体征和症状的突然恶化，主要是呼吸困难症状，其他明显症状包括痰液增多、咳嗽和喘息。患者出现运动耐力下降、发热和/或胸部影像异常时可能为 COPD 急性加重的征兆。至少具有以下 3 项中的 2 项即可诊断：①气促加重；②痰量增加；③清痰变为脓痰。目前认为 COPD 急性加重期患者发病因素为多源性，病毒感染、空气污染等因素均可加重气道炎症，进而继发细菌感染。

一、病理生理改变

慢性气道炎症引发平滑肌肥大、气道纤毛功能障碍、过多的黏液分泌及呼吸性细支气管的破坏，最终导致气道阻力增加和气道高反应性。与肺功能正常的人相比，COPD 患者因呼气受限导致的气体陷闭使得肺泡逐渐膨胀，逐步增加的功能残气量和吸气空间的减少使呼吸肌过度拉伸，因而减少呼气流量，见图 5-3-1。而逐渐膨胀的肺泡对细支气管产生压迫又进一步限制了气流，见图 5-3-2。逐渐加重的肺泡膨胀增加呼吸做功负荷，降低呼吸肌的效率，最终导致明显的高碳酸血症性呼吸衰竭。具体的病理生理可总结为气流受限及气体陷闭、气体交换异常、黏液高分泌和纤毛功能失调、肺动脉高压。

（一）气流受限及气体陷闭

进行性发展的不可逆的气流受限为 COPD 病理生理的核心特征，表现为用力呼气一秒的体积与用力肺活量的比值（FEV_1/FVC）及 FEV_1 的降低，与小气道阻力增加和肺泡弹性回缩力下降相关。

气流受限使呼气时气体陷于肺内，形成动态肺过度充气（dynamic pulmonary hyperinflation，DPH），导致肺内压和胸膜腔内压升高、肺泡通气量下降及心室充盈异常，进而引起劳力性呼吸困难和活动耐量的下降。DPH 引起呼吸困难的机制是，由于 DPH 时呼气末肺泡内残留的气体过多，呼气末肺泡内呈正压，称内源性 PEEP。由于内源性 PEEP 存在，患者必须受限产生足够的吸气压以克服内源性 PEEP 才能使肺内压低于大气压而产生吸气流速,因此增大了患者的吸气负荷。DPH 在 COPD 早期即可出现,是劳力性呼吸困难的主要机制。

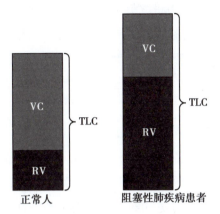

图 5-3-1　阻塞性肺疾病患者的肺容积对比

注:与正常人相比,阻塞性肺疾病患者因肺内气体陷闭导致总的肺容积(total lung capacity,TLC)增加,引起 TLC 增大的主要是残气量(residual volume,RV)逐渐增加,而肺活量(vital capacity,VC)却是减少的。

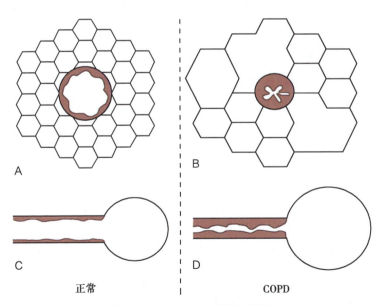

图 5-3-2　COPD 病气道示意图

注:正常的细支气管不表现出气道的阻塞(A,C),而在 COPD 患者中,过度膨胀及结构破坏的肺泡压迫管壁增厚、炎性浸润的细支气管,进一步加重小气道狭窄和气流阻塞(B,D)。

155

(二)气体交换异常

COPD 的气体交换异常存在多种机制。气流受限致肺过度充气和肺容量增加,降低吸气肌肉力量;气道阻力增加导致呼吸负荷增加;两者的共同作用可导致呼吸负荷与肌肉力量之间的失衡,通气驱动力减弱,使肺泡通气量明显下降。肺实质的广泛破坏,肺毛细血管床减少,使通气/血流比率失调,气体交换进一步恶化,出现低氧血症常同时伴有高碳酸血症。这一系列的病理生理改变在 COPD 急性加重期会进一步紊乱,导致患者出现严重的呼吸困难。

(三)黏液高分泌和纤毛功能失调

烟草、烟雾和其他有害物质刺激导致杯状细胞数量增加,黏膜下腺体增大,进而出现黏液高分泌;吸烟可使柱状上皮鳞状化生,纤毛变短而不规则,引起纤毛运动障碍。黏液高分泌和纤毛功能失调是慢性咳嗽咳痰的重要原因。但并非所有的 COPD 患者都有黏液高分泌,黏液高分泌也不一定都伴随气流受限。

(四)肺动脉高压

随着 COPD 的进展,慢性缺氧导致肺小动脉缺氧性收缩,内皮细胞功能障碍以及平滑肌肥大、增殖,共同参与了缺氧性肺动脉高压的发生发展,进而出现慢性肺源性心脏病和右心衰竭,提示预后不良。

正因这些病理生理的改变,使得 COPD 患者在进行机械通气时,其吸气肌、呼气肌的表现及与呼吸机的一些相互作用等情况与普通患者是有明显差异的,见图 5-3-3。因此,在对进行机械通气的 COPD 患者进行参数设置时需要格外注意。

二、机械通气治疗原则

COPD 初始的基础治疗包括吸入短效支气管扩张药,全身性糖皮质激素的使用,可以快速改善肺功能,并降低短期内再次急性加重的风险。对于初始吸入治疗未能迅速改善的患者给予无创正压通气(noninvasive positive pressure ventilation,NPPV)能减少呼吸做功并降低气管插管风险。有创正压通气通常用于无创通气失败或有相关禁忌证时。

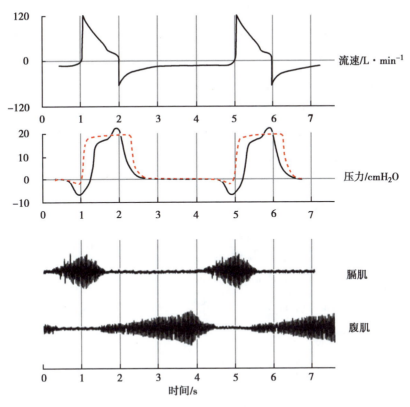

图 5-3-3　吸气肌、呼气肌与呼吸机的相互作用

注：COPD 患者在 20cmH$_2$O 的压力下接受压力支持通气后的呼吸机波形（流速 - 时间曲线、气道压力 - 时间曲线）以及吸气肌和呼气肌活动。图中下半部分的肌电图显示患者膈肌的吸气肌活动和腹肌的呼气肌活动，患者吸气时用力地增加导致气道压力低于设定的灵敏度（–2cmH$_2$O），呼吸机输送的流量不足以产生吸气时气道压力曲线上的凹形轮廓。当呼吸机仍在向患者体内泵入气体时，呼气肌被激活，导致气道压力曲线出现隆起。在整个呼气过程中，流量从未归零，这反映了内源性 PEEP 的存在。压力 - 时间曲线的红色折线显示的是另一名患者的气道压力，该患者产生了足够的力量来触发呼吸机，并且呼吸机有足够的气体输送。

三、无创正压通气

患者在使用支气管扩张药和全身性糖皮质激素后仍存在高碳酸血症或严重的呼吸窘迫提示需要机械通气支持。COPD 患者在出现高碳酸血症呼吸衰竭时，如果没有禁忌证，无创正压通气应该作为一线治疗手段。无创正压通气可以降低 COPD 急性加重患者的气管插管、治疗失败的风险及其死亡率。急性高碳酸血症患者从无创正压通气治疗中获益较大,而轻度增高的患者使用无创正压通气治疗并不能改善预后,并且常常出现不耐受。

(一)无创正压通气的指征

至少符合以下 1 个条件。

(1)呼吸性酸中毒,动脉血 pH≤7.35 和/或动脉血 PCO_2>6kPa(45mmHg)。

(2)严重呼吸困难合并临床症状,提示呼吸肌疲劳。

(3)呼吸功增加,如应用辅助呼吸肌呼吸,出现胸腹矛盾运动,或者肋间隙肌群收缩。虽然持续氧疗,但仍然有低氧血症。

(二)无创正压通气的禁忌证

1. 无创正压通气的相对禁忌证

(1)呼吸停止或呼吸明显抑制。

(2)心血管系统不稳定(低血压、严重心律失常、急性心肌梗死)。

(3)精神状态改变,不能合作。

(4)易误吸者。

(5)分泌物黏稠或量大。

(6)近期面部或胃食管手术。

(7)颅面部外伤。

(8)固定的鼻咽部异常。

(9)烧伤。

2. 无创正压通气的绝对禁忌证 包括心肺骤停、严重的或难以纠正的血流动力学不稳定、过多的呼吸道分泌物、恶心和呕吐、颅面畸形以及意识水平受损。值得注意的是,呼吸性酸中毒甚至严重酸中毒时,通常无创正压通气治疗 1~2h 后即可改善,因此许多高碳酸血症性昏迷的患者能够通过 NIV 纠正。重要的是,NIV 失败的风险与精神状态不佳密切相关,应该谨慎用于这类患者。

(三)无创正压通气策略

1. 无创呼吸机与患者的连接 连接的舒适性、密封性和稳定性对疗效和患者的耐受性影响很大,面罩的合理选择是决定无创正压通气成败的关键。因此,除应准备好不同大小的鼻罩和口鼻面罩供患者试用,还应注意固定带适宜的松紧度，尽量减少漏气及避免面部皮肤破溃。

2. 无创正压通气治疗的模式选择及参数设置

(1) 无创正压通气治疗的模式选择：持续气道正压（CPAP）、压力/容量控制通气（PCV/VCV）、比例辅助通气（PAV）、双水平正压通气（BiPAP）。其中以双水平正压通气模式（BiPAP）最为常用，即 S/T 模式。

(2) 无创正压通气治疗的参数调节：参数调节多采取适应性调节方式。

1) 呼气相压力（EPAP）：EPAP 主要作用是在呼气时保持肺泡开放，促进氧合，增加动脉血 PO_2，降低心排血量，可以对抗内源性 PEEP。一般从 $2\sim4cmH_2O$ 开始，逐渐上调压力水平，以尽量保证患者每一次吸气动作都能触发呼吸机送气。

2) 吸气相压力（IPAP）：吸气相压力主要作用是使患者做功减少，通气量增加，提高动脉血中的 PO_2，降低了 PCO_2，降低心排血量。S/T 模式下参数设置常见范围为 $12\sim20cmH_2O$，一般从 $4\sim8cmH_2O$ 开始调整，待患者耐受后再逐渐上调，直至达到满意的通气水平或患者可耐受的最高通气支持水平。但参数设置有个体差异，应视患者情况而定，临床应密切观察。

3) 其他参数：①压力上升时间：1~3 挡；②吸气时间：0.8~1.2s；③备用呼吸频率（f）：10~12 次/min；④压力延迟上升时间：指呼吸机从较低压力水平开始，经过一定的时间达到预设值。适用于初次带机患者，或者参数调节后患者不耐受时，目的在于提高患者舒适程度及耐受性。对 pH<7.25、危重症、抢救中、自主感受缺如的患者应关闭此功能，在短时间内保证患者的通气量以改善氧合。

3. 无创正压通气治疗的监测 行无创正压通气治疗应进行严密的检查。有报道显示无创正压通气的失败率在 5%~40%。延长无创通气时间的患者病死率明显高于早期有创正压通气治疗的患者。然而那些无创正压通气治疗失败继而接受有创正压通气治疗的患者病死率也显著升高。

当患者进行无创正压通气治疗 1~2h 后出现以下的情况可能提示无创正压通气治疗的失败：漏气明显、急性生理学和慢性健康状况评估Ⅱ（APACHE Ⅱ）≥29、格拉斯哥昏迷评分（GCS）≤11、人机不同步耐受性差、pH<7.25、呼吸频率（f）≥35 次/min 等；或者在治疗后出现下列情况。

(1) 病情明显恶化，出现新的症状或并发症。

(2) 呼吸困难和血气无明显改善。

(3) 气胸、误吸、痰液黏稠且排除障碍。

(4) 患者严重不耐受。

(5) 血流动力学不稳定。

(6) 意识状态恶化等情况。

有一些研究认为使用 COPD 急性加重的严重度评分 BAP-65 (血尿素氮升高,神志改变,脉搏>109 次/min,年龄>65 岁)可指导是否需要有创正压通气治疗,帮助识别需要早期过渡到有创正压通气的重症患者。

四、有创正压通气

(一) 有创正压通气的指征

当患者需要机械通气支持但存在无创正压通气的禁忌证,即是有创正压通气的适应证。患者不能耐受无创正压通气或者无创正压通气未能快速改善临床症状也应该考虑有创正压通气。在无创正压通气治疗 1~2h 后患者呼吸性酸中毒、持续嗜睡及呼吸窘迫未能改善甚至加重则提示治疗失败,通常需要更改为间歇强制通气模式。对于无创机械通气禁忌或失败的严重呼吸衰竭患者,一旦出现严重的呼吸形式、意识、血流动力学等改变,应及早插管,改用有创通气。COPD 急性加重期患者有创正压通气具体指征有且不限于下列 8 点。

(1) 不能耐受无创正压通气或无创正压通气治疗失败。

(2) 呼吸或心搏骤停。

(3) 精神状态受损,严重的精神障碍需要镇静药控制。

(4) 大量误吸或持续呕吐。

(5) 长期不能排出呼吸道的分泌物。

(6) 严重的血流动力学不稳定,对液体疗法和血管活性药物无反应。

(7) 严重的室性心律失常。

(8) 威胁生命的低氧血症。

(二) 有创正压通气策略

1. 有创正压通气的模式选择和参数设置 对于 COPD 患者来说,在机械通气的早期阶段,主要目的不是使血气正常化,而是在保持 pH 在 7.25~7.30

左右的情况下,防止因动态过度充气引起的并发症。COPD 患者有创正压通气的模式及参数总结见表 5-3-1。

表 5-3-1 COPD 患者有创正压通气的参数设置

参数	要求
V_T	6~8ml/kg
f	10~15 次/min
I∶E	足够长的呼气时间,可降低吸呼比至 1∶4
送气流速	吸气流速大于患者需求(60~90L/min)
FiO_2	吸入氧浓度能使 SaO_2>90%
PEEP	(1)设置为内源性 PEEP 的 75%~85%(使用呼气屏气法),以恰好克服气道陷闭 (2)若外源性 PEEP 过大,则可能导致呼气末肺容积增大和气道压力的升高,对患者肺部和血流动力学产生不利影响 (3)若无法测量内源性 PEEP,可设置为 4~6cmH₂O
平台压	监测并控制吸气末平台压<30cmH₂O

注:①送气方式:通气模式无特殊要求,可使用容量控制通气模式(方波)便于力学监测;患者病情稳定后,可尽早切换自主呼吸模式。②控制性低通气策略:应注意发病前后基础动脉血 PCO_2 水平。

对 COPD 急性加重期患者,选择合适的 PEEP 有些复杂,主要取决于患者能否触发呼吸机。通常气管插管早期患者不能触发呼吸机,认为设定的外源性 PEEP 有可能对过度充气有 3 种可能的影响:①在单纯呼气流速受限的患者中,在 PEEP 逐渐增加的过程中,达到某一阈值之前 PEEP 不会增加过度充气(通过平台压和呼气末肺容量的变化来评估);②PEEP 会增加平台压和呼气末肺容量;③在呼气流速受限和高度异质肺的患者身上 PEEP 的增加会降低平台压和呼气末肺容量。

在临床上,PEEP 对过度充气的影响是不可预测的,因此常常将 PEEP 设置为内源性 PEEP 的 75%~85%(使用呼气屏气法),以恰好克服气道陷闭为宜,并且建议在谨慎滴定 PEEP 的同时测量平台压。如果平台压增加,PEEP 滴定应立即停止。

2. 有创正压通气的监测 临床上利用有创呼吸机所提供的各项参数,可以动态测定/观察患者气流动力学的参数变化。

(1)气道压(Paw)：应严密监测气道峰压($<40cmH_2O$ 或者 $<35cmH_2O$)和平台压($<30cmH_2O$)，以避免发生气压伤。COPD急性加重患者在机械通气时若出现气道峰压增加，提示气道阻力的增加和/或DPH加重，但若同时出现平台压的同步增高，则DPH加重是致气道压增加的主要原因。

(2)内源性PEEP：内源性PEEP的形成主要与气道阻力的增加、肺部弹性回缩力的下降、呼气时间缩短和每分钟肺通气量增加等有关。可根据临床症状、体征及呼吸循环监测情况来判断内源性PEEP存在：①呼吸机检测示呼气末有持续的气流；②患者出现吸气负荷增大的征象（如"三凹征"等）以及由此产生的人机的不协调；③难以用循环系统疾病解释的低血压；④容量控制通气时峰压和平台压的升高。如需准确测量内源性PEEP，可采用呼气末气道阻断法和食管气囊测压法。

(3)气道阻力(Raw)：与气道压相比，影响气道阻力的因素较少，能更准确地用于判断患者对治疗的反应，如用于对支气管扩张药疗效的判断。

(4)气体交换的监测：应用血气分析、呼出气 CO_2 监测等，指导通气参数调节。尤其注意pH和动脉血 PCO_2 水平的监测，避免 PCO_2 下降过快而导致的严重碱中毒的发生。

3. 有创正压通气的撤离 在有创通气过程中，应评估COPD急性加重患者的药物治疗反应以及有创通气呼吸支持的效果，评估患者自主呼吸能力和排痰状况。同时尽可能保持患者自主呼吸存在，缩短机械控制通气时间，从而避免因呼吸肌群损伤导致的呼吸机依赖，降低撤机的难度。当COPD急性加重期患者并发肺部感染得以控制时，脓性痰液转为白色，且痰量明显下降、肺部啰音减少，临床情况表明呼吸衰竭获得初步纠正后，如果吸氧浓度<40%，血气分析值接近正常，如pH>7.35，动脉血 $PCO_2<6.67kPa(50mmHg)$。通常可以考虑拔管，切换为无创通气呼吸支持。有创与无创序贯性机械通气策略有助于减少呼吸机相关性肺炎的发生与早日撤机。

机械通气是COPD急性加重期的呼吸衰竭患者常用治疗措施。作为医务人员，要准确掌握患者无创机械通气的指征，避免延迟插管，耽误患者治疗。有创机械通气时，通气原则是早期以控制通气为主，尽早转为辅助通气；通气目标主要是避免肺损伤、降低内源性PEEP、减少呼吸做功、减少人机对抗。通气过程中,及时观察患者疗效,缩短有创机械通气的时间,在肺部感染及呼吸衰竭纠正后选择正确撤机时机及撤机方式,从而避免因呼吸肌群损伤导致的呼吸机依赖,减少困难撤机;使患者转往普通病区,尽快回归社会和家庭。

(韦碧琳)

第四节 哮喘患者通气策略

哮喘是由多种细胞以及细胞组分参与的慢性气道炎症性疾病,临床表现为反复发作的喘息、气急,伴或不伴胸闷或咳嗽等症状,同时伴有气道高反应性和可变的气流受限,随着病程延长可导致气道结构改变,即气道重塑。支气管哮喘急性加重时,可导致患者急性呼吸衰竭,约 2%~4% 因哮喘急性发作住院的患者需要机械通气支持。当严重哮喘患者对药物治疗没有充分反应时,机械通气及时干预有助于改善患者通气及氧合,从而达到挽救患者生命的目的。

一、病理生理学改变

支气管哮喘急性加重时的主要病理生理学特征是气道阻力增加及动态过度充气。当哮喘急性加重时,支气管痉挛、气道炎症和黏液分泌会导致患者气道阻力显著增加,呼气流量显著降低,潮气量呼出受限,进而导致严重的肺动态过度充气,定义为吸气末肺容积。吸气末肺容积包括潮气量和由于动态过度充气的额外气体容积(图 5-4-1),可通过长时间呼吸暂停来完成测量(图 5-4-2),吸气末肺容积大于 20ml/kg 与气压伤以及不利的心肺相互作用有关。在健康人中,呼气末肺泡和气道压力相对于大气压力,压力值为零;相对于胸膜腔压力,压力值为负值。在动态过度充气的情况下,肺泡压力在整个呼气过程中均保持正值,导致内源性 PEEP(PEEPi)的生成,严重哮喘患者的内源性 PEEP 通常在 10~15cmH$_2$O 范围内,甚至更高。内源性 PEEP 的产生会导致患者功能残气量增加,肺泡过度膨胀,肺泡弹性阻力增加,进而增加气压伤和血流动力学抑制的风险。同时,内源性 PEEP 的增加也可增加患者无效触发的风险。在机械通气过程中,患者吸气努力须先克服内源性 PEEP,然后才能达到呼吸

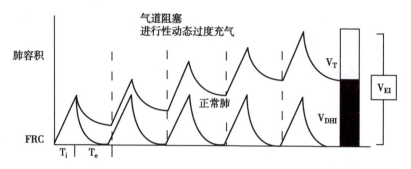

图 5-4-1　肺动态过度充气

注：①V_T 指潮气量。FRC 指功能残气量；Te 指呼气时间；Ti 指吸气时间；V_{DHI} 指动态过度充气产生的容积（功能残气量基础上）；V_{EI} 指吸气末肺容积（功能残气量基础上）。②说明：当气道阻力增加，呼气流量减少导致潮气量不能完全呼出时，就会出现肺动态过度充气。随着肺内气体不断增加，肺容积和气道直径相应增加，肺弹性回缩力增大，气道阻力减小，呼气流量增加，达到新的稳定状态。

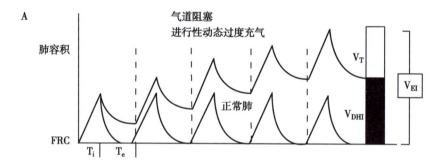

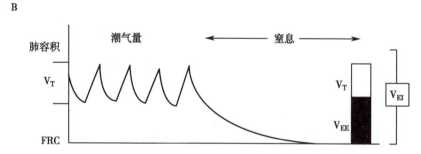

图 5-4-2　通过长时间呼吸暂停测量 V_{EI}

注：①V_T 指潮气量。FRC 指功能残气量；Te 指呼气时间；Ti 指吸气时间；V_{DHI} 指动态过度充气产生的容积（功能残气量基础上）；V_{EE} 指呼气末肺容积（功能残气量基础上）；V_{EI} 指吸气末肺容积（功能残气量基础上）。②说明：窒息试验通过镇静镇痛药或者肌松药物完全抑制患者的自主呼吸，在吸气结束后停止送气，呼吸暂停时间足够长（20～40s），观察到呼气容积变化，则停止试验，是判断肺过度充气的良好方法。

机上设定的触发灵敏度阈值,这可能会大大增加患者呼吸做功,并导致无效触发及人机不同步。另外,肺泡过度膨胀会导致患者肺泡有效通气不足,死腔样通气增加,从而导致患者高碳酸血症的发生。肺泡动态过度充气引起的胸腔压力升高还可能导致肺血管阻力和右心压力急剧升高,从而影响静脉回流、右心室前负荷及右心室后负荷,降低左心室舒张末期容积和心排血量,最终导致低血压的发生。

二、有创正压通气

(一) 有创正压通气的指征

哮喘患者有创通气的应用时机应基于对患者的临床判断。当患者出现呼吸心搏骤停、意识水平改变、极度疲惫、血流动力学不稳定和难治性低氧血症时应立即进行气管插管。临床判断至关重要,因为大多数高碳酸血症患者可能不需要气管插管,但是接受合理治疗后呼吸性酸中毒仍进行性加重或严重呼吸窘迫的患者需及时进行机械通气支持,为原发病的治疗提供时机。

(二) 有创正压通气策略

在哮喘急性加重时,有创机械通气与并发症增多和病死率增加密切相关,因此,哮喘患者机械通气的主要目标是降低每分钟肺通气量而不是降低动脉血 PCO_2。研究证实,吸气末肺容积是气压伤和低血压等并发症的预测因子,并受气道痉挛程度及机械通气设置影响。急性重症哮喘患者呼吸机管理需评估肺动态过度充气的程度,并最大限度减少机械通气设置对肺过度充气的影响,减少内源性 PEEP 及相关并发症。

1. 模式选择 目前危重症哮喘的最佳通气模式尚无定论,容量控制通气及压力控制通气模式之间未显示出总体结果差异。容量控制通气有助于监测气道峰压(PIP)及平台压(Pplat),从而避免气道压力过高导致的相关并发症。压力控制通气有助于限制气道压力,但由于哮喘患者支气管痉挛程度通常是波动的,气道阻力的变化可能是突然的,因此可能会产生极高而有害的潮气量或不可接受的极低潮气量,若报警设置不当或缺乏密切监测,则可能会忽略这些风险。

2. 参数设置原则 为减少肺过度充气,应尽可能延长呼气时间,缩短吸气时间,采用低潮气量和呼吸频率,并监测肺动态过度充气的发展,以降低内源性PEEP,减少气压伤及低血压等并发症。但在限制通气的同时,应注意高碳酸血症可能会进一步恶化,除颅内压升高的患者外,高碳酸血症性酸中毒通常耐受性良好,只有在pH始终低于7.2的情况下,才应考虑使用碱化剂。具体参数设置参考如下。

(1) 将呼吸速率降低至12~14次/min,因为呼吸速率过高会减少呼气时间和加剧动态过度充气(死腔样通气增加),从而加剧高碳酸血症以及其潜在的不良后果。在可保障潮气量充分呼出的情况下(通过观察呼气流速是否归零),可以适当增加呼吸频率。

(2) 降低吸/呼气比,例如设置为1∶4或1∶5,但应注意患者存在自主呼吸时,吸呼比可能发生变化。

(3) 增加吸气流速(80~100L/min),流速波形选择方波,从而达到缩短吸气时间增加呼气时间的目的。

(4) 减少吸气时间及吸气暂停时间。

(5) 降低通气量:潮气量6~8ml/kg(理想体重),但在此期间应严密监测患者动脉血PCO_2及pH水平,以维持pH>7.2,并使得平台压低于$30cmH_2O$。

(6) PEEP通常设置为$0~5cmH_2O$。对于哮喘急性发作导致的内源性PEEP,PEEP扩张阻塞气道的作用有限,应用不当反而会加重肺过度充气,应谨慎使用PEEP。

三、无创正压通气

尽管无创正压通气在急性哮喘患者的治疗中的应用存在争议,也没有得到很好的证实,但越来越多的研究表明其潜在的益处。然而,目前缺乏适当有力的临床试验证明其对哮喘患者的疗效。在没有诸如意识改变、血流动力学不稳定、分泌物过多或患者不合作等禁忌证的情况下,可以尝试使用无创通气,但应谨慎评估患者在使用期间有无呼吸窘迫及呼吸性酸中毒加重的表现。

(郑慧芳)

第六章
呼吸机的撤离

第一节　呼吸机撤离的评估及准备

呼吸机撤离是指由完全支持通气转向自主呼吸的全过程。当导致需要机械通气的原发疾病有所好转受控、血流动力学稳定、酸碱失衡和电解质紊乱得到纠正、容量过负荷得到纠正、精神状态稳定、呼吸功能恢复的时候,应尽早撤机。撤机的时机掌握很重要。延迟撤机将增加医疗费用和机械通气并发症的发生;过早撤机又可导致撤机失败。当停止机械通气时,高达 25% 的患者出现严重的呼吸窘迫,需要恢复通气支持。并且在开始脱机之前,脱机失败的患者的呼吸力学与随后脱机成功的患者相似。因此,使患者安全、顺利脱离呼吸机的先决条件,是充分做好撤离呼吸机的评估及准备。

一、撤机前的准备

1. 患者临床情况　医护人员需要对患者病情全面地分析和客观评价,患者临床情况的改善包括:呼吸衰竭病因已基本纠正,血流动力学相对稳定,没有频繁或致命的心律失常,休克和低血容量已纠正,感染基本控制,体温正常,神志清醒或已恢复机械通气前较好时状态,自主呼吸平稳,呼吸动作有力,具有足够的吞咽和咳嗽反射。吸氧浓度应逐渐降至 40% 或以下,无明显呼吸困难或发绀,撤机前 12h 应停用镇静药物。经过积极准备,医护人员对患者病情做全面分析和客观评价,并做出是否撤机的决定。

2. 有效治疗呼吸衰竭原发病　控制肺部感染,解除支气管痉挛,使气道保持通畅且得到有效廓清。

3. 纠正电解质和酸碱平衡　撤机前代谢性或呼吸性碱中毒是导致撤机

困难的重要因素,应积极予以纠正。要求 COPD 达通气前的理想水平(并不要求达正常水平)。

4. 各重要器官功能改善 心、肝、肾、胃肠、脑等脏器的功能对撤机能否成功有重要影响,机械通气过程中应注意保护并给予必要治疗。如治疗心力衰竭,争取撤机前患者的心排血量、血压、心率能大致正常并保持稳定,胃肠出血停止,贫血基本纠正,肝、肾功能达较好状态。

5. 高呼吸负荷的纠正 寒战、发热、烦躁、情绪波动均增加氧耗,高糖类饮食可使体内 CO_2 产生增加,这些加重呼吸负荷的因素在撤机前应尽量撤除。

6. 保持良好的营养状态 营养不良可降低呼吸肌收缩强度和耐力并影响中枢驱动,若在严重营养不良状态下撤机,机体将难以适应撤机过程中呼吸功耗的增加。因此,机械通气过程中需要积极适当的补充营养。纠正低蛋白血症,保持良好的营养状态有利于撤机。

7. 患者的心理准备 做好患者的思想工作,解除患者对呼吸机依赖心理和对撤机的恐惧,争取患者对撤机的充分配合。

二、评估患者撤机预计指标

评估患者呼吸功能并确定是否具备撤机的条件,是撤机过程中至关重要的一步。过早地降低呼吸支持条件,对于呼吸功能尚未恢复的患者,可能导致患者呼吸肌疲劳,延长机械通气时间。相反地,如果未能及时对呼吸功恢复、具备撤机条件的患者作出判断并及时撤机,也会导致机械通气时间不必要的延长和并发症的增加。

1. 呼吸泵功能判断 以下指标提示患者通气功能基本满足自主呼吸需要,可以考虑撤机。

(1) 肺活量(VC)约为 10~15ml/kg 或 >15ml/kg,第一秒时间肺活量(FVC_1)> 10ml/kg(理想体重)。

(2) 潮气量(V_T)约为 6~8ml/kg(理想体重)。

(3) 每分钟静息通气量(V_E)< 10L/min。

(4) 每分钟最大通气量(MVV)>2× 每分钟通气量。

(5) 呼吸频率约为 25~35 次/min。

(6) 最大吸气压(MIP)约为 20~30cmH$_2$O 或 >30cmH$_2$O。

(7) 0.1秒末闭合气道压($P_{0.1}$)约为4~6cmH_2O或<4cmH_2O,过度增高提示呼吸系统处于应激状态或呼吸肌功能障碍,需依靠呼吸中枢加大发放冲动来促进呼吸机收缩。

(8) 呼吸形式是撤机前、中、后均须密切观察的指标,呼吸速率反映了患者对撤机的耐受性。胸腹矛盾呼吸是指在撤机过程中胸部和腹部呼吸运动不协调,往往意味着呼吸肌疲劳的发生,这时需要延缓撤机的进程。浅快呼吸指数(f/V_T)是一个被广泛使用的指标:①当f/V_T<80,提示易于撤机;②当f/V_T为80~105,需谨慎撤机;③当f/V_T>105,则提示难以撤机。

(9) 当呼吸功(WOB)<0.75J/L时,脱机多能成功。

2. 气体交换能力的判断

(1) 撤机前动脉血PO_2(PaO_2)≥8kPa(60mmHg),FiO_2<0.40,PaO_2/FiO_2(氧合指数)>26.66kPa(200mmHg)。

(2) 撤机前动脉血PCO_2($PaCO_2$)基本在正常范围4~6.67kPa(30~50mmHg)或在慢性阻塞性肺疾病患者中的缓解期水平,撤机中$PaCO_2$增加的压力<1.07kPa(8mmHg)。

(3) pH在正常范围内,撤机中无显著降低。

(4) 肺内分流率<15%或<25%。

(5) V_D/V_T<0.55或<0.6。

(6) 反映组织氧合状况的指标如混合静脉血氧分压(PVO_2)、全静脉血氧饱和度(SVO_2)、血乳酸水平、氧输送量(DO_2)和氧利用量(VO_2)、胃黏膜内pH等对判断是否具备有效的组织气体交换能力和预测撤机转归有一定价值。

3. 撤机筛查 现在通行的做法是实施机械通气的原因被去除后应开始进行撤机筛查试验,包括4项内容。

(1) 导致机械通气的病因好转或被祛除。

(2) 氧合指标:PaO_2/FiO_2≥20kPa(150mmHg);PEEP<5cmH_2O或<8cmH_2O;FiO_2≤0.40;pH≥7.25;对于慢性阻塞性肺疾病患者,pH>7.30,FiO_2<0.35,PaO_2>6.67kPa(50mmHg)。

(3) 血流动力学稳定,无心肌缺血动态变化。

(4) 患者呼吸中枢能维持自主呼吸节律。

评估患者是否具备撤机条件应注重个体化，不能把撤机程序化，很可能会对患者的情况作出错误判断，导致机械通气时间不必要的延长甚至难以撤机，比如长期耐受低氧血症的患者未达到氧合充分的指标，也应该考虑已经具备撤机条件了。

三、自主呼吸试验

1. 自主试验的时机和条件 在临床情况明显改善后，即可进行自主呼吸试验（spontaneous breathing trial, SBT），SBT 可以由医生、呼吸治疗师或者 ICU 护士来承担此项工作，如果患者的病因是可以迅速逆转的，那么在气管插管或和机械通气数小时后则可进行撤机前的 SBT，但对于其他病因引起的呼吸衰竭，则通常应给予完全支持通气和让呼吸机休息 24~48h 后，才可考虑进行 SBT。

患者是否做 SBT，仅凭主观评估是不够的，需要有客观的标准来补充或代替，见表 6-1-1。

表 6-1-1 进行 SBT 的客观标准

客观标准	条件
必须达到的标准	（1）$PaO_2/FiO_2 \geq 150mmHg$ 或者 $SaO_2 \geq 90\%$（在 $FiO_2 \leq 0.40$ 和 $PEEP \leq 5cmH_2O$ 的情况下） （2）血流动力学稳定（无或仅小剂量应用升压药），例如多巴胺 $\leq 5\mu g/(kg\cdot min)$ 和没有活动的心肌缺血
附加的标准	（1）撤机指标：$f \leq 35$ 次 /min，$V_T > 5ml/kg$，吸气负压 $< -25 \sim -20cmH_2O$，$f/V_T < 105$ 次 /(L·min) （2）$Hb \geq 80g/L$ 或 $\geq 100g/L$ （3）核心体温 $\leq 38℃$ 或 $\leq 38.5℃$ （4）血清电解质正常 （5）意识状态清醒和警觉或易于唤醒

注：f 指呼吸频率；V_T 指潮气量；f/V_T 指浅快呼吸指数；Hb 指血红蛋白。

2. 自主呼吸试验 符合筛查标准的患者并不一定能够成功撤机。因此，需要对患者的自主呼吸能力作出进一步判断，目前较准确的预测撤机方法是 3min SBT，包括 3min T 管试验、连续气道正压通气试验（$5cmH_2O$）和压力支持通气试验。实施 3min SBT 期间，医生应在床旁密切观察患者的生命体征，当患者出现下列指标时应中止 SBT，转为机械通气。

(1) 浅快呼吸指数(f/V$_T$)>105。

(2) 呼吸频率(f)<8 次/min 或>35 次/min。

(3) 心率>140 次/min 或变化>20%,出现新发的心律失常。

(4) 自主呼吸时 V$_T$<4ml/kg。

(5) SaO$_2$<90%。

3min SBT 通过后,继续实施 SBT 30~120min,如患者能够耐受则可以预测撤机成功,准备拔除气管插管。在 SBT 阶段进行监测评估,可以得到最有用的撤机信息以帮助临床决策。常用的耐受 SBT 标准见表 6-1-2。

表 6-1-2 常用的耐受 SBT 标准

标准	描述
SBT 成功的客观指标	FiO$_2$<0.40 SaO$_2$≥85% 或 90% PaO$_2$≥6.67kPa(50mmHg) 或 ≥8kPa(60mmHg) pH≥7.32 PaCO$_2$ 增加幅度≤1.33kPa(10mmHg) 血流动力学指标稳定 HR<120 次/min 或<140 次/min 且 HR 改变<20% 收缩压约为 90~180mmHg 或 90~200mmHg,血压改变<20%,不需用血管活性药 呼吸频率(f≤30 次/min 或≤35 次/min,f 改变<50%)
SBT 失败的主观临床评估指标	精神状态的改变(如嗜睡、昏迷、兴奋、焦虑);出汗、呼吸做功增加

3. SBT 失败患者的观察 在无法正常脱机的患者中,断开呼吸机后,呼吸频率几乎立即增加,潮气量下降,即快速浅呼吸,见图 6-1-1。随着在接下来的 30~60min 内继续进行 SBT,呼吸力显著增加,在这段时间结束时达到正常值的四倍或以上。呼吸力增加主要是由于呼吸力学的恶化。在 SBT 过程中,呼吸阻力逐渐增加,试验结束时达到正常值的七倍左右。

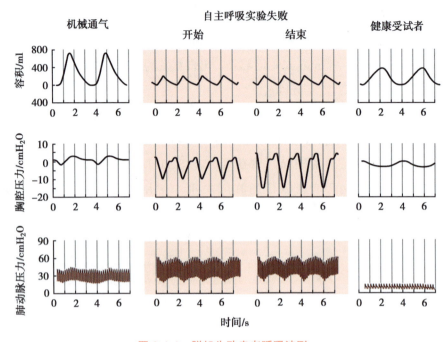

图 6-1-1 脱机失败患者呼吸波形

(李尊柱)

第二节 撤离呼吸机和拔除气管导管的方法

撤离呼吸机和拔除气管导管是需要小心谨慎进行的医疗操作。在准备工作完成后,确保患者具备自主呼吸能力,逐渐减少呼吸机的辅助支持。

一、一般患者的撤机方法

在综合各个方面的临床和检查情况,判断患者已具备撤机潜力时,应开始撤机,完成由机械通气支持呼吸到依靠自主呼吸的转化。依据脱机难易程度,撤机方法可大致分为直接撤离和间断撤离两种。

(一)直接撤离

直接撤离法主要针对原先肺功能状况良好、没有慢性肺功能不全、某种急性疾病或其他突发因素造成呼吸衰竭而接受机械通气的治疗者。在治疗过程中,呼吸功能恢复良好,基本均达到撤离呼吸机的指征和具体指标。因此,在决定脱机前就具有脱机成功的把握,可采用直接撤离的方法。

1. 降低呼吸机条件 逐步降低 PEEP 和 PSV 水平,直至完全去除;逐渐下调 FiO_2,且 $FiO_2<0.40$。

2. 撤除呼吸机 当呼吸机条件降至上述水平后,患者 $SaO_2>90\%$ 或 $>95\%$,$PaO_2>8kPa(60mmHg)$,可以考虑撤离呼吸机。

3. 拔除人工气道 撤除呼吸机后数小时,患者生命体征平稳,通气和氧合水平能符合上述的标准,一般就可以拔除人工气道,并继续严密观察,以防不测。

4. 鼓励咳嗽和排痰 脱机拔管后的患者,鼓励患者咳嗽咳痰,保持呼吸道通畅,预防肺部感染。

(二)间断撤离

间断撤离法主要针对原有肺功能不全,或者原发病对肺功能造成严重损害,机械通气时间较长,呼吸浅快,呼吸机依赖程度较高,SBT 失败的患者,可采用间断撤离。

1. 改变通气模式 间断撤机法有 5 种模式可以应用,利用不同的机制调整患者呼吸功。

(1)T 管间断脱机:使用 T 管撤机是一种使患者交替依靠机械通气支持呼吸和完全依靠自主呼吸的撤机手段。在撤机过程中,操作人员逐渐增加患者自主呼吸的时间,直至患者能够适应长期自主呼吸状态并保持较好的通气和氧合功能。撤机时,患者通过连接于气管内导管的 T 管呼吸经过湿化的氧气。刚开始使用 T 管的阶段,可以在白天先脱离呼吸机 5~10min,再进行机械通气 1~2h,使患者得到适当休息。以后,在对患者的主观感受、呼吸频率、心率、血压、血气等充分评估与监测下,结合患者的耐受性,逐渐延长脱离呼吸机的时间,增加脱机的次数。原则上在撤机的早中阶段宜在白天间断使用 T 管脱机,夜间持续使用机械通气,到脱机的最后阶段则完全脱离呼吸机,若患者能完全依靠自主呼吸,如 12~24h 而无呼吸功能不全表现说明撤机成功。气管插管(图 6-2-1)和气管切开管(图 6-2-2)均可连接 T 管。

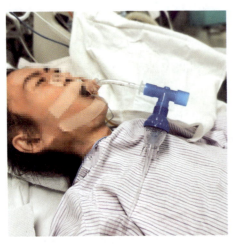
图 6-2-1　气管插管并连接 T 管

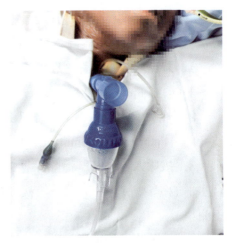
图 6-2-2　气管切开管并连接 T 管

(2) 持续气道正压(continuous positive airway pressure,CPAP)方式间断脱机：CPAP 属于一种自主通气方式，可以使气道内压始终保持在正压范围内，从而可以促进氧的弥散，防止肺泡萎陷，增加功能残气量，纠正内源性 PEEP。在肺顺应性较差时，可减少一部分弹性呼吸功。使用 CPAP 时，不宜直接向病室开放气道，从而可以保证吸入气质量。在撤机过程中，操作人员可以交替使用 CPAP 和撤机前的控制或辅助通气方式(亦可在间歇强制通气、PSV 等方式下加用 PEEP)逐渐增加 CPAP 条件下自主呼吸的时间并降低 CPAP 水平，最后过渡到完全自主呼吸状态。一般当 CPAP 水平减至 3~5cmH$_2$O 或以下时，患者能较长时间(2~4h 或以上)地维持良好自主呼吸，即提示撤机已基本成功。在以 CPAP 作为撤机方式时，需尽量避免使用按需阀供气方式的呼吸机，以免加重呼吸肌疲劳。CPAP 模式呼吸机界面见图 6-2-3。

(3) 同步间歇指令通气模式(synchronized intermittent mandatory ventilation,SIMV)方式撤机：该方式已成为目前常采用的技术手段。撤机时，随着患者自主呼吸功能的恢复，渐减 SIMV 的频率，使机械通气在患者呼吸中的成分逐渐减少，自主呼吸成分逐渐增加，直至过渡到完全自主呼吸。对短期机械通气患者，SIMV 的频率可以在数小时内迅速下调撤机。对长期机械通气者，则需较长的过程。撤机开始时，SIMV 模式的频率宜接近原控制呼吸频率或稍低，然

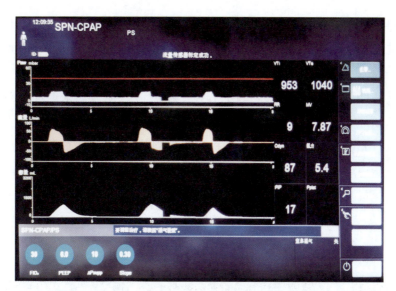

图 6-2-3 CPAP 模式

后根据患者的耐受情况,按每小时下调 1~3 次/min 至每天下调 1~2 次/min 的速度渐减 SIMV 的频率,直至频率为 2~4 次/min 后不再下调。维持 2~4h 后若情况稳定,可以脱离呼吸机。SIMV 模式呼吸机界面见图 6-2-4。

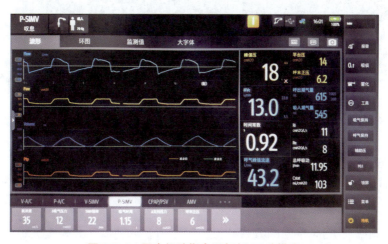

图 6-2-4 同步间歇指令通气(SIMV)模式

(4)用压力支持通气(pressure support ventilation,PSV)的方式撤机(图 6-2-4):压力支持通气模式可以根据需要以一定的吸气压力来辅助患者吸气,帮助克服机械通气管路阻力和增加潮气量。通过调节吸气辅助压力水平,可以不同程度地分担患者的呼吸肌负荷,减少呼吸功耗。在撤机过程中,操作人员通过逐渐降低吸气辅助压力的水平来逐渐加大患者每次呼吸中呼吸肌的负荷,直至最后完全依靠患者的呼吸肌自主呼吸。开始撤机时,先设置一个较高的吸气辅助压力,使之能够在较大程度上替代吸气肌做功来保证满意的通气。起始压力的水平,一般以达到较满意的潮气量为调节目标。有人认为宜使潮气量为 10~12ml/kg。在撤机过程中,吸气辅助压力的下调速度取决于下调中患者的耐受性和呼吸-循环的监测结果。其中以潮气量与呼吸速率的变化最具参考价值。当吸气辅助压力调至刚可克服通气管路阻力的水平(一般约为 8~10cmH$_2$O),稳定 2~4h 后即可考虑脱机。PSV 模式呼吸机界面见图 6-2-5。

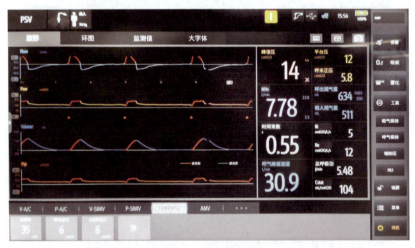

图 6-2-5　PSV 模式

(5)指令分钟通气(mandatory minute ventilation,MMV):指令分钟通气方式即预设一个最低每分钟肺通气量,若患者自主通气量超过或等于该值,呼吸机不加干预;若自主通气量低于该值,则不足部分由呼吸机以自动增加 SIMV 频率或 PSV 水平的方式补足。采用指令分钟通气方式撤机时,随患者病情好转,自主呼吸逐渐恢复加强,自动承担起通气过程中更大的比重,直至完全承担起呼吸功能。从理论上讲,指令分钟通气方式的撤机过程可以免去许多中间的阶段性调节,因而是一种较为理想的方法。但在实际应用中则存在着一些问题:指令分钟通气方式下患者可能以小潮气量、高呼吸速率的不良方式呼吸,其分钟通气量达到或超过预设值,呼吸机对这种情况并不加反应,长此以往则易致呼吸肌疲劳,呼吸功能恶化;指令分钟通气方式难以对患者的自主呼吸形成积极的刺激,有可能延缓撤机过程。基于这些原因,指令分钟通气在设计上尚有待进一步改进,目前临床上较少将它作为首选的撤机方法。

对于以上多种撤机模式而言,不同模式有不同的优缺点,见表 6-2-1,重要的不是应用哪种模式,而是合理、系统的撤机过程。

表 6-2-1 常用的间断撤机模式及其优缺点比较

撤机模式	优点	缺点	应用情况
T 管	简单方便,不需要消耗额外呼吸功以开启呼吸机的按需阀	不提供通气辅助功能,无容量监测和报警监测	肺顺应性较低,氧合较差者
CPAP	增加功能残气量,防止呼气末气体陷闭和肺泡萎陷,较少弹性功,有利于氧合	不提供通气辅助功能,开启吸气按需阀需要用力	畸形呼吸窘迫综合征、肺胸顺应性降低者,PaO_2 较低者
MMV	可保证撤机过程中患者的通气量不低于预设水平,提供的通气辅助功可根据患者自主呼吸量自动调整,具有内容监测和报警系统	呼吸浅快的患者,不能保证有效通气量,不能调整自主呼吸和通气辅助的比例,可能延长撤机时间	药物中毒,呼吸力学不稳定者
SIMV	可根据需要提供不同水平的通气辅助功,具有容量监测和报警装置,血流动力学影响较小,心力衰竭患者较易耐受	自主呼吸时不提供通气辅助功以开启吸气按需阀,过慢降低 SIMV 频率可延长撤机时间	中枢神经系统疾病,心外科术后,通气储备低和胸壁稳定性差,呼吸不规则
PSV	可根据需要提供不同水平的通气辅助功,具有容量监测和报警系统,呼吸机与自主呼吸的协调性较好,增加患者舒适感	顺应性和气道阻力改变时,需要调整压力支持水平,呼吸中枢受抑制者不能应用	慢性阻塞性肺疾病、呼吸肌疲劳或萎缩者

2. 间断脱机 指将脱机的时间分开,制订脱机计划,先是每天分次脱机几小时,以后逐渐增加脱机次数或者延长每次脱机时间,最后还可以改成白天脱机夜间带机,直至完全停用呼吸机。

3. 拔除人工气道 当通过改变通气模式或者间断脱机方法进行脱机时，患者能够维持较好的通气和氧合，可以拔除人工气道。

4. 加强拔管后的气道护理 脱机困难的患者拔管后气道护理的好坏，是脱机成败的关键。振动肺部、鼓励咳痰、雾化吸入等方式可加强气道护理，促进呼吸道分泌物的排出，保持气道通畅，预防肺部感染。

二、拔除气管内导管方法

（一）拔管时机

撤离呼吸机并不就意味着已经具备了拔除气管内导管（气管插管和气管切开导管）的条件。建立人工气道的目的除了用于连接呼吸机外，还有保持气道通畅，防止误吸和便于清除气道内分泌物的作用。拔管前应确认患者咳嗽、吞咽反射正常，可以有效地清除气管内分泌物和防止误吸，无明显的发生舌后坠或喉水肿等可致气道阻塞的临床倾向后方可考虑拔管。

ER-5 气道通畅性和主动咳痰能力评估

扫码打开视频
快速认识气道通畅性和主动咳痰能力的评估

气道通畅性和主动咳痰能力的评估

（1）气囊漏气实验：一种简单、方便的评估气道通顺性的检查，主要是比较排空气管插管气囊前（图6-2-6）和排空气管插管气囊后（图6-2-7）潮气量的变化，来协助评估患者拔管后气道是否通畅，是否有上呼吸道梗阻的问题，进而减少重新插管的伤害操作流程见表6-2-2。气囊漏气实验阳性标准：潮气量差值<110ml；(吸气潮气量 - 呼气潮气量)/ 吸气潮气量<15%。阳性结果提示可能存在上呼吸道梗阻（喉头水肿、气囊上结痂形成、气道水肿等），再插管可能性高。

（2）白卡试验（white card test）：用来评估患者主动咳痰能力，将一张白纸放在距气管插管开口1~2cm处，鼓励患者咳嗽，重复3~4次，分泌物喷到卡片即为阳性，即表示患者自主咳痰有力。

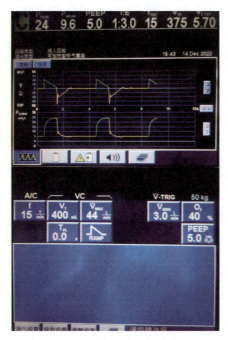 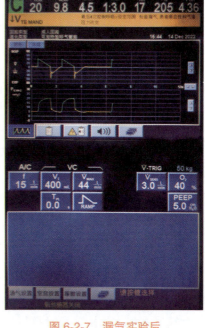

图 6-2-6 漏气实验前　　　　　图 6-2-7 漏气实验后

表 6-2-2　气囊漏气实验操作流程图

步骤	操作
1	充分清除口腔内、气囊上和气管插管内分泌物
2	选用容量控制的 A/C 模式,监测吸入和呼出潮气量,保证两者大致相同
3	将监测波形更换为容量 - 时间曲线
4	气囊完全放气
5	呼吸形态稳定的情况下,记录连续 6 次呼出潮气量的大小,取其中最小三个数的平均值
6	试验后,将气囊充气,测量并维持合适的气囊
7	恢复原来通气参数及模式

（二）拔管方法

拔管前宜禁食,留置胃管患者应吸空胃内容物;长期气管内导管压迫喉和气管内壁的患者可考虑在拔管前 1~2h 给予地塞米松 5~10mg 以预防拔管后喉和气管黏膜水肿,拔管前充分吸除气管内分泌物和气囊上滞留物。

拔管时患者取坐位或半坐位,抽出气囊内气体,再次吸除气管内分泌物,然后嘱患者深吸气,于深吸气末顺气道自然曲度轻柔,将导管拔出。拔除气管插管流程见表6-2-3。

ER-6　气管插管拔管方法

扫码打开视频
快速认识气管插管拔管方法

拔管后的注意事项:①给患者吸氧,吸氧浓度可酌情较原机械通气时的浓度调高10%;②鼓励患者咳嗽排痰,另可采用拍背、雾化吸入等措施帮助患者排痰;③必要时可使用去甲肾上腺素和皮质激素雾化吸入以防止或治疗气道黏膜水肿;④至少2h不能进食,防止在会厌反射未完全恢复的情况下将食物吸入气管;注意患者主诉,密切观察患者呼吸、心率情况,半小时后复查血气;⑤对于气管切开患者,拔管后可用蝶形胶布对合创口或直接以纱布覆盖,待其自然愈合;⑥对高危患者,做好再插管准备。若出现气道阻塞、呼吸窘迫、喘鸣、血气严重恶化等情况及时再行插管。

表6-2-3　拔除气管插管流程

步骤	操作
1	向患者说明拔管的步骤和拔管后的注意事项
2	抬高头部,与躯干成40°~90°
3	呼吸机或者建议呼吸器给予患者高浓度氧
4	分别吸净气囊上、口鼻腔、气道的分泌物,松开固定气管插管的胶布
5	放气囊,放气囊同时吸净分泌物,放气囊后,颈部能听诊到吸气相漏气气流,确定患者无喉头水肿或气道梗阻
6	嘱患者深吸气,吸气末时完全将导管拔除
7	拔管后,鼓励患者咳嗽和深呼吸,吸净口腔残余的分泌物,口腔护理,吸氧
8	密切监测患者,听诊呼吸音,尤其是颈部呼吸区域,发音、生命体征情况,必要时雾化吸入

(朱振男、胡丽君)

第三节　呼吸机依赖患者的撤机方法及护理

呼吸机依赖是指患者已具备脱机指征，但撤离呼吸机后不能自行调节，从而干扰并延长患者脱离呼吸机的过程。虽然大多数需要机械通气患者在最初的综合征消失后很容易脱离呼吸机，但还有 20%~40% 接受机械通气的患者在没有通气支持的情况下会再次遇到呼吸困难。使用呼吸机两周以上的患者容易对呼吸机产生较强的依赖，理解脱机困难的机制既重要又复杂，见图 6-3-1。没有机械通气辅助的呼吸过程依赖于心、肺、呼吸肌，以及大脑的协调功能。这些系统中的任何一个受损都会造成脱机困难。

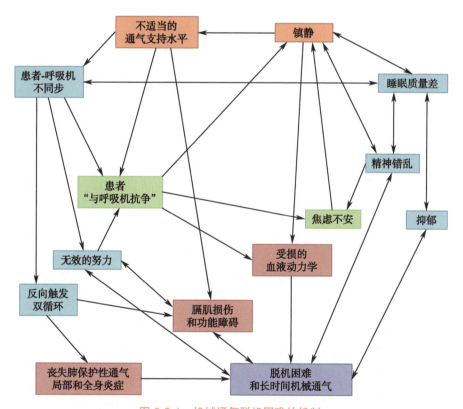

图 6-3-1　机械通气脱机困难的机制

注：图中单向箭头表示假定的因果路径；双向箭头表示假定的关联（未证实因果关系）。橙色块代表临床干预；蓝色块代表损伤机制；绿色块代表损伤机制的临床表现；粉色块代表损伤机制导致的器官功能障碍；紫色块强调了这些机制对临床结果的影响。

引起呼吸衰竭的原因长期得不到解决,会使患者对呼吸机产生依赖。如肺部严重病损、功能不全基础上并发严重肺部感染时,容易使患者产生呼吸机依赖。呼吸肌疲劳使呼吸肌做功能力减退,不能产生维持足够肺泡通气量所需的驱动压是呼吸机依赖产生的主要原因。机械通气患者由于不能说话等情况,普遍存在着一些不良心理,如紧张、恐惧、孤独、急躁、忧虑、抑郁、依赖、绝望等情绪,也给脱机带来不利影响。在撤机时护理人员应把握好脱机的原则,做好患者的思想工作、循序渐进,才能实现患者的成功脱机。撤机前要了解脱机的指征,并根据患者适应情况逐步调整呼吸机到符合脱机前的参数:①患者原发病已基本痊愈或受到控制病情稳定;②营养状态及肌力良好或基本恢复;③呼吸频率<30 次/min;静息潮气量>300ml;④最大吸气负压>30cmH$_2$O;⑤神志清醒,肺部感染得到控制,痰液量逐步减少,并能咳嗽排痰。符合以上条件方可撤机。

一、呼吸机依赖患者的撤机方法

呼吸机依赖患者的撤机方法也可以分为直接撤机和间断撤机 2 种。

1. 直接撤机 针对原先肺功能状态良好、没有慢性肺功能不全的患者,在治疗过程中呼吸功能恢复良好的,均达到撤离呼吸机的指征和具体指标,可采用直接撤机的方法。首先降低对呼吸机的依赖:如逐步降低 PEEP 和压力支持通气水平直至完全去除,同时也逐渐降低 FiO$_2$ 水平,一般以小于 0.40 为宜。随后撤除呼吸机数小时,患者的生命体征稳定,通气和氧合水平等也能符合上述标准,一般可拔除人工气道。特殊情况下可适当延长拔除人工气道后对患者的观察时间,必要时随时准备再次插管和应用呼吸机治疗,待机状态的呼吸机见图 6-3-2。

2. 间断撤机 针对原有慢性肺功能不全,因某种原发病对肺功能损害严重或者发生肺部感染等并发症的患者,撤离机械通气的指征和具体指标虽然已经基本达到,但仍采用分次或间断撤离呼吸机的方法。对脱机困难或没有足够把握的患者,采用一定的通气模式作为撤除呼吸机的过渡措施。

(1)采用 SIMV 模式:可以通过逐渐降低 SIMV 模式的呼吸次数至 5 次/min 时,如果患者能较好地维持通气和氧合,则意味着脱机已有一定把握,见图 6-3-3。

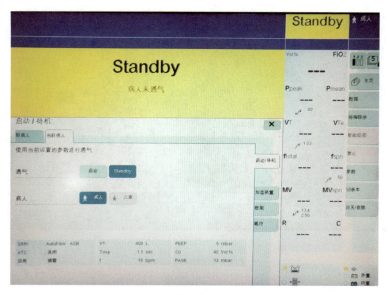

图 6-3-2 待机状态的呼吸机

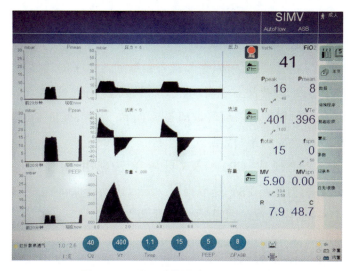

图 6-3-3 撤机过渡模式之 SIMV 模式

(2) 采用 PSV 模式:开始可逐渐增加 PSV 模式的压力支持水平,以利于肺的充分膨胀,做被动性的肺功能锻炼,以后可以逐渐降低 PSV 模式的压力支持水平。一旦当压力支持水平下降至一定水平或完全撤除后,患者仍能保持较好的呼吸时,可以试行脱机(图 6-3-4)。

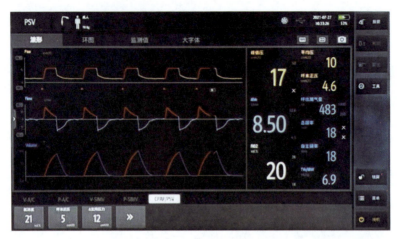

图 6-3-4　撤机过渡模式之 PSV 模式

(3)采用混合模式：对呼吸肌衰竭的患者,除加强营养,被动性呼吸也很重要。可先采用 PSV 的通气功能,增加肺的膨胀程度,然后再逐渐降低 PSV 压力的同时,应用 SIMV 的通气模式,待 PSV 全部撤离后,再逐渐降低 SIMV 的通气支持次数,直至达到可以脱机的次数(5 次 /min)时,如果自主呼吸可以达到满意的氧合状况,即可以考虑脱机。

(4)采用 MMV 模式：既可以保障患者合适通气水平的通气模式,也可以用于脱机前的过渡,但要注意患者的自主呼吸频率,有时自主呼吸频率增快,通气量不变,但实际肺泡有效通气量却明显下降。因此,有自主呼吸频率趋于增快的患者,不适合应用 MMV 模式。

(5)采用 CPAP 模式：CPAP 模式可以单独应用(图 6-3-5),也可以与 SIMV+PSV 合用,方法与 PSV 基本相同。压力逐渐降低,自主呼吸频率也要兼顾；频率过快时,应寻找原因,并及时更换通气模式。

二、呼吸机依赖患者的撤机护理

患者从机械通气撤离到完全恢复自主呼吸是一门艺术,需根据临床情况个体化对待。在开始使用呼吸机时,医生就应考虑何时撤机,及时为患者创造条件,减轻呼吸机依赖,达到早日撤机的目标。对于准备脱机的患者,撤机时间宜选择在患者良好的睡眠后,即患者清醒,有自主咳痰能力,进行自主呼吸时能努力配合,不过度紧张、烦躁、疲劳等情况下。在撤机的过程中,

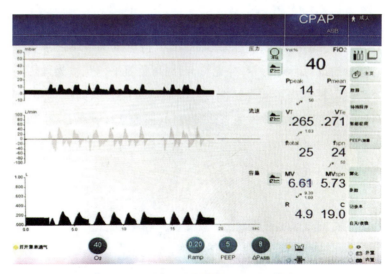

图 6-3-5　撤机过渡模式之 CPAP 模式

协助患者取半坐卧位或坐位，减低腹内压力以改善膈肌的运动功能。当开始采用间断撤机的方式进行呼吸锻炼时，停用呼吸机 3~5 次 /d、30min/ 次，以后逐渐增加到每次停机 1~2h。在停机期间，患者如无异常，再逐渐增加停用时间，直到连续 2d 患者都能自己呼吸，方可考虑夜间停机。间断撤机主要适用于脱机比较困难的患者，必须经过一段时间呼吸肌锻炼（图 6-3-6）及物理治疗，不可操之过急，以免前功尽弃，脱离呼吸机后患者情况良好，才可考虑拔管。

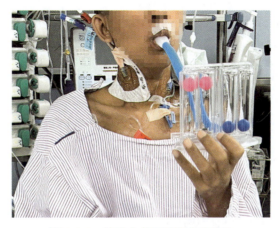

图 6-3-6　协助患者行呼吸功能锻炼

营养支持是患者能够成功摆脱呼吸机依赖的基本条件。应使患者每天摄入充足营养,保持肌肉力量,纠正贫血状态,维持血清电解质正常水平。当患者禁食时宜适当进行肠外营养,补充热卡,纠正负氮平衡是较为理想的营养支持方式。后续可根据患者实际情况先用胃管或鼻肠管鼻饲营养,即将肠内营养制剂自胃管或鼻肠管内注入患者胃肠道内,质地从稀到稠,从少到多逐步增加容量。对不可耐受肠内营养的患者,应给予深静脉输注肠外营养制剂,病情许可后再给予肠内营养支持(图6-3-7)。

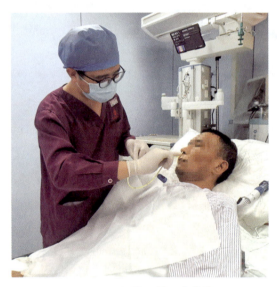

图 6-3-7　经鼻肠管肠内营养

撤机时要做好呼吸、血流动力学的临床监测。针对患者不同的病情特点、心理状态和耐受力,科学地制订撤机计划,进行身心两方面的护理,才能实现呼吸机依赖患者的成功撤机。撤机时应向患者解释操作目的、配合方法及注意事项。鼓励患者循序渐进积极地进行呼吸功能锻炼,消除患者紧张、恐惧心理和不必要的顾虑,与护士共同配合治疗,争取早日停机(图6-3-8)。

三、呼吸机依赖患者的其他注意事项

(一)撤机指征和撤机成功指征

约有20%~25%的机械通气患者存在撤机困难,对呼吸机产生依赖。撤机

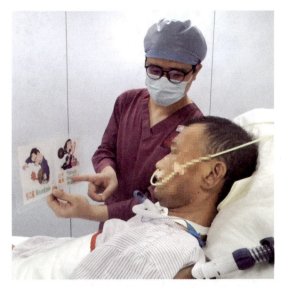

图 6-3-8　护士询问患者需求

失败后再次插管与并发症发病率、膈肌功能障碍、黏膜出血感染、呼吸机相关性肺炎的增加相关,且增加住院时间和机械通气时间,预后不良。因此,医护人员应充分把握撤机指征和密切观察撤机成功指征。如启动撤机程序过程中发现患者有不适症状,应立即采取急救措施。

1. 撤机指征　患者神志清晰、生命体征稳定、感染获得控制、有自主呼吸、咳嗽有力、动脉血 $PO_2>8kPa(60mmHg)$、动脉血 PCO_2 保持在代偿期水平。

2. 撤机成功指征　自主呼吸试验成功,48h 内无须再次插管或机械通气。

如患者自主呼吸试验失败或成功后 48h 内 PaO_2/FiO_2(氧合指数)<26.66kPa(200mmHg)须再次插管或机械通气,则为撤机失败。

(二) 撤机后的操作指引

1. 已经脱离呼吸机但未拔除人工气道的患者(图 6-3-9)　若是患者出现脱机后情绪激动,血气分析异常,血压增高(>20mmHg),心率增快(>20 次/min),呼吸速率增快,伴胸闷、大汗等不良情况,应及时接回呼吸机并调整适当的呼吸机参数。护士应充分吸净患者口鼻腔、气管插管内的分泌物,保持患者气道通畅,给予有效的氧气吸入或呼吸机辅助通气。遵医嘱给予适当镇静药物。意识清醒者做好心理疏导、鼓励患者,向患者介绍呼吸锻炼的方法和配合要求,避免人机对抗。必要时将直接撤机法改为间断撤机法。

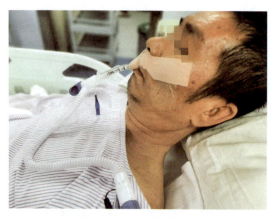

图 6-3-9 已经脱离呼吸机但未拔除人工气道的患者

2. 已经撤机并已拔除人工气道的患者 应延长拔除人工气道后对患者的观察时间,必要时随时准备配合医生再次插管(图 6-3-10)和应用呼吸机治疗。在医生到达前,将床推至距离墙面约 1 米的距离,给插管者预留足够的操作空间,将床头放平并撤除床头挡板。患者需去枕平卧,必要时肩部垫一软枕。如果患者有痰,先进行吸痰,清除口鼻分泌物。护士连接好喉镜,检查气管插管的气囊是否完好、抽气,插入导丝、塑形,涂液状石蜡或利多卡因胶浆。在医生到达后,护士应为患者加压给氧,通过球囊面罩吸入纯氧 2~3min,频率约为 12 次 /min。护士将喉镜和气管插管递给医生,遵医嘱适当给予镇静药或肌松药,然后随时准备好配合医生吸净气道痰液。插管成功后取出导丝,确定导管是否在气管内。如在气管内则协助医生气囊内先打 5ml 气体,随后使用气囊测压表调整到适当压力,最后使用牙垫蝶形固定气管插管。医生调节

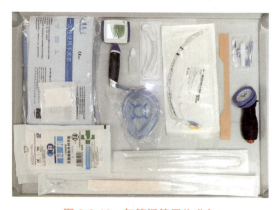

图 6-3-10 气管插管用物准备

呼吸机模式和参数后连接呼吸机。在插管过程中,护士应注意观察患者生命体征、血氧饱和度及皮肤黏膜的改变。

(三) 提高撤机成功率的注意事项

及时准确地处理病因是撤机的必要条件(图 6-3-11)。

(1) 呼吸机设置:可采取限制潮气量和呼吸频率、增加吸气流速等措施以促进通气,给予适当的外源性 PEEP,降低吸气功耗,改善人机的协调性。

(2) 抗感染:初始抗菌治疗可根据有无细菌感染危险因素区别用药,密切观察真菌感染的临床征象并采用防治真菌感染的措施,不推荐应用抗病毒药物治疗。

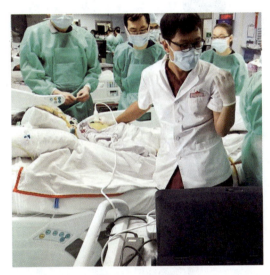

图 6-3-11 医生查房检查患者

(3) 注意常规监测人工气道的气囊压力(图 6-3-12),并及时吸痰、气道湿化、更换污染的呼吸机管路。

(4) 纤维支气管镜可以清除深部痰液并明确感染病因。

(5) 硝酸甘油可以帮助慢性阻塞性肺疾病撤机困难患者恢复撤机引起的心血管损害。

(6) 患者在 SBT 后出现左室功能障碍时,使用左西孟旦比多巴酚丁胺更有利于影响血流动力学。

(7) 患者的氧合水平、循环状况、体温、水电解质酸碱水平(图 6-3-13)等生理学指标是 SBT 前常用的筛查指标,积极纠正可减轻患者对呼吸机的依赖,提高撤机成功率。

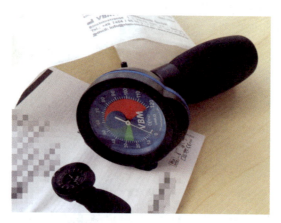

图 6-3-12　人工气道气囊测压表

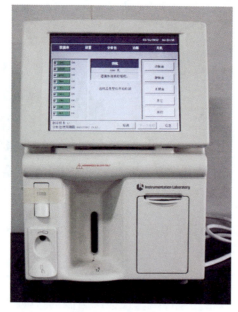

图 6-3-13　血气分析结果

(8) 呼吸机依赖患者应尽早给予营养支持,并首选肠内营养,适当降低非蛋白质热卡中碳水化合物的比例(图 6-3-14)。

(9) 维持正常血清磷水平可以提高患者的呼吸肌力量及膈肌功能。

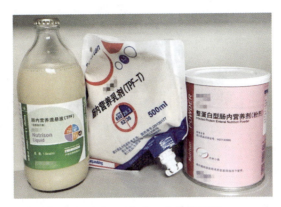

图 6-3-14　各种肠内营养制剂

（10）ICU 机械通气患者应常规实施每天镇静中断或轻度镇静，并建议施行镇痛优先的镇静策略。机械通气患者如果在 48h 内不能脱机，应尽快启动肺康复程序。

（11）运动锻炼与电刺激技术相结合可明显改善患者外周肌肉强度，且降低了心率加快的风险。膈肌功能锻炼可增加最大吸气压（MIP），有利于改善预后。需要注意的是，早期运动应遵循循序渐进的原则，从被动运动—主动运动—维持坐位—床边活动逐步进行（图 6-3-15）。

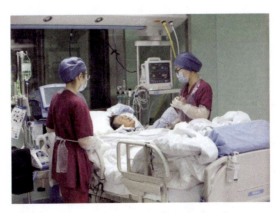

图 6-3-15　为患者做被动肢体运动

（12）精神障碍在机械通气患者中极为常见，主要与睡眠差、疼痛、交流困难有关，也与对呼吸治疗的恐惧及气道管理不当造成的强烈刺激有关。因此，应对患者作耐心细致的说明和安抚工作（图 6-3-16），必要时可应用镇静药和抗焦虑药物。

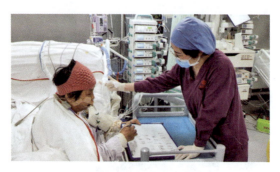

图 6-3-16　健康宣教指导患者呼吸锻炼

值得强调的是,无论患者是否已经摆脱对呼吸机的依赖,积极寻找病因治疗原发病、加强气道管理、给予营养支持、稳定内环境、尽快启动肺康复程序、提供心理护理等,都将为患者尽早撤机成功提供坚实的基础。

(李丽琼)

第七章
呼吸机的维护和保养

第一节 呼吸机的日常维护与保养

呼吸机作为维持患者生命支持的重要医疗设备，属于高风险、高端精密的医疗设备。在日常临床使用中，呼吸机的运行状态直接影响到医院的救治能力和患者的生命健康安全。做好呼吸机的日常维护和保养就显得尤为重要。熟悉并掌握呼吸机的日常维护和保养的相关知识可以保障呼吸机在救治过程中的安全性和有效性，提高呼吸机的安全运行率，有效延长呼吸机的使用寿命，降低呼吸机的故障发生率。

ER-7 呼吸机的清洁与消毒

扫码打开视频
快速了解呼吸机的清洁与消毒

一、呼吸机的清洁与消毒

1. 呼吸机表面的清洁消毒 使用清水浸湿的毛巾或纱布拧干后清洁呼吸机用户界面、空气压缩机、呼吸输送系统、电源线、氧气泵管线、空气泵管线等物体表面，不可将液体流入呼吸机内部。呼吸机触屏界面使用干毛巾或纱布进行清洁。患者使用呼吸机结束后，使用 75% 乙醇纱布或复合季铵盐表面消毒巾进行消毒（图7-1-1），也可使用紫外线灯进行整机（硅胶回路除外）消毒，照射时间为 1h。

2. 过滤器的清洁消毒 可重复使用的过滤器从呼吸机上直接拆下（图 7-1-2），清洁表面污垢后送供应室进行高压灭菌消毒。因过滤器内有滤纸，不可用清水冲洗和浸泡，也不可使用气体熏蒸法进行消毒，以免在呼吸机使用时增加通气阻力。

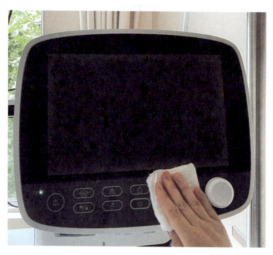

图 7-1-1　75% 乙醇纱布消毒呼吸机表面

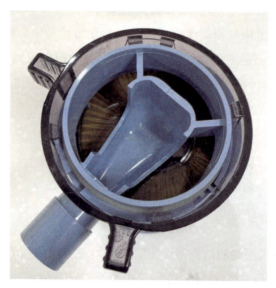

图 7-1-2　滤纸型可重复使用过滤器

3. 呼吸机管路的清洁消毒　呼吸机硅胶管路可重复使用,每周更换一次。清洁消毒前应将管路上连接的配件全部拆除,并检查有无血液、痰液及其他分泌物残留(图 7-1-3),如有,可用专用含酶液体进行浸泡清洁。将呼吸机管路和配件浸泡于 2% 戊二醛溶液内,保证浸泡时管路无打折无死角,管路和配件腔内无气泡,完全浸没在消毒溶液下,浸泡时间为 45min。消毒完成后应使用灭菌注射用水清洗后晾干,装入清洁的塑封袋内备用。

4. 湿化器的清洁消毒　应使用流动水清洗进行预处理,并检查有无血液、痰液及其他分泌物残留,如有,可用专用含酶液体进行浸泡清洁。使用1 000mg/L 有效氯溶液浸泡 60min,保证湿化器完全浸没在消毒溶液下。消毒后流动水冲洗干净,烘干备用。湿化器的电器加热部分(图 7-1-4)和温控传感器探头的金属部分,可用清洁的湿毛布或纱布拧干后擦拭,不可用消毒液浸泡,否则会影响传感器的准确性。

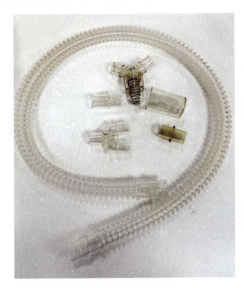

图 7-1-3　呼吸机硅胶管路及配件

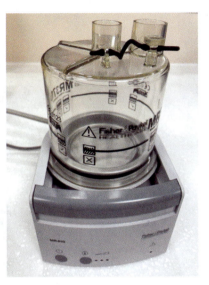

图 7-1-4　湿化器电器加热部分

5. 流量传感器的清洁消毒　流量传感器可分为超声流量传感器、压差式流量传感器和热丝式流量传感器,见表 7-1-1。

表 7-1-1　流量传感器的清洁消毒

类型	清洁消毒方法
超声流量传感器	在消毒前使用温水(不超过 35℃)漂洗呼出盒以去除如血渍或其他积存的有机物质(图 7-1-5)。使用 75% 乙醇浸泡消毒
压差式流量传感器	该流量传感器通常在呼吸机外部,通过两根测压软管与呼吸机内部的监测部分相连,终末处理时应将外部的传感器连同呼气阀一起消毒(图 7-1-6)
热丝式流量传感器	由于遇水易损坏,不能用高压灭菌锅消毒和蒸汽灭菌。可使用 75% 乙醇浸泡 60min,浸泡后晾干 30min 以上(图 7-1-7)。不可用力甩干,以免影响流量传感器性能

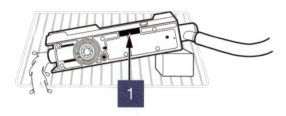

图 7-1-5 超声流量传感器

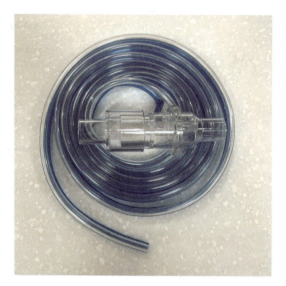

图 7-1-6 压差式流量传感器

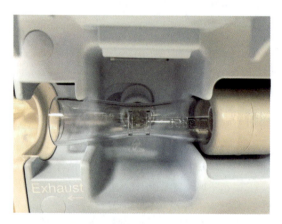

图 7-1-7 热丝式流量传感器

6. 过滤网的清洁消毒 气源过滤网包括空气压缩泵、主机侧面和后面散热风扇的过滤网(图7-1-8)。将空气过滤网取出后使用清水冲洗表面灰尘后晾干,无需进行消毒。压缩泵和主机侧面的过滤网一般48h清洁1次,主机后散热风扇过滤网一般1个月清洁1次。

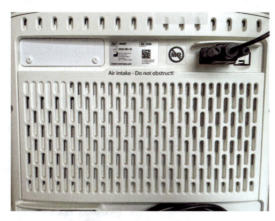

图7-1-8 气源过滤网

二、呼吸机的日常维护和保养

1. 使用前的呼吸机维护和保养 由专人负责进行管理。

(1)备用的呼吸机应在干净、干燥、通风的房间中进行存放,同时做好隔热、防潮、抗震、防腐蚀工作。

(2)按呼吸机的日常维护保养流程进行清洁消毒:①每天检查呼吸机外观是否完整、有无破损;②每天检查呼吸机的各类管路、电源线及配件,保证其通路顺畅,处于备用状态;③每天检查空气滤过网、氧电池、呼出端过滤器、吸入端过滤器、流量传感器、湿化器等呼吸机相关零件是否有损坏,如有损坏及时联系呼吸机工程师进行维修更换;④呼吸机相关零件应记录使用时间,查看以往维修情况,如超过使用年限也应及时更换;⑤每台呼吸机应配置呼吸机维护保养登记本,记录本包含表面清洁、表面消毒、使用前检查、送检维修情况、使用时长、操作人员和使用患者等基本信息。

2. 使用中的呼吸机维护和保养

(1)开机:开机时应先打开氧气源泵装置和空气压缩泵装置,然后插入总电源线,打开呼吸机总开关键,进行开机。

(2)自检:呼吸机开机后应进行自检系统操作,常规选择快速自检操作(图 7-1-9)。自检主要用于测试呼吸机管路泄漏、校正管路、测试呼出端过滤器的阻力,包括流量传感器测试、管路压力测试、管路漏气测试、管路阻力测试、呼出端过滤器测试和顺应性测试等。自检通过后参考患者的生命体征、血气分析情况、性别、身高、体重等基本信息设置呼吸机参数、模式和报警范围,并使用呼吸模拟肺进行预通气。预通气 5min 后无异常可与患者人工气道连接。

(3)使用中保养:要注意冷凝水的处理及湿化器的维护。

1)冷凝水:①确保呼吸回路管路无冷凝水,如有积水要及时倾倒;②确保集水杯无积水,集水杯位置应低于患者肺部(图 7-1-10),如有积水及时倾倒;③确保气源滤水杯内无积水,以免积水进入呼吸机内造成机械故障。

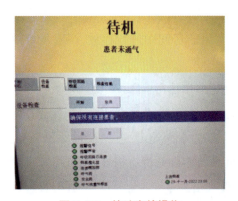

图 7-1-9　快速自检操作

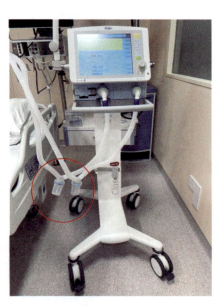

图 7-1-10　集水杯的放置位置

2)湿化器:①要注意检查调温器性能,应每天更换湿化器的内衬过滤纸和湿化水,以减少细菌繁殖;②湿化水应使用灭菌注射用水,以避免液体形成结晶物,影响和损坏湿化器的电热蒸发面;③使用外接雾化吸入设备时,如有必要可增加过滤器于患者呼吸管路的回路端,避免气溶胶影响呼吸机过滤器,延长使用寿命。

(4) 关机:关机时,先关闭呼吸机总开关键,再拔除总电源线、氧气源泵装置和空气压缩泵装置,以免对呼吸机主机造成损坏。

3. 使用后的呼吸机维护和保养

(1) 呼吸机管路及呼吸机的清洁和消毒:由专人负责,保证呼吸机的管路和配件处于清洁和备用状态。呼吸机吸入和呼出端口使用清洁纱布进行防尘处理。备用呼吸机使用防尘罩进行保护(图 7-1-11)。

(2) 呼吸机自检:每周 1 次通电进行完整自检操作。完整自检用于呼吸机的全部气路和部分电路(包括气体力学、压缩机、传感器等)的检查,包括上电自检和快速自检的部分内容。完整自检内容包括:①气道压力测试;②流量传感器对比测试;③漏气测试;④键盘、旋转按钮测试;⑤亮灯、报警声音测试;⑥闭环电流测试;⑦安全系统测试;⑧呼气阀密封测试;⑨压缩机测试;⑩后备电池测试等。如发生检查失败及时联系呼吸机工程师进行调试维修。

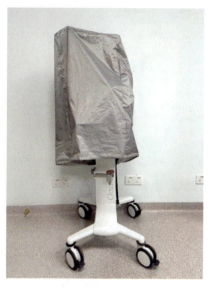

图 7-1-11　备用呼吸机使用防尘罩保护

(3) 定期巡查:呼吸机各项配件需工程师定期巡查,包含呼吸机的内部清洁、呼吸机的易损易耗件更换、呼吸机的性能检测、呼吸机的故障维修。

1) 定期更换易损耗品:①呼吸机灰尘过滤器每月定期清洁,每年定期整体更换;②空气压缩机每 5 000h 做一次大保养;③氧电池的寿命一般为 1 年,需要 1 年更换一次;④每年更换 1 次呼出阀膜片、过滤网、流量传感器;⑤每 2 年更换高压过滤网和锂电池;⑥每 6 年更换减压阀。

2) 呼吸机性能检测:需要借助呼吸机专用气流检测设备进行。主要包括潮气量、呼吸比、呼吸频率、呼气末正压、时间参数、压力参数和氧气浓度等项目。

3) 呼吸机报警功能检测:主要包括电源断电报警、气源报警、压力报警、氧浓度报警、通气量报警和呼吸频率报警等。

(4) 维护保养登记：每次维护保养后完成呼吸机维护保养登记本，包括呼吸机及配件的种类和数量、清洁消毒的时间、呼吸机自检的日期、自检结果、更换易耗部件的名称数量时间、送修物品等。做好备案，方便日后调取查看。

（景　峰、胡丽君、郑永富）

第二节　特殊情况下呼吸机的维护与保养

在呼吸机的临床使用中，特殊情况的患者的呼吸机运用也是呼吸机维护和保养中尤为重要的一部分。特殊情况患者是指患者感染结核分枝杆菌、人类免疫缺陷病毒、乙肝病毒、多重耐药菌、新型冠状病毒等。该类特殊情况患者在使用呼吸机的过程中，应严格遵循呼吸机相关医院感染控制制度，防止交叉感染。

一、呼吸机的清洁和消毒

1. 呼吸机表面的清洁消毒　呼吸机的外表面、用户界面、空气压缩机、呼吸输送系统、电源线、氧气泵管线、空气泵管线可用75%乙醇每天擦拭一次。触摸屏不可直接使用乙醇擦拭，可使用消毒湿巾进行擦拭，不可过湿，防止液体进入呼吸机内部。

2. 呼吸机耗材的清洁消毒　呼吸机管路和配件应做到一人一用一消毒或灭菌，并单独清洗。医务人员在消毒、清洗时应穿戴好必要的防护设备，如口罩、帽子、手套、防溅屏和护目镜等。消毒前应将连接部分全部拆开，如有血液、痰液及其他分泌物残留可用专用含酶液体进行浸泡清洁后进行消毒处理，将呼吸机管路和配件浸泡于2%戊二醛溶液内，保证浸泡时管路无打折无死角，管路和配件腔内无气泡，完全浸没在消毒溶液下，浸泡时间为45min。消毒完成后应使用灭菌注射用水清洗后晾干，装入清洁的塑封袋内备用。有条件的情况下建议使用一次性呼吸管路、细菌过滤器（图7-2-1）。消毒按照一次性医疗废物进行销毁处置。

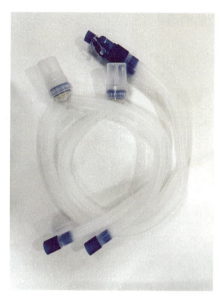

图 7-2-1　一次性呼吸管路

3. 过滤网的清洁消毒　先洗净过滤网上的灰尘,再放入 500mg/L 浓度有效氯浸没 30min,取出后清水冲洗,自然晾干。推荐消毒周期按实际需求清洁消毒或者每月一次。

4. 过滤器的清洁消毒　建议安装一次性使用过滤器,并安装于呼吸机吸入端和呼出端(图 7-2-2)。消毒按照一次性医疗废物进行销毁处置。可重复使用的过滤器可从呼吸机上直接拆下,清洁表面污垢后送供应室进行高压灭菌消毒。

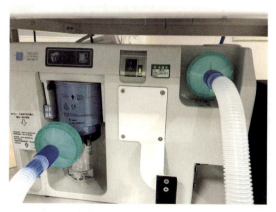

图 7-2-2　过滤器安装于呼吸机吸入端和呼出端

5. 流量传感器清洁消毒　详见本章第一节中的流量传感器清洁消毒。

二、呼吸机的日常维护和保养

1. 效果检测　呼吸机的日常清洁和消毒需要进行效果检测，每天监测消毒液的浓度并做好记录，保证消毒液的消毒效果。消毒液的使用时间不得超过产品说明书所规定的期限。消毒后的呼吸机应至少每3个月一次进行检测，并做好记录。如高度怀疑医院感染暴发和呼吸机相关感染有关应及时进行监测。

2. 维护保养　呼吸机的保养工作一般根据呼吸机的性能及使用寿命进行定期清洗、定期消毒、更换易耗品、定期自检，详见本章第一节。

此外，在传染病病区，医院管理人员须考虑建设呼吸机呼出气体主动排放装置，将患者呼出的气体排放到特定位置，进行集中过滤处理，避免病区内交叉感染。

（景　峰）

第三篇
机械通气的护理实践

第八章
无创通气的护理实践

第一节 无创呼吸机的使用流程

无创正压通气(non-invasive positive pressure ventilation,NPPV)是指不需要侵入性或有创性的气管插管或气管切开,只是通过鼻罩、口鼻罩、全面罩或头罩等方式将患者与呼吸机相连接进行正压辅助通气的技术,包括持续气道正压通气(continuous positive airway pressure,CPAP)模式、双相气道正压(bi-level positive airway pressure,BIPAP)模式和平均容量保证压力支持通气(average volume-assured pressure support,AVAPS)模式。无创呼吸机的使用和操作流程见图 8-1-1。

ER-8 无创呼吸机使用技术

扫码打开视频
快速了解无创呼吸机的使用技术

一、无创正压通气的指征

1. **呼吸衰竭** 无创正压通气主要适用于轻中度呼吸衰竭的早期干预,避免发展为危及生命的呼吸衰竭。应用指征:①呼吸系统疾病患者的呼吸频率>24 次/min,心力衰竭患者的呼吸频率>30 次/min,动用辅助呼吸肌或出现胸腹矛盾运动;②血气异常:pH <7.35,动脉血 PCO_2>6kPa(45mmHg),或氧合指数<226.66kPa(200mmHg)。

2. **睡眠呼吸暂停低通气综合征(SAHS)** 应用指征:当呼吸暂停低通气指数(AHI)≥15 次/h,或即使<15 次/h,但白天嗜睡等症状明显或合并脑血管疾病、糖尿病等需采用无创正压通气治疗。

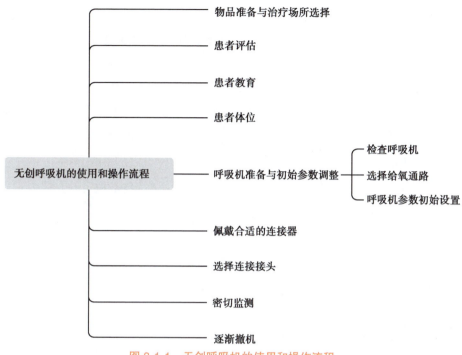

图 8-1-1　无创呼吸机的使用和操作流程

3. 慢性阻塞性肺疾病急性加重（AECOPD/COPD 急性加重） COPD 主要用于伴中度呼吸性酸中毒（pH 为 7.25~7.35）的患者。稳定期 COPD 应用指征：①伴有乏力、呼吸困难、嗜睡等症状；②气体交换异常，表现为动脉血 $PCO_2 \geqslant$ 6kPa（45mmHg）或在低流量给氧的情况下，动脉血 PCO_2：6.67~7.33kPa（50~55mmHg），伴有夜间 $SaO_2 < 88\%$ 的累计时间占预测时间的 10% 以上；③对支气管扩张药、糖皮质激素、氧疗等内科治疗无效。

4. 其他 包括 COPD 缓解期、心源性肺水肿患者，患有支气管哮喘急性严重发作、胸部创伤、围手术期间的呼吸系统并发症、慢性心力衰竭时的潮式呼吸、急性呼吸窘迫综合征早期干预、神经肌肉疾病、拒绝插管（do-not-intubate，DNI）、恶性肿瘤或高龄患者。

二、无创正压通气的禁忌证

无创通气的禁忌证可以分为绝对禁忌证和相对禁忌证。

1. 绝对禁忌证

（1）心跳或呼吸停止。

(2) 自主呼吸微弱、处于昏迷状态。

(3) 误吸高危者以及不能清除口咽及上呼吸道分泌物、呼吸道保护能力差。

(4) 颈部和面部创伤、烧伤及畸形。

(5) 上呼吸道梗阻。

(6) 严重低氧血症,动脉血 $PO_2 < 6kPa(45mmHg)$;严重酸中毒,$pH \leq 7.20$。

2. 相对禁忌证

(1) 合并其他器官功能衰竭(血流动力学指标不稳定、不稳定的心律失常,消化道穿孔/大出血、严重脑部疾病等)。

(2) 未引流的气胸。

(3) 近期面部、颈部、口腔、咽腔、食管及胃部手术。

(4) 严重感染。

(5) 气道分泌物多或排痰障碍。

(6) 患者明显不合作或极度紧张。

三、无创呼吸机的使用和操作流程

1. 物品准备与治疗场所选择 物品需准备多个不同类型连接器(鼻罩或口鼻面罩)、无创呼吸机(图 8-1-2)、多功能监护仪(可测脉氧饱和度及可行电除颤)、抢救药品、抢救设备(气管插管等)。地点可选 ICU、急诊科或普通病房。

2. 患者评估 评估患者呼吸频率、心率、神志、意识、血氧饱和度、全身状况(血流动力学不稳定、气胸、纵隔肿瘤、上气道梗阻),完善相关体格检查(面部创伤、口鼻畸形等),无创呼吸患者见图 8-1-3。

3. 患者教育 讲述无创呼吸机治疗的作用、目的、连接和拆除方法;告诉患者治疗过程中可能出现的问题及相应措施,

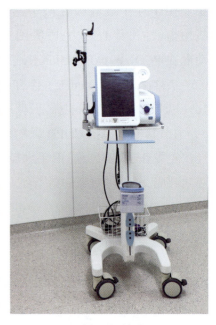

图 8-1-2　无创呼吸机

如鼻罩/面罩可能使面部有不适感,使用鼻罩时要闭口呼吸,注意咳痰和减少漏气等;指导患者有规律地放松呼吸,以适应呼吸机等。

4. 体位 常用半卧位(呈 30°~45° 角)。

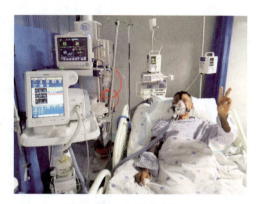

图 8-1-3 无创呼吸患者

5. 呼吸机准备与初始参数调整

(1)检查呼吸机:检查连接管路的密闭性,避免漏气;检查滤网,若变黑则弃之不用。

(2)选择给氧通路。

(3)呼吸机参数初始设置:通气参数设置,无创呼吸机通气参数的设定通常以"患者可以耐受的最高吸气压"为原则,初始通气的患者吸气压力首先从低吸气压力开始,避免患者不耐受,见图 8-1-4。具体方法从 CPAP($4~5cmH_2O$)或 BIPAP(吸气压:$8~10cmH_2O$;呼气压:$4~5cmH_2O$)开始,经过 2~20min 逐渐增加到合适的治疗水平,建议压力支持 $10cmH_2O$ 以上。常用通气参数见表 8-1-1。

表 8-1-1 无创正压通气常用通气参数的参考值

参数	常用值
潮气量 /ml·kg^{-1}	7~15
备用呼吸频率 / 次·min^{-1}	10~20
吸气时间 /s	0.8~1.2
吸气压力 /cmH$_2$O	10~30
PEEP	$4~8cmH_2O$(Ⅰ型呼吸衰竭时需要增加 $6~12cmH_2O$)
CPAP/cmH$_2$O	4~15

6. 选择和试佩戴合适的连接器

（1）根据患者脸型、病情选择面罩或鼻罩：轻症患者可先试用鼻罩（实物见图 8-1-5）；较严重的呼吸衰竭患者多用口鼻面罩；老年或无牙齿的患者口腔支撑能力较差，主张用口鼻面罩。

（2）将面罩或鼻罩固定在患者面部，鼓励患者扶持，用头带将面罩或鼻罩固定。

（3）调整好面罩或鼻罩的位置和固定带的松紧度（以头带下可插入 1~2 手指为宜），见图 8-1-6。

（4）建议在吸氧状态下完成佩戴过程，再连接呼吸机管道，避免在较高的吸气压力状态下佩戴罩面或鼻罩，增加患者的不适。

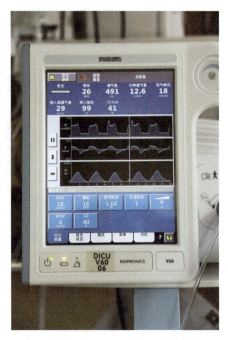

图 8-1-4　正常运行中的无创呼吸机

7. 连接接头的选择
供临床使用的连接接头虽性能有所不同，但功能基本相似，以漏气孔和平台漏气阀多见，连接时应避免方向颠倒。

8. 密切监测，随时调整参数
监测患者临床指标、生理学指标和通气参数，根据患者病情变化随时调整通气参数，最终以达到缓解气促、减少呼吸频率、增加潮气量和改善动脉血气为目标，呼吸机检测界面见图 8-1-7。

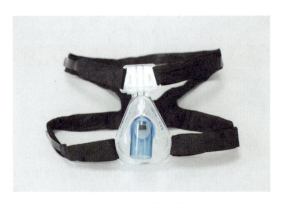

图 8-1-5　鼻罩实物图

第八章　无创通气的护理实践

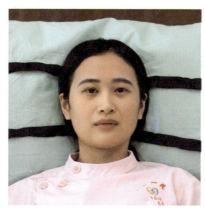
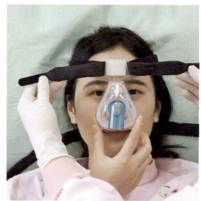
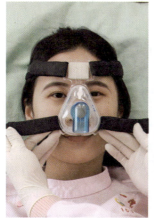
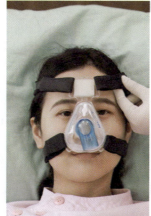
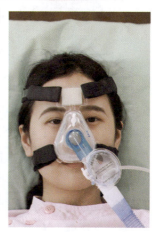

图 8-1-6　鼻罩的佩戴

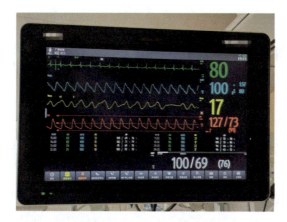

图 8-1-7　呼吸机监测

9. 逐渐撤机 作为大多数患者撤机方式,逐渐撤机主要依据是患者的临床症状及病情稳定性,撤除方法有 3 种。

(1)逐渐降低压力支持水平。

(2)逐渐减少通气时间(先减少白天通气时间,再减少夜间通气时间)。

(3)以上方式联合使用。

(陈丽花、杨 蕊、梁焕明)

第二节 无创通气患者的护理

近三十年来,无创通气已被广泛应用于临床,相关的临床研究与实践不断深入。无创通气的临床应用大体分 3 个阶段:①首先是让患者安全地从自然呼吸过渡至无创通气,即较好地适应无创呼吸机;②然后通过调节呼吸机和氧浓度发挥治疗作用;③最后让患者顺利地脱离呼吸机。在不同的阶段做好患者管理对于无创通气患者而言至关重要。无创通气患者护理要点见图 8-2-1。

无创通气的应用有赖于患者的积极配合及医护人员的熟练操作,也有赖于医护人员的自身素质和观察能力。医护人员必须有冷静的头脑、精湛的技术、善于分析问题和解决问题的能力,以及动态决策的无创通气策略,提高患者无创通气治疗的舒适感和耐受性,才能提升无创呼吸机治疗的效果。

一、上机前患者护理

1. 患者评估 根据无创通气的适应证和禁忌证,评估患者是否适合无创通气治疗。此外,还要评估患者所处的病房环境,以便操作,详见无创呼吸机的使用流程章节中患者评估内容。

2. 患者宣教

(1)告诉患者无创呼吸治疗的目的和作用,使患者消除恐惧心理,提高患者的配合度。

(2)告诉患者简单的面罩连接和拆除方法,提高治疗安全性。

(3)告诉患者可能出现的不良反应和简单应对措施,如使用鼻罩时要闭口呼吸,注意咳嗽和减少漏气等。

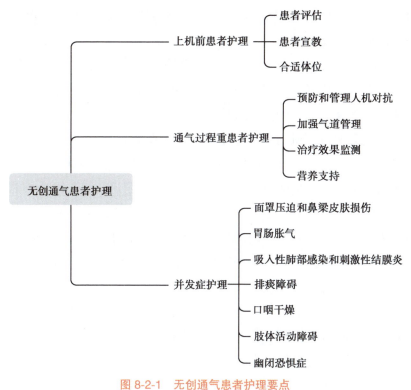

图 8-2-1　无创通气患者护理要点

(4) 指导患者有规律地放松呼吸,以便与呼吸机协调。

(5) 嘱咐患者出现不适时,及时告知医务人员。

3. 合适体位　协助患者采取合适的体位。一般取半坐位,避免在饱餐后进行,以免误吸。同时,应为患者选择和试佩戴合适的连接器。

二、通气过程中患者护理

1. 预防和管理人机对抗　人机对抗即患者自主呼吸和无创呼吸机辅助通气在吸气、呼气时相上不同步,主要原因有呼吸机参数设置不恰当、患者选择不合适、患者配合不佳。人机对抗除了影响氧合功能、增加呼吸做功及引发患者不适外,还会导致跨肺压升高而增加通气相关肺损伤。

(1) 合理设置呼吸机参数,避免过度的呼吸支持:①正确设置吸气触发值,过低的流速触发阈值可能导致误触发,过高的吸气触发阈值会导致无效触发;②适度减少吸气压力、增加患者呼吸驱动从而降低无效触发的发生,CPAP 模式吸气压力通常从 4~5cmH$_2$O 开始,根据需要调整到 10cmH$_2$O。BIPAP 的吸气压力通常保持 10cmH$_2$O;③降低内源性 PEEP,适当应用外源性 PEEP。

(2) 减少管路漏气:在无创呼吸中,管路漏气是人机对抗的主要来源。①选择合适的面罩,根据患者的脸型、偏好和病情需求,选择合适的面罩;②使用检测和补偿漏气软件,减少管路漏气。

(3) 选择新型呼吸机辅助通气模式,避免过度辅助通气:根据患者需求,选择神经调节通气辅助,有效匹配患者通气需求。神经调节辅助通气利用经食管膈肌电活动为呼吸机触发的始动参数,减少触发延迟及切换延迟,可根据患者自身生理需求实时调节支持力度,有效改善人机同步性与协调性。

(4) 患者教育:①在治疗过程中,指导患者吸气和呼气,也可间歇使用呼吸机,让患者精神放松,提高患者适应能力;②告诉患者简单的面罩连接和拆除方法,提高治疗安全性。

(5) 避免过度镇静:镇静、镇痛药物也会通过改变呼吸驱动和时间,从而影响患者与呼吸机的相互作用,并可能导致人机对抗。因此,临床应避免过度镇静。只有在排除了发生人机对抗致命性原因的情况下,如经适当处置,呼吸仍不同步,才考虑使用镇静药物提高通气效率。

2. 加强气道管理

(1) 保持呼吸道通畅:指导患者处于适当的体位,如半坐卧位,并使头、颈、肩在同一水平,头稍向后仰,以有效开放气道,保持呼吸道通畅,注意防止枕头过高,影响气流通过而降低疗效。

(2) 气道湿化:根据患者情况和气候环境选择。加温湿化可加温、湿化管路的气体,稀释气道分泌物,促进分泌物的排出,同时提高患者舒适度和耐受性;若管道内出现冷凝水,应及时排出,以免影响通气环路的顺应性及阻力,影响呼吸机的吸气和呼气触发。

(3) 促进主动咳嗽:有效清除呼吸道分泌物的方法是患者的主动咳嗽排痰。指导患者有效咳嗽,即二步法将痰咳出,首先行深呼吸 4 次或 5 次,再深吸气后保持张口,然后轻咳一下将痰咳至咽部,再迅速将痰咳出。对痰多、不易排出患者可启动雾化吸入,也可调节湿化器,增加气体湿度;若患者出现咳嗽咳痰剧烈,可先暂停呼吸机,分离呼吸机与面罩,帮助患者将痰咳出,并及时漱口。

(4)积极协助排痰：由于COPD患者小气道功能差，纤毛运动受限，且多为老年患者，呼吸道分泌物多，不易排出，护士应协助排痰。方法包括气道廓清、肺部叩击、体位引流排痰、吸痰。

(5)有效药物治疗：根据患者病情，遵医嘱给予药物对症治疗。

(6)鼓励患者多饮水：每天补充适量的水分，促进痰液稀释和排出。

(7)避免感染：①每天用清洁剂擦拭无创呼吸机表面，鼻面罩及呼吸管道专人专用；②定时更换呼吸机的过滤器；③撤机后，呼吸机用消毒剂擦拭，以保证呼吸机的清洁。

3. 治疗效果监测

(1)起始治疗的判断标准：①临床表现：气促改善、辅助呼吸肌运动减轻和反常呼吸消失、呼吸频率减少、SaO_2增加及心率改善等；②血气标准：$PaCO_2$、pH和PaO_2改善。最终评估指标通常用气管插管率和病死率。

(2)氧流量或氧浓度的调节：其调节标准是SaO_2达90%或PaO_2的数值在8kPa(60mmHg)以上即可。除疾病因素和其他意外因素外，SaO_2不能改善的情况主要见于漏气量过大或预设压力(包括吸气压力和呼气压力)过高的患者，压力增高会导致漏气量增加，FiO_2下降，低氧血症反而进一步加重。

(3)治疗时间和疗程：初始通气时，除日常护理外，应尽可能长时间通气，每天仅用数小时是无效的；患者病情明显改善(呼吸平稳，气体交换明显好转，呼吸肌疲劳恢复)后，先逐渐降低机械通气压力，再逐渐缩短机械通气时间。

(4)间断停机：若通气过程中，因护理、进食、排痰等原因而暂停通气，则需先断开呼吸机与面罩之间的连接，然后松开固定带，移走面罩。

(5)严密观察患者的神志意识、生命体征、呼吸频率变化，皮肤黏膜发绀情况有无改善，自主呼吸与呼吸机是否同步，面罩是否漏气。若患者出现烦躁不安、通气量不足，多由于痰液堵塞引起，要及时排除痰液增加通气量。

4. 营养支持 鼓励并协助患者积极主动进餐，合理安排饮食种类，增加蛋白质的摄入，适当减少糖类的摄入，国内外学者大多建议为无创通气患者(如COPD患者)提供高脂、低碳水化合物的营养制剂，脂肪占比50%~55%，碳水化合物占28%~34%；无法自行进餐时要适时给予肠内营养，补充机体体内的氮储备，以改善呼吸功能，缩短通气时间，保证顺利撤机。

三、并发症的护理

1. 面罩压迫和鼻梁皮肤损伤 鼻梁部和齿龈部的基本结构是骨骼,皮下组织少,容易引起压迫性损伤,应特别注意防护。

(1)选择合适形状和大小的面罩,调整合适的固定张力和位置。

(2)尽可能选择硅胶面膜型面罩。

(3)间歇松开面罩让患者休息。

(4)必要时减压敷料垫于鼻梁处可以减少鼻梁的压力,也能减少面罩的上下滑动。

(5)若面罩固定带是塑料制品,应在患者枕下及两侧脸颊处垫减压敷料,以利于皮肤透气。

2. 胃肠胀气 属于无创通气的常见并发症。主要成因是反复吞气,或者上气道内的压力超过食管贲门括约肌的压力,使气体直接进入胃内。

(1)指导患者紧闭嘴巴,用鼻呼吸,并减少吞咽动作,避免把气吸到胃内,造成胃肠胀气。

(2)出现腹胀后可热敷和腹部按摩,以刺激肠蠕动,减轻腹胀。

(3)腹胀明显的患者可尽早采取胃肠减压或加用促进胃动力药,以减轻胃肠胀气,但要避免在挪动面罩时牵拉出胃管。

3. 吸入性肺部感染和刺激性结膜炎 吸入性肺部感染和刺激性结膜炎也是无创通气的常见并发症,前者与胃胀气导致的误吸有关,后者则因面罩漏气引起。漏气程度与面罩性能、固定方式、固定程度、气道峰压直接相关。在保障舒适度的基础上可适当增加固定带的拉力,也可选择定压型或自主性通气模式,降低通气压力,减少漏气。

4. 排痰障碍 由于没有人工气道,排痰主要依靠患者的咳嗽。咳嗽排痰能力较差的患者由于痰液阻塞而影响无创呼吸机的疗效,也不利于感染的控制。因此,在使用无创呼吸机治疗期间鼓励患者间歇主动咳嗽排痰,必要时经鼻导管吸痰清除口鼻分泌物和刺激咳嗽。

5. 口咽干燥 多见于使用鼻罩又有经口漏气时。调整湿化罐温度在28~35℃;帮助患者间歇饮水。

6. 肢体活动障碍 使用无创呼吸机期间,卧床时间延长,使用鼻面罩导致胃肠功能紊乱,患者出现肠内营养受阻、摄入不良等情况,进而导致患者出现不同程度的肌肉萎缩及肌力、耐力下降。为了减缓上述情况,应缩短通气时间,尽早脱机,提高患者生活质量,除进行常规翻身、叩背等护理外,还应鼓励并协助患者进行早期活动,如握拳、双上肢上举、双腿屈曲、直腿抬高等锻炼。

7. 幽闭恐惧症 部分患者对佩戴口鼻面罩有恐惧心理,有效的患者教育、合适的解释、规范的上机流程通常能减轻,甚至消除恐惧,也可请患者观察其他成功应用无创正压通气治疗的案例。

(陈丽花)

第九章
有创通气的护理实践

第一节 有创呼吸机使用流程

ER-9 有创呼吸机使用技术

扫码打开视频
快速了解有创呼吸机的使用技术

一、有创呼吸机使用操作流程

1. **解释** 操作前向患者和/或家属解释有创呼吸机使用目的(详见本书第二篇第三章)及配合要点。

2. **评估** 评估患者意识、生命体征、配合程度、人工气道留置情况等。

3. **准备**

(1)操作者准备:洗手、戴口罩。

(2)仪器准备(性能良好):呼吸机、主动加热湿化器。

(3)物品准备(包装完好,均在有效期内):呼吸机管路(含湿化罐)、双旋呼吸机接头(或螺纹延伸管)、过滤器、灭菌注射用水(必要时准备网套)、模拟肺、"呼吸机湿化液"提示牌,见图9-1-1。

(4)患者准备:根据病情协助患者取舒适体位,按需进行镇静镇痛。

4. **连接呼吸机管路及湿化罐** 安装呼吸机的吸入端过滤器和呼出端过滤器(图9-1-2)→安装湿化罐(连接/加入灭菌注射用水)→连接呼吸机回路(注意区分吸入管路和呼出管路)→按对应接口,连接加热丝连接线及温度/流量探头→Y形管接双旋呼吸机接头(或螺纹延伸管)。

第九章 有创通气的护理实践

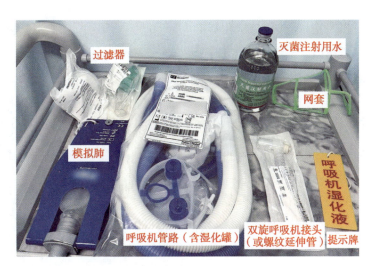

图 9-1-1 有创呼吸机使用的物品准备

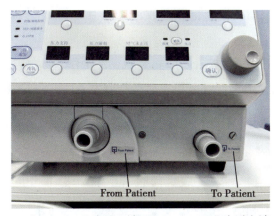

A. "To Patient"为吸入端,"From Patient"为呼出端

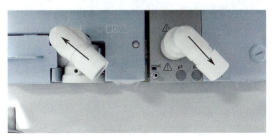

B. 箭头指向呼吸机外为吸入端,指向呼吸机内为呼出端

图 9-1-2 不同呼吸机的吸入端和呼出端识别

5. 开机 连接呼吸机、湿化器电源→连接呼吸机氧气源、空气源(呼吸机带压缩机时不需要连接空气源,见图 9-1-3)→打开呼吸机开关、湿化器开关→呼吸机自检通过后,连接模拟肺→校正氧气传感器和流量传感器→输入患者理想体重。

6. 设置呼吸机模式和参数 根据患者病情及医嘱设置呼吸机模式、潮气量、呼吸频率、吸氧浓度、PEEP、压力支持、触发灵敏度、吸气时间、吸气流速等参数。

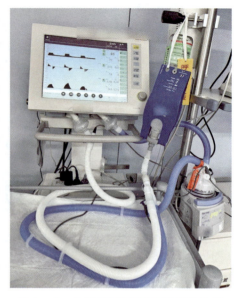

图 9-1-3 有创呼吸机管路及湿化罐连接

7. 设置报警值 设置报警参数上下限。

8. 连接人工气道 检查呼吸机是否正常工作、各连接处是否漏气,各项显示状态是否正常→确保呼吸机正常运行状态下,撤下模拟肺→连接至人工气道,包括经口气管插管(图 9-1-4)、经鼻气管插管、气管切开。

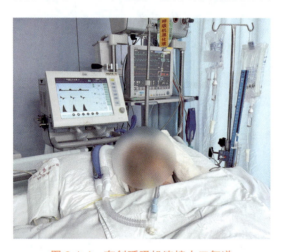

图 9-1-4 有创呼吸机连接人工气道

9. 监测

(1)监测患者生命体征,特别注意呼吸节律、频次和血氧饱和度情况。

(2)听诊双肺呼吸音、注意患者与呼吸机配合是否协调,做好呼吸机各项指标的监测及记录,及时排除各种报警。

(3)遵医嘱行动脉血气分析,协助医生根据血气结果调整各项呼吸机参数及对症治疗。

10．整理

(1)若无禁忌证,协助患者将床头抬高30°~45°角,整理床单位,注意保暖,拉上床栏。

(2)湿化水旁悬挂"呼吸机湿化液"提示牌。

(3)根据患者病情,遵医嘱按需使用镇静和/或镇痛药物,并做好镇静镇痛评估,必要时进行保护性约束(需家属知情同意),预防非计划性拔管。

11．记录 记录呼吸机使用时间、模式、参数等。

12．撤机 当患者达到撤机指征时,应遵医嘱尽快撤机,撤机前准备好适合的氧疗用物→先将呼吸机调整为自主呼吸模式,患者有自主呼吸且能耐受后,断开呼吸机管路与患者人工气道的连接,同时为患者采用适合的氧疗方式→将呼吸机管路连接至模拟肺,观察患者氧合及呼吸等情况(详见第二篇第三章内容)→若无特殊,关闭湿化器电源、呼吸机电源→做好记录。

13．呼吸机终末消毒处理

(1)一次性使用呼吸机管路、湿化罐、过滤器等弃于感染性垃圾桶(呼吸道传染疾病患者建议使用一次性呼吸机管路及湿化罐等)。

(2)重复使用的呼吸机管路、模拟肺等打包送供应室进行气体消毒。

(3)呼吸机表面消毒可选用75%乙醇或复合季铵盐湿巾擦拭消毒;多重耐药菌感染患者使用后建议使用紫外线灯照射消毒呼吸机 1h;备用呼吸机吸入端口和呼出端口,建议使用清洁纱布或防尘帽盖进行防尘处理。

(4)中央供气系统通常安装过滤网,终末处理时建议常规更换呼吸机主机和空气压缩机的空气过滤网。

(5)传感器消毒:①超声流量传感器,在消毒前使用温水(不超过35℃)漂洗去除可见杂质,再使用75%乙醇等浸泡消毒;②压差式流量传感器,通过两根测压软管与呼吸机内部的监测部分相连,终末处理时应将外部的传感器连同呼气阀一起消毒;③热丝式流量传感器,由于沾水易损坏,不能用高压灭菌消毒和蒸汽灭菌,建议采用75%乙醇浸泡消毒 1h,并在浸泡消毒后至少晾干30min。

二、使用有创呼吸机使用注意事项

1. 密切监测 随时观察和记录患者生命体征、血氧饱和度,留意血气分析结果;评估患者呼吸机使用情况:是否存在人机对抗、留意呼吸机波形(如锯齿波提示呼吸机管路有大量冷凝水或分泌物)、及时处理报警值(如报警提示"气道低压"应留意呼吸机管路连接是否松脱);按需清理呼吸机管路中的积水(呼吸道传染疾病患者,应避免断开呼吸机回路)。

2. 加强气道管理 保持呼吸道通畅,按吸痰指征及时进行吸痰,注意痰液性状和量的评估,加强气道湿化和雾化,长期使用呼吸机患者建议使用具有封闭式自动续水功能的湿化罐进行湿化,并及时更换湿化用灭菌注射用水;至少每班评估气管插管置入深度,若有移位应协助医生进行处理;严密注意呼吸机管路连接完整,无漏气、脱落或阻塞。

3. 呼吸机相关性肺炎预防的集束化管理 若无禁忌证,抬高床头30°~45°角;气囊压力保持在25~30cmH$_2$O;如病情允许尽量停用应激性溃疡预防用药;至少每6~8h进行一次口腔护理;避免冷凝水反流;严格执行手卫生、吸痰无菌操作;病情允许,建议每天实施镇静中断,评估是否可以撤机和拔管;加强早期康复锻炼。

4. 做好心理护理和健康教育 对于烦躁或不能耐受人工气道患者,应合理镇静镇痛,做好保护性约束,防止意外拔管;停用镇静镇痛药物患者应做好解释和宣教,提高患者依从性。

(胡丽君、李妃飞、梁启财)

第二节 气道湿化的护理

正常的上呼吸道对吸入气体有加温、湿化和净化作用,可将空气加温至37℃左右,并达到95%的相对湿度,使进入肺部的气体适合人体生理需求。人工气道的建立和高流量医用气体的使用,会影响机体正常的吸入气体调节过程,使下呼吸道失水、黏膜干燥、分泌物黏稠等,从而导致气道阻塞、气道黏膜损伤、肺不张、肺部感染等。研究表明,当湿度低于25mg/L持续1h或低于30mg/L持续24h以上时与气道黏膜功能障碍有关,因此做好机械通气患者气道湿化管理十分重要。

一、人工气道湿化标准

当气管隆突处气体温度为37℃、相对湿度为100%(绝对湿度为44mg/L)时,为气体调节的最理想条件。为有创通气患者提供主动湿化时,建议绝对湿度水平为33~44mg/L,气体温度为34~41℃,相对湿度为100%。

二、常用气道湿化方法及连接方法

机械通气时患者气道湿化方法主要包括主动湿化(active humidification)和被动湿化(passive humidification)。主动湿化指在呼吸机管路中应用加热湿化器进行呼吸气体的加温、加湿(包括不含加热导丝,含吸气管路加热导丝,含吸气、呼气双管路加热导丝三种类型)。被动湿化指应用热湿交换器(heat and moisture exchangers,HME)吸收患者呼出气体的热量和水分,进行吸入气体的加温加湿。热湿交换器是模拟人体解剖湿化系统而制造的替代性装置,因此又称为人工鼻。

ER-10　呼吸机常用湿化器及连接方法

扫码打开视频
快速了解呼吸机常用湿化器及连接方法

(一)主动加热湿化器

1. 使用指征　适用于所有长期卧床,需要机械通气的患者。

2. 使用局限性

(1)需要使用电源及湿化液。

(2)应正确设置湿化温度,需要更多监控和技术来确保正确使用,需加强操作者培训。

(3)湿化过度可导致刺激性咳嗽。

(4)当环境与湿化管路温度梯度大时,回路中易产生冷凝水。

(5)装置含有加热用金属,护理人员有被灼伤的风险。

3. 连接方式 准备好主动加热湿化器温度/流量探头及加热丝连接线(图 9-2-1)→将湿化罐放置入湿化器底座上→将湿化罐的供水管与灭菌注射用水(应标明湿化液开启时间,有效期为 24h)连接(图 9-2-2),并将灭菌注射用水悬挂在支架上(非自动湿化加水装置在湿化罐中加入灭菌注射用水,水位线见图 9-2-3)→按对应接口,将加热丝连接线及温度/流量探头,分别与呼吸机管路及湿化底座相连→打开湿化器电源→根据患者情况选择"有创模式"或"无创模式"→设置湿化目标温度→观察温湿化效果→记录。

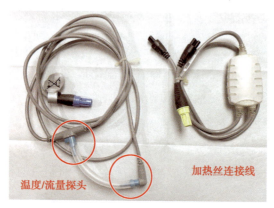

图 9-2-1 主动加热湿化器温度/流量探头及加热丝连接线
注:未使用期间应注意保护温度/流量探头尖端。

4. 注意事项

(1)注意湿化罐内只能加入灭菌注射用水,禁止加入 0.9% 氯化钠溶液或药物,因为溶质不蒸发,会在罐内形成沉淀。

(2)注意湿化罐内水量要恰当,随时关注湿化器水位线,及时更换灭菌注射用水(或添加灭菌注射用水),避免烧干水分。

(3)及时清理管路中的冷凝水(冷凝水为污染物),不应倒回湿化罐中,应按照医院相关流程进行处理。

(4)湿化罐处温度/流量探头外侧应避免被其他物品遮挡,保证温度监测的准确性;Y 形管处的温度/流量探头尖端应垂直向下,避免冷凝水影响;主动加热湿化器未使用期间,应注意保护温度/流量探头,避免损伤。主动加热湿化器温度/流量探头放置细节见图 9-2-4。

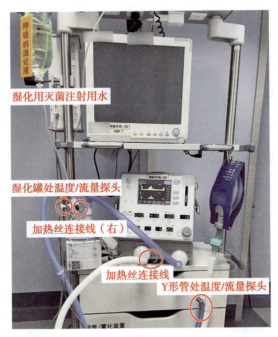

图 9-2-2　主动加热湿化器及呼吸机管路连接方式

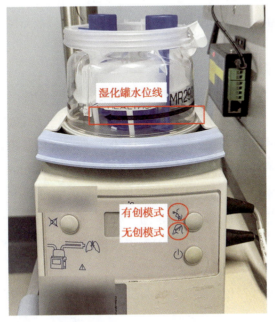

图 9-2-3　主动加热湿化器模式选择及水位线

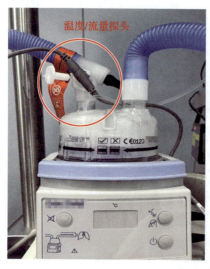
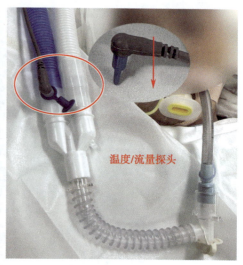

图 9-2-4　主动加热湿化器温度/流量探头放置细节

注：湿化罐处温度/流量探头外侧应避免被遮挡；Y 形管处探头尖端应垂直向下。

（二）热湿交换器

1. 使用指征　热湿交换器（heat and moisture exchanger，HME）轻便易携，但湿化效能较低，更适合人工气道患者短期（≤96h）和转运时使用，一般情况下应优先选用主动加热湿化器；若使用热湿交换器期间，患者痰液黏稠度增加，应尽早更换为主动加热湿化器。

2. 使用局限性

（1）热湿交换器使用禁忌证多，以下情况不适用：①分泌物黏稠且过多或为血性分泌物；②潮气量下降（潮气量小于所输送潮气量 70% 的患者，如支气管胸膜瘘患者）；③潮气量较小（如使用肺保护性通气策略患者）；④难以脱机和呼吸储备有限；⑤体温<32℃；⑥静息每分钟通气量>10L/min。

（2）与主动加热湿化器相比，热湿交换器湿化效能较低。

（3）不推荐热湿交换器用于无创通气患者（面罩漏气量过多的无创通气患者，呼出潮气量的降低不能为热湿交换器提供足够的热量和水分，难以对吸入气体进行有效加温加湿）。

（4）当热湿交换器位于雾化装置与患者之间时，雾化药物会沉积在热湿交换器中，影响药效。

3. 连接方式　将热湿交换器连接在呼吸机管路 Y 形接口与人工气道连

接处,连接方式见图 9-2-5。

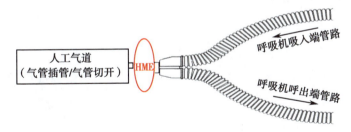

图 9-2-5　热湿交换器(HME)连接方式

4. 注意事项

(1)热湿交换器湿化效能较低,应选择高性能热湿交换器(建议使用至少能输送 30mg/L 绝对湿度的热湿交换器,以降低人工气道堵管风险),且使用期间应关注患者痰液黏稠情况及人工气道通畅度。

(2)有热湿交换器使用禁忌证的患者,应采用主动加热湿化器。

(3)热湿交换器和主动加热湿化器不能同时使用,在使用主动加热湿化器患者的呼吸机回路中如需使用过滤器,应选用疏水材质产品,不能使用热湿交换器(会因热湿交换器含水量增加,而增大呼吸阻力)。

(胡丽君)

第三节　雾化吸入的护理

雾化吸入疗法是指应用雾化装置将雾化药液分散成微小的雾滴或液体微粒,进入患者呼吸道及肺部,使药物沉积于病灶以达到治疗疾病的目的。在机械通气治疗过程中使用不同的雾化装置进行雾化给药技术已成为常规、有效的治疗方法。研究显示,联合雾化吸入治疗的机械通气患者为 78.1%~99%。

一、雾化吸入概述

1. 雾化吸入的目的

(1)抗炎。

(2)缓解气道痉挛。

(3) 祛痰。

(4) 预防呼吸系统并发症。

2. 适应证

(1) 慢性气道疾病急性发作：重症哮喘、COPD 急性加重、支气管扩张等。

(2) 气道损伤性疾病：急性气道梗阻、吸入有毒有害气体或机械性因素造成的气道损伤等。

(3) 各系统疾病合并的肺部感染。

(4) 其他：喉镜、支气管镜、胸部外科手术及相关检查等。

3. 禁忌证 雾化吸入时应注意以下情况。

(1) 患者对吸入药物中任一成分过敏。

(2) 患者无法耐受（呼吸困难、心律失常等）。

二、雾化吸入装置的种类

目前，在临床上可用于机械通气的雾化吸入装置主要为小容量喷雾器，包括喷射雾化器、振动筛孔雾化器、超声雾化器和压力定量气雾吸入器 4 种雾化吸入方式。不同种类雾化吸入装置的特点见表 9-3-1。

表 9-3-1 不同雾化吸入装置的特点

类型	优点	缺点
喷射雾化器	(1) 价格便宜，使用成本低 (2) 结构简单，经久耐用 (3) 部件容易清洗消毒，临床应用广泛	(1) 有噪声 (2) 需要外接压缩气体驱动装置，易导致患者吸气触发困难 (3) 产生的雾化药液微粒大小不均一 (4) 容易被管路中的冷凝水污染
振动筛孔雾化器	(1) 噪声小，轻便易携带，可用电池作为移动电源 (2) 药液置于呼吸管路上方，不被管路内的冷凝水污染 (3) 雾化效率高，残留药量少，能随时调整雾化吸入药物 (4) 产生的雾化药液微粒大小均一，不产生额外气流，不干扰呼吸机工作	(1) 价格昂贵，使用成本高 (2) 耐久性尚未确认

续表

类型	优点	缺点
超声雾化器	(1) 出雾量大 (2) 安静无噪声，没有额外气流产生	(1) 需要电源（多为交流电源） (2) 破坏蛋白质，易吸入过量水分 (3) 目前不推荐用于药物吸入治疗，需额外加装转接装置连接呼吸机
压力定量气雾吸入器	(1) 外形轻巧、便携，使用方便 (2) 配有计量装置 (3) 装置不需要维护	(1) 吸入技巧不易掌握 (2) 含有抛射剂 (3) 受极端温度影响，需额外加装储物罐连接呼吸机

三、雾化吸入装置的连接

ER-11　使用呼吸机患者雾化吸入方式

扫码打开视频
快速了解使用呼吸机患者雾化吸入方式

1. 雾化吸入治疗前的准备

（1）机械通气患者在进行雾化吸入治疗时，无禁忌证患者建议采用坐位或半坐卧位（床头抬高 30°~50° 角）。当处于坐位或半坐卧位时，患者膈肌下移，胸腔扩大，可增加支气管气体交换量，提高雾化治疗效果。对于机械通气患者，在进行雾化治疗时采用健侧卧位并抬高床头至 30°~50° 角，有利于雾化药物的沉积。

（2）进行呼吸机雾化吸入治疗前，应清理呼吸机管路中的冷凝水，避免管路的弯曲或扭结。呼吸机回路或气管导管中的任何阻塞，无论是由于冷凝水的积聚、管路弯曲或扭结，都可能导致管路变窄处气溶胶的撞击；气道出口的角度也会影响气溶胶的流动特性并增加撞击的可能性，从而造成气溶胶的浪费，影响雾化效率。

（3）呼吸机雾化吸入治疗前应充分吸痰。患者气道分泌物潴留会增加气道阻力，导致气溶胶在气道内分布不均，药物沉积率降低，从而影响雾化治疗效果。

（4）呼吸机雾化吸入治疗时无须取下密闭式吸痰装置。使用封闭式吸痰装置能减少医护人员暴露于受污染的冷凝水和气道分泌物的风险。相关研究显示,不同型号密闭式吸痰装置对雾化吸入疗效的差异无统计学意义。

(5)机械通气患者在进行雾化吸入治疗过程中无须为达到最佳气溶胶传递效率而关闭加温湿化器;不关闭温湿化装置可同时保证呼吸道黏膜纤毛功能和雾化吸入治疗效果。

(6)使用人工鼻进行热湿交换的呼吸机回路,进行雾化吸入治疗前需暂时移除人工鼻,并在治疗后及时重新连接人工鼻。

(7)雾化器产生的气溶胶量大,治疗时间长,气溶胶黏附在呼吸机一些精密部件(如流量传感器等)容易造成损坏。因此,建议在呼吸机的呼气端连接一个过滤器,避免呼出气溶胶污染呼吸机。

(8)接受无创通气治疗的COPD患者,无创通气时雾化与无创通气间歇期雾化相比,可能缩短机械通气时间,具有较高的舒适度和较低的不良事件发生率。考虑到无创通气时漏气可能降低雾化时气溶胶吸入的效率,对于能耐受脱离无创通气行雾化治疗的患者,可考虑在无创通气间歇期雾化治疗。

2. 雾化吸入装置的选择与连接

(1)振动筛孔雾化器:振动筛孔雾化器是通过压电陶瓷片的高频振动,使药液穿过细小的筛孔而产生药雾的装置。机械通气患者使用小容量雾化器进行雾化吸入治疗时,建议使用振动筛孔雾化器。相比超声雾化器,振动筛孔雾化器药物损失量更小,且能避免使用超声雾化器时蛋白质变性的风险。研究发现,在相同呼吸机通气模式下,喷射雾化器的肺部沉积率均小于振动筛孔雾化器,此外,由于振动筛孔雾化器的位置位于呼吸机管路的上方,可以避免被管路中的冷凝水污染的风险。同时,振动筛孔雾化器允许在任何时候通过雾化杯开口添加雾化药液,而不需要断开呼吸机回路。研究还显示,在使用有偏置气流的呼吸机进行雾化吸入治疗时,将振动筛孔雾化器放置于加热湿化器进气口时,药物的沉积率最高;当呼吸机未设置偏置气流时,将振动筛孔雾化器连接至呼吸回路中患者Y形接头前的吸气支路上时,气溶胶输送效率更高。

(2)加压定量吸入器(pressurized metered-dose inhaler,pMDI):有创机械通气患者使用pMDI进行雾化吸入治疗时,建议选择腔体式储雾器。目前临床推荐机械通气患者使用pMDI时搭配储雾器使用,将储雾器直接连接至呼吸机管路,从而递送雾化药物。储雾器的应用不仅避免雾化药液的大量浪费,还可减少排出气溶胶对上呼吸道的撞击,从而减少潜在副作用。体外研究显示,使用腔体式储雾器能明显增加支气管扩张药的释放和输送效率,相较于弯头储雾器和单向直列式储雾器,pMDI 与腔体式储雾器连接可产生 4~6 倍的气溶胶药物。因此,建议选择加压定量吸入器与腔体式储雾器连接,进行有创机械通气雾化吸入治疗。体外研究显示,吸气同步驱动 pMDI 比呼气阶段时驱动的雾化药液输送量增加 1.5~2.5 倍。因此,建议在呼吸机送气之初同步按压 pMDI。有创机械通气雾化吸入治疗使用 pMDI 及腔体式储雾器时,建议将其放置于吸气支路 Y 形管处。

(3)喷射雾化器:利用气流动力驱动的雾化器,有压缩空气和氧气驱动两种基本类型,利用气体射流原理和文丘里效应,使药物形成雾状微粒。机械通气患者雾化时,如采用额外气源的喷射雾化,可能会对呼吸机监测准确性、FiO_2 及潮气量等产生影响,目前没有循证医学证据证实上述影响的严重程度。使用具备雾化功能的呼吸机时,喷射雾化器在呼吸机送气阶段同步产生气溶胶,呼吸机补偿流向雾化器的气流流量,以保持恒定的潮气量。若呼吸机需要外接气源驱动喷射雾化器时,使用压缩氧气会导致患者吸入高浓度氧以致出现呼吸抑制。因此,建议尽量使用压缩空气进行雾化,若使用压缩氧气进行雾化时则应适当下调吸氧浓度。使用外接气源驱动喷射雾化器时,建议适当调整呼吸机报警范围和患者触发灵敏度设置,雾化吸入治疗结束后恢复原设置。建议在雾化吸入时选用 P-A/C 模式;若需要 V-A/C 模式,可适当降低预设潮气量。呼吸机雾化吸入治疗期间建议暂时取下外置流量传感器,避免仪器损耗。

(4)超声雾化器:超声雾化器的剧烈震荡可使雾化容器内的液体加温,影响某些药物如含蛋白质或肽类化合物的稳定性,影响药物的活性,加大气道阻力,临床已较少使用。超声雾化器不推荐用于机械通气患者的常规药物吸入治疗。

(李向芝)

第四节　人工气道的建立及护理

人工气道(artificial airway)是为保证气道通畅而在生理气道与空气或其他气源之间建立的有效连接,为气道的有效引流、通畅、机械通气、治疗肺部疾病等提供条件。广义上来说，人工气道包括上人工气道和下人工气道。上人工气道主要包括口咽通气道、鼻咽通气道和喉罩等，下人工气道主要包括气管插管(经口、经鼻)和气管切开。本节主要围绕下人工气道的建立及管理展开学习。

一、气管插管和气管切开

1. 气管插管 将一特制的气管内导管经声门置入气管的技术称为气管插管，这一技术能为气道通畅、通气供氧、呼吸道吸引和防止误吸等提供最佳条件。紧急气管插管技术已成为心肺复苏及伴有呼吸功能障碍的急危重症患者抢救过程中的重要措施，是呼吸道管理中应用最广泛、最有效、最快捷的手段之一，是医务人员必须熟练掌握的基本技能，对抢救患者生命、降低病死率起到至关重要的作用；且能够及时吸出气管内分泌物或异物，防止异物进入呼吸道，保持呼吸道通畅，进行有效的人工或机械通气，防止患者缺氧和二氧化碳潴留。根据插管时是否用喉镜显露声门，分为喉镜明视下经口腔气管插管(图 9-4-1)和经鼻腔盲探气管插管(图 9-4-2)。临床急救中最常用的是经口明视插管术。

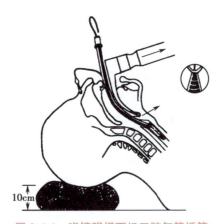

图 9-4-1　喉镜明视下经口腔气管插管

2. 气管切开 气管切开术(tracheostomy)是指切开颈段气管前壁，插入气管套管，建立新的通道进行呼吸的一种技术，也称为外科气道。它可以维持气道通畅，减少气道阻力，有利于减少呼吸道解剖无效腔，保证有效通气量。

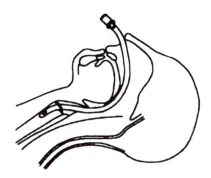

图 9-4-2　经鼻腔盲探气管插管

但其操作比较复杂、费时,在紧急状况下不宜使用。气管切开术可分为常规气管切开术和经皮气管切开术。经皮气管切开术是在赛尔丁格(Seldinger)经皮穿刺插管术基础之上发展起来的一种新的气管切开术,具有简便、快捷、安全、微创等优点,已部分取代常规气管切开术。

二、气管插管人工气道的建立及护理

(一)气管插管的适应证

1. 呼吸、心搏骤停行心肺脑复苏者。
2. 呼吸功能衰竭需有创机械通气者。
3. 呼吸道分泌物不能自行咳出而须直接清除或吸出气管内痰液者。
4. 误吸患者插管吸引,必要时作肺泡冲洗术者。

(二)气管插管的禁忌证

气管插管没有绝对的禁忌证。然而,当患者有下列情况时操作应慎重。

1. 喉头水肿或黏膜下血肿、急性喉炎、插管创伤引起的严重出血等。
2. 颈椎骨折或脱位。
3. 肿瘤压迫或侵犯气管壁,插管可导致肿瘤破裂者。
4. 面部骨折。
5. 会厌炎。

(三)气管插管术的护理配合

1. 气管插管操作程序见表 9-4-1。

表 9-4-1　气管插管操作程序

步骤	原理/注意事项
(1) 插管前准备 • 核对医嘱、患者 • 选择合适气管导管 • 选择喉镜型号并安装 • 用吸引器吸净患者口鼻腔分泌物,除去活动性义齿 • 用简易呼吸气囊辅助呼吸,高浓度给氧 2~3min	• 病情危急时,操作后要向患者及家属解释气管插管的目的 • 检查喉镜的灯泡有无旋紧,光线是否明亮
(2) 插管的实施 • 备呼吸机 • 打开气管插管(保持无菌),协助湿润导管 • 负压连接灭菌吸痰管(待吸痰) • 气管插管成功后即接呼吸机辅助呼吸 • 证实导管已准确插入气管后气囊充气(3~5ml) • 协助固定气管插管 • 吸痰,听诊肺部呼吸音 • 观察血氧饱和度,必要时查血气分析 • 全程密切观察生命体征变化,及时记录	• 妥善固定气管插管,牙垫放在上下白齿之间,向气管插管气囊内注气,固定气管插管和牙垫 • 监测和准确记录患者生命体征、血氧饱和度及病情变化,出现心搏骤停应立即心肺复苏 • 行气管内吸痰,保持呼吸道通畅
(3) 观察与记录 • 观察患者的缺氧情况有无改善,牙垫有无松脱,气管导管有无松脱,两侧肺的呼吸音、痰液的颜色和量 • 记录气管插管的日期、时间、插入长度、痰液的颜色、量和黏稠度	• 两侧肺的呼吸音不对称,可能是导管插入过深,应及时处理 • 导管内的分泌物应及时吸出
(4) 整理 • 体位:舒适,半卧位 • 床单位:整齐,清洁 • 用物:喉镜等插管用物的消毒及补充急救物品	• 患者背部的小垫及时取出

2. 气管插管拔除操作程序见表 9-4-2。

表 9-4-2　气管插管拔除操作程序

步骤	原理/注意事项
(1) 向患者解释步骤	缓解紧张,焦虑,取得合作
(2) 准备床边足够的空间,床边备有气管插管箱,镇静或麻醉药、面罩或鼻导管	
(3) 如果未能清除胃内容物,则停止鼻胃管鼻饲	预防误吸
(4) 检查气囊后,预先给予数分钟纯氧,再行吸痰	

续表

步骤	原理/注意事项
(5)清除气囊上方的分泌物	
(6)气囊放气 2~3min 后评估是否已经充分放气	如果气囊放气后不存在漏气,则停止继续操作并报告主管医生
(7)松解固定带,确保气囊充分放气,气管插管内充分吸痰后,把吸痰管放入插管内,边吸痰边拔出插管	确保吸痰管深入气管插管的末端,以预防误吸
(8)给氧	
(9)鼓励深呼吸和咳嗽	
(10)抬高床头 45°角	利于胸廓的扩张
(11)密切监测	注意低氧血症和支气管痉挛的发生
(12)记录	

(四)气管插管的观察要点与提示

1. 对呼吸困难或呼吸暂停者,插管前应先行人工呼吸、吸氧等,以免因插管费时而增加患者缺氧的时间,引起反射性心搏、呼吸骤停。

2. 插管前检查插管用具是否齐全适用,根据患者年龄、性别、身材、插管途径选择合适的导管。检查喉镜灯泡是否明亮、气囊有无漏气、准备胶布。

3. 插管时应使喉部暴露充分,视野清晰。喉镜的着力点应始终放在喉镜片顶端,采用上提喉镜的方法,动作轻柔,以免损伤牙齿。声门显露困难时,可请助手按压喉结部位,可能有助于声门显露或利用导管管芯将导管弯成 L 形,用导管前端挑起会厌施行不可视的插管方式。

4. 防止牙齿脱落误吸。术前应检查患者有无义齿和已松动的牙齿,将其去除或摘掉,以免在插管时损伤或不小心致其脱落、滑入气道,引起窒息而危及生命。

5. 使用以下方法证实导管的位置。

(1)直接看到导管通过声门。

(2)机械通气时胸廓有起伏及呼吸波形监测,如压力-容量环。

(3)双侧呼吸音对称:机械通气时单侧呼吸音消失或减弱,表明气管导管插入过深而进入了主支气管。可轻轻往外移动少许后,再次听诊至两侧呼吸音对称。上腹部呼吸音:如在通气过程中听到上腹部"汩汩"声,表明导管进入了食管,应立即拔出重插。

(4) 简易呼吸器的顺应性:胃通气比肺通气更容易进行,而导管阻塞、气管痉挛或张力性气胸会使通气更加困难。

(5) 呼气时气管导管上出现雾气或水蒸气,表明导管在气管内。

(6) 如使用带光导芯进行插管后,颈部出现亮光,表明导管已正确置入气管。

(7) SpO_2 监测有助于确定导管的位置。

(8) 呼气末 CO_2 浓度检测装置可以确定导管的位置,如果通气后比色计的颜色为黄色,可确认导管在气管内。注意,该装置无法判断导管的深度,有时也会出现假阴性的结果,常见于心搏骤停时潮气末 CO_2 浓度处于最低水平而无法探测,还可见于有较大无效腔的患者如较大范围的肺梗死。因此,在这些情况下不能依赖单一的方法来做出决策。

(9) 导管内出现胃内容物,表示误入食管。

(10) 胸部 X 线片显示导管正好位于气管隆突内。

6. 气管插管常见并发症的观察见下列 6 点。

(1) 误入食管:非常严重的并发症,此时患者未得到任何的肺通气和氧合(除非患者有自主呼吸),还可能造成胃扩张。后者增加了呕吐、误吸的危险。如果抢救人员未及时识别,患者将出现不可逆的脑损伤或死亡。

(2) 导管脱出:需要经常对导管的位置进行评估,尤其是患者被移动或对其实施操作后。如导管脱出,用简易呼吸器进行通气,心搏骤停者应在更为重要的措施到位后(如持续的胸外按压、按需除颤、建立静脉通路)再尝试插管。

(3) 口唇、牙齿、鼻咽黏膜、咽后壁、声带、喉咙等损伤:与气管插管的方式有关。

(4) 呕吐、胃内容物误吸至下呼吸道。

(5) 肾上腺素、去甲肾上腺素的释放,可导致血压升高、心动过速和心律失常。

(6) 导管进入右主支气管(较常见)或左主支气管,如得不到及时纠正,可导致低氧血症。如有怀疑,应将导管气囊放气后向外退出导管 1~2cm 后再确认导管的位置,同时检查患者的临床征象,如胸廓起伏是否对称,两侧呼吸音是否对称,氧合情况是否满意等,必要时行床旁胸部 X 线检查以确认导管的位置。

三、气管切开人工气道的建立及护理

（一）气管切开的适应证

1. 喉阻塞 由喉部炎症、肿瘤、外伤、异物或瘢痕性狭窄引起严重的呼吸困难,而病因又不能很快解除者。

2. 下呼吸道分泌物潴留 重度颅脑损伤、呼吸道烧伤、肿瘤、昏迷、神经系统病变等患者,自身无法有效清除呼吸道分泌物,随时有呼吸道梗阻的危险。

3. 预防性气管切开 对于某些口腔、鼻咽、颌面、咽、喉部大手术,为了进行全麻,防止血液流入下呼吸道,保持术后呼吸道通畅,可施行气管切开。破伤风感染者容易发生喉痉挛,预防性气管切开,以防发生窒息。

（二）气管切开的禁忌证

1. 严重出血性疾病。

2. 下呼吸道占位而致的呼吸困难。

3. 颈部恶性肿瘤。

（三）气管切开术的护理配合

1. 气管切开术的操作程序（表9-4-3）

表 9-4-3　气管切开术操作程序

步骤	原理/注意事项
（1）向患者或家属解释	知情同意
（2）呼吸机的调试 • 核对医嘱、患者、执行时间、患者或家属签署的手术同意书,向患者解释操作的目的及配合事项 • 装机,连接呼吸机管道、模拟肺、湿化装置、空气源、氧气源、电源 • 开机,调节呼吸机参数	无
（3）连接负压装置 • 安装,导管正确连接吸引器上,连接管是否正确,有无漏气、吸引器性能、吸力 • 调节负压,建议成人80~150mmHg,痰液黏稠者可适当增加负压,但不宜超过200mmHg;建议儿童80~100mmHg,痰液黏稠者可适当增加负压,但不宜超过120mmHg	负压过大易引起气管内壁受损、肺泡萎陷,加重缺氧

续表

步骤	原理/注意事项
(4) 切开配合 • 静脉使用短效镇静药 • 配合医生消毒,以切口为中心,直径大于 10cm • 协助打开气管切开包、局部麻醉 • 术中协助医生及时吸净切口出血及气道分泌物 • 有气管插管者,在医生切开气管、放置气管套管之前,与医生确认后,放气囊拔除气管插管 • 医生放置气管套管后,气囊充气以封闭气道,控制气囊压力 25~30cmH$_2$O(成人) • 协助医生用扁带固定气管套管 • 协助医生用纱布和凡士林纱块垫在伤口与套管之间 • 连接呼吸机与气管切开套管	• 备好吸引器,以免血液误吸入气管,气管一旦切开后,应及时将渗血及分泌物吸引干净 • 扁带打死结固定,松紧以可容纳一小指为宜
(5) 观察与记录 • 听诊双肺通气情况,判断有无气胸及纵隔气肿,触诊有无皮下气肿 • 观察记录术后患者的生命体征、血氧、呼吸机通气情况 • 观察切开周围有无渗血,套管有无摆动 • 记录手术	无
(6) 整理 • 患者:按病情取舒适体位 • 病床单位:整洁,按需要更换床单 • 用物:清点气管切开包的器械,供应室回收灭菌处理	无

注:1mmHg= 0.133kPa

2. 气管切开的观察要点与提示

(1) 观察判断呼吸困难的程度。

(2) 观察气管切开早期的并发症:气管切开早期并发症是指气管切开 24h 内出现的并发症,主要包括出血、气胸、空气栓塞、皮下/纵隔气肿、导管误入假道等。

(3) 观察气管切开的后期并发症:气管切开后期并发症是指气管切开 24~48h 后出现的并发症,主要包括切口感染、气管切开后期出血、气道梗阻、吞咽困难、气管食管瘘等。

(4) 预防非计划性拔管。

(5) 脱管紧急处理。

3. 气管切开常规护理(表9-4-4)

表9-4-4　气管切开常规护理操作程序

步骤	原理/注意事项
(1) 气管切开的用物应一直备在患者床边,每班检查物品是否齐备	备紧急情况时使用
(2) 评估是否需使气囊处于充盈状态。如需打胀气囊,则需保持气囊压力处于25~30cmH$_2$O(成人)	保证气囊没有过度膨胀,避免造成气管壁损伤,增加气管壁坍塌的危险
(3) 按需更换气管切开口敷料,注意切口处是否存在渗血、感染等情况	无
(4) 常规气管内吸痰,确保气管切开套管通畅	保持气道通畅
(5) 重视吸入气体的湿化	避免气道干燥及痰痂形成堵塞气道
(6) 常规评估患者的呼吸情况,观察患者的胸廓运动情况、气管切开口周围是否出现皮下气肿等。	确保气管套管通畅并且在正常的位置
(7) 按需口腔护理	无
(8) 经充分评估误吸风险后,方可考虑经口进食	确保患者能够安全吞咽,防止患者误吸

4. 更换气管切开敷料和固定带操作程序(表9-4-5)

表9-4-5　更换气管切开敷料和固定带操作程序

步骤	原理/注意事项
(1) 物品与环境准备	无
(2) 要求两名医护人员配合,其中第二名医护人员固定气管切开套管	松解固定带时增加切开套管滑脱的风险
(3) 向患者解释操作过程	取得患者的合作
(4) 屏风遮挡,摆好体位	保护患者隐私,给予舒适的体位
(5) 洗手、戴手套,必要时穿一次性隔离衣	遵照标准预防原则,减少交叉感染
(6) 经气管切开套管吸痰,注意无菌操作	操作过程中患者会呛咳,吸痰可以清除过多的分泌物,减少气道堵塞的危险

续表

步骤	原理/注意事项
(7)如果患者不依赖氧气供应,移开湿化器或供氧面罩;如依赖氧气供应,助手可以在气管切开部位给予其他供氧装置供氧	便于评估病情,确保患者在操作过程中不缺氧
(8)助手帮助固定气管切开套管,操作者移除已污染的敷料和固定带	安全地清除污染的敷料,确保患者气道通畅
(9)检查气管切开部位周围皮肤。如果有感染征象,予消毒棉球轻轻擦洗,使用含酒精等刺激性消毒剂擦洗时,需避开气管切口 0.5cm	无
(10)用 0.9% 氯化钠溶液棉球轻轻清洗管道口周围	清除分泌物和结痂
(11)更换新的敷料	无
(12)固定气管切开套管,固定气管套管的扁带的松紧度以能容纳下一小指为宜,询问患者固定带松紧度是否合适,剪掉过长的扁带	增加患者舒适感并避免气管切开套管脱出
(13)观察患者后颈部固定带的压痕和是否有疼痛等不适	防止压力性损伤形成
(14)重新连接湿化器或供氧装置	无
(15)妥当处理敷料包	预防交叉感染
(16)记录切口换药和气管切开部位的情况	无

5. 更换气管切开套管的护理配合(表 9-4-6)

表 9-4-6　更换气管切开套管操作程序

步骤	原理/注意事项
(1)检查物品是否齐全,洗手,戴手套、口罩,进行这项操作需要两人配合	这是一项有潜在风险的操作,操作者需要一名助手
(2)检查各种急救物品是否处于完好备用状态,操作前 2h 禁食	便于紧急情况下抢救患者及防止误吸
(3)向患者解释操作程序	取得患者合作
(4)屏风遮挡,患者取仰卧位,颈后部垫枕头支撑,保持颈部过伸位	保护患者隐私,减少患者不适,患者轻微的颈部过伸便于更换气管切开套管
(5)准备套管,如果是带气囊的套管,需检查气囊是否漏气	无

续表

步骤	原理/注意事项
(6) 如果患者心血管系统不稳定或者依赖氧气供应，操作前应充分给氧	充分给氧有助于减少操作过程中因缺氧引发的相关并发症
(7) 清除口鼻腔及气道分泌物；将无菌吸痰管连接在负压吸引装置上，备紧急情况下使用	准备好吸痰装置，一旦患者需要，可以立即给予吸痰
(8) 按需移开湿化器/供氧装置，拆除固定带和敷料，按医疗废物处理	无
(9) 用 0.9% 氯化钠溶液擦洗切开口周围，轻轻擦干，放掉气管切开套管气囊中的气体	清除表面的微生物和结痂，保持皮肤干燥，防止微生物繁殖
(10) 使用塞丁格技术更换气管切开套管：在旧的气管切开套内置入 12Fr 吸痰管作为引导管	便于置入新的气管切开套管
(11) 按照套管的弯曲度从患者颈部拔掉旧的气管切开套管，同时让患者用力呼气	有意识地呼气能够缓解患者的紧张，减少呛咳的危险。呛咳易导致气管切开口的堵塞
(12) 沿着吸痰管置入涂有润滑剂的新气管切开套管，并迅速移除引导管	引导管可以减少对气管的损伤
(13) 按需给予气囊充气	无
(14) 采用呼气末二氧化碳监测、肺部听诊、胸部 X 线检查等方法判断新置入的气管切开套管的位置	无
(15) 重新连接湿化器或供氧装置	无
(16) 更换切口敷料，用固定带将新的气管切开套管固定，固定气管切开套管的带子松紧度以能容纳一小指为宜，询问患者固定带松紧度是否合适，剪掉过长的带子	无
(17) 评估氧流量和呼吸模式，第一个小时内每 15min 监测一次生命体征，注意观察是否出现呼吸困难等并发症	无
(18) 处理废弃的管道等用物	无
(19) 记录	无

(李向芝)

第五节 机械通气患者的监护

机械通气患者监护的关键指标包括经皮动脉血氧饱和度、呼气末二氧化碳、动脉血气分析以及胸部 X 线检查。这四个部分的监测是为了确保患者的氧合情况、通气功能以及肺部病变的评估和观察。

一、经皮动脉血氧饱和度

经皮动脉血氧饱和度（percutaneous arterial oxygen saturation，SpO_2/经皮动脉血 SO_2）又称脉搏血氧饱和度，利用氧合血红蛋白（HbO_2）对光吸收的物理原理，对搏动性血流进行光量和容积测定，监测血氧饱和度（oxyhemoglobin saturation，SO_2），同时显示脉率；可以连续监测，一般正常范围为 96%~100%。

（一）动脉血 SO_2、经皮动脉血 SO_2 与动脉血 PO_2

SO_2 是血液中氧合血红蛋白容量的百分比，反映动脉中氧与血红蛋白（Hb）结合的程度。常用测量方法包括经皮动脉血 SO_2（SpO_2）和动脉血 SO_2（SaO_2）。动脉血 SO_2 需要抽取动脉血液测定，而经皮动脉血 SO_2 测量具有方便、快捷、无创等特点。当动脉血 SO_2>80% 时，经皮动脉血 SO_2 与动脉血 SO_2 有较好相关性。当动脉血 SO_2<50% 时，二者相关性不显著。

根据 Hb 氧离曲线（图 9-5-1），$SO_2 \geq 90\%$ 时，SO_2 不能反映动脉血氧分压（arterial partial pressure of oxygen，PaO_2/动脉血 PO_2）的同等变化，这期间虽然动脉血 PO_2 会明显升高，而 SO_2 变化非常小，根据 SO_2 与动脉血 PO_2 的相应变化（表 9-5-1），应维持 $SO_2 \geq 96\%$，动脉血 $PO_2 \geq 10.67 \text{kPa}（80 \text{mmHg}）$，最低报警线 $SO_2 \geq 91\%$，动脉血 $PO_2 \geq 8 \text{kPa}（60 \text{mmHg}）$。

表 9-5-1 血红蛋白（Hb）氧离曲线

项目	数值												
SO_2/%	50	60	70	80	90	**91**	92	93	94	95	**96**	97	98	99
PaO_2/mmHg	27	31	37	44	57	**60**	63	66	70	74	**80**	92	110	159

注：1mmHg=0.133kPa。

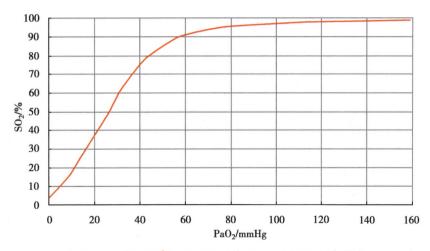

图 9-5-1　体温 37℃,pH=7.4 时的血红蛋白(Hb)氧离曲线

(二) 临床意义

1. 了解动脉血 PO_2(PaO_2),减少创伤性测量。

2. 对于新生儿,处于相对低氧状态,处于氧离曲线的陡坡段,可作为有效指标,评价新生儿气道护理和呼吸复苏效果。

3. 对于吸氧患者,根据经皮动脉血 SO_2 调节吸氧浓度,避免高氧血症。

4. 及时发现低氧血症:连续监测经皮动脉血 SO_2,数值下降低于 95%,即要报警显示,寻找原因和报告医生;报警最低限设置为 90%。

(三) 影响因素

1. 使经皮动脉血 SO_2 读数偏低的因素　血红蛋白变异,贫血(Hb<70g/L),被红外线、日光灯、长弧氙灯光线照射,使用亚甲蓝、靛胭脂、吲哚花菁绿,涂抹指甲油(蓝色、绿色和黑色)、胆红素>342μmol/L(20mg/dl)、休克、体温过低、低血压、使用血管收缩药物、静脉搏动(动静脉瘘)等。

2. 使经皮动脉血 SO_2 读数偏高的因素　碳氧血红蛋白(CoHb)增多时,经皮动脉血 SO_2 等于 HbO_2+ 碳氧血红蛋白,所以怀疑一氧化碳中毒时不宜选用经皮动脉血 SO_2 为监测指标。正铁血红蛋白(MetHb)增多时,动脉血 SO_2 和经皮动脉血 SO_2 均下降,但是动脉血 SO_2 下降程度大于经皮动脉血 SO_2,当正铁血红蛋白增加至 35% 时,经皮动脉血 SO_2 下降至 85% 就不会再下降,即使正铁血红蛋白进一步增加,动脉血 SO_2 会持续下降。

3. 经皮动脉血 SO_2 的准确性　容积脉搏波显示正常,经皮动脉血 SO_2

的准确性才有保证。注意定期更换传感器的位置,以免皮肤受损或血液循环受阻。

二、呼气末二氧化碳

呼气末二氧化碳(end tidal carbon dioxide, ETCO$_2$)指呼气末呼出的混合肺泡气中含有的 CO_2,其分子运动产生的张力为呼气末二氧化碳分压(partial pressure of end-tidal carbon dioxide, PetCO$_2$/呼气末 PCO$_2$),其所占的容积百分比为呼气末二氧化碳浓度(fractional con-centration of end-tidal carbon dioxide, FetCO$_2$)。一般情况下,呼气末 PCO$_2$ 为 4.67~6kPa(30~45mmHg),容积百分比为呼气末二氧化碳浓度为 4.6%~6%。呼气末二氧化碳一般通过呼气末 PCO$_2$ 来反映,患者肺功能正常时,由于存在少量肺泡无效腔,呼气末 PCO$_2$ 常比动脉血 PCO$_2$ 低 0.133~0.667kPa(1~5mmHg)。这个测量是无创、连续动态显示、趋势回顾以及波形图记录的,在评价肺通气、气管插管和循环灌注等方面有重要价值。

(一)临床意义

1. 确定管路位置

(1)人工气道定位:气管插管后,观察到连续 4~6 个稳定呼气末 PCO$_2$ 波形,即可判断气管插管在气道内,优于胸部听诊和 X 线摄片,但不能判断气管插管深度。

(2)协助鼻胃管定位:没有出现稳定呼气末 PCO$_2$ 波形可以排除插入气道内,采样口应远离气道,避免呼气干扰。

(3)气管插管患者的转运:连续监测呼气末二氧化碳可及时发现脱出异位,减少转运风险。

2. 监测通气功能

(1)低通气状态及高危患者:小潮气量(≤6ml/kg)增加了二氧化碳潴留风险。实时监测呼气末二氧化碳,可及时发现二氧化碳潴留,减少动脉血气检查频次。对于镇痛镇静、门急诊手术麻醉的患者,呼气末二氧化碳可及时发现低通气状态,故而被认为是监测术后呼吸抑制的最优项目。

(2)优化通气:持续监测呼气末二氧化碳既可在呼吸机运作时,及时发现通气过度或通气不足,调节通气量;还可以指导呼吸机撤机,患者自主呼吸时呼气末二氧化碳保持正常。

(3) 小气道梗阻：如重症哮喘、慢性阻塞性肺疾病患者，在采用时间-二氧化碳分压监测仪时，因为肺泡内的 CO_2 排出缓慢，时相Ⅱ波形上升趋于平缓。CO_2 在肺泡内时间较久，肺泡气 PCO_2 更接近静脉血 PCO_2，这一部分 CO_2 在呼气后期缓慢排出，使得 CO_2 波形在时相Ⅲ呈斜向上的"鲨鱼鳍"样改变（图 9-5-2），可根据此特征性图形初步判断气道梗阻情况。严重气道梗阻时，因无效腔通气比例增大，肺泡内 CO_2 排出无效，可导致呼气末二氧化碳显著下降。

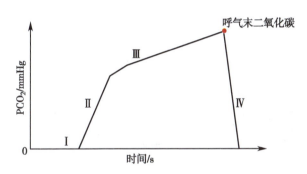

图 9-5-2　气道梗阻 CO_2 在时相Ⅲ呈斜向上的"鲨鱼鳍"样

3. 监测循环功能

(1) 判断自主循环恢复和预后：休克、心搏骤停及肺动脉栓塞，血流减少或停止时，肺泡内 CO_2 迅速降至零。呼气末 PCO_2 突然上升 1.33kPa（10mmHg）或以上，预示自主循环恢复，高质量胸外按压和良好的冠脉灌注与呼气末 PCO_2 为 2.67~3.33kPa（20~25mmHg）相关，但复苏过程中呼气末 PCO_2 的变化受肾上腺素、碳酸氢钠等药物和胸外按压质量的影响，需联合动脉血压等指标判断自主循环是否恢复。对于已经气管插管的心肺复苏患者，插管即刻和插管后 20min 内呼气末 PCO_2 均小于 1.33kPa（10mmHg），预示预后不良。

(2) 判断容量反应性：呼气末二氧化碳监测联合直腿抬高试验，呼气末二氧化碳浓度上升大于 5%，可认为有容量反应性。呼气末二氧化碳监测联合快速补液试验，需输注 500ml 液体，呼气末二氧化碳浓度上升大于 5.8% 提示有容量反应性。

(二) 呼气末 PCO_2 的波形图分析

1. 正常的呼气末 PCO_2 波形图

(1) 时间-二氧化碳分压波形图(图 9-5-3): 横坐标是时间,纵坐标是 PCO_2,波形连续,分为 4 个时相(呼气相 3 个和吸气相 1 个)。①时相Ⅰ: 无效腔气,无或少量 CO_2,波形在基线。②时相Ⅱ: 肺泡气与无效腔气的混合气体,波形是上升支。③时相Ⅲ: 肺泡平台,包括呼气末二氧化碳峰值、呼气末 PCO_2。④时相Ⅳ: 吸气相,基本无 CO_2 进入气道,PCO_2 迅速下降至基线。

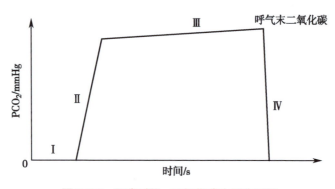

图 9-5-3　正常时间-二氧化碳分压波形图

(2) 容积-二氧化碳分压波形图(图 9-5-4): 横坐标是呼出气容积,纵坐标是 PCO_2,波形不连续,分为 3 个呼气相。①时相Ⅰ: 基线,为无效腔通气阶段。②时相Ⅱ: 上升支,为无效腔通气至肺泡通气阶段。③时相Ⅲ: 肺泡气呼出阶段。

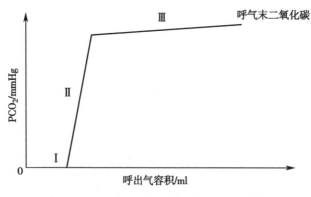

图 9-5-4　正常容积-二氧化碳分压波形图

(3) 分析波形图的注意事项：①高度：代表肺泡气 CO_2。②基线：代表吸入气中 PCO_2，应等于零。③形态：只有当出现肺泡平台时，呼气末 PCO_2 才能代表肺泡气 PCO_2。

2. 异常的呼气末 PCO_2 波形图（图 9-5-5 至图 9-5-10）

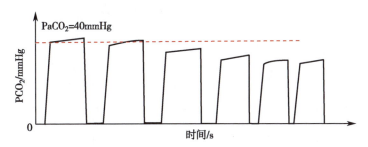

图 9-5-5　呼气末 PCO_2 值逐渐降低 - 通气过度

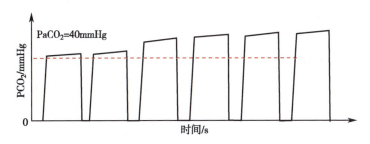

图 9-5-6　呼气末 PCO_2 值逐渐升高 - 通气不足

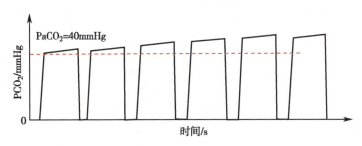

图 9-5-7　呼气末 PCO_2 值明显升高 - CO_2 产量过多

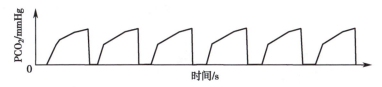

图 9-5-8　Ⅱ 波和 Ⅲ 波上升趋于平缓 - 呼吸道部分阻塞

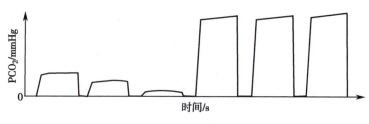

图 9-5-9 Ⅲ波低短 - 气管插管误插食管

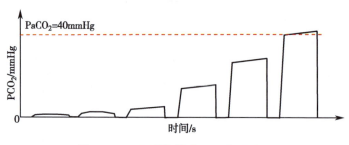

图 9-5-10 心肺复苏后 CO_2 波形重现

(三) 呼气末 PCO_2 的影响因素

影响呼气末 PCO_2 的因素主要有 CO_2 产量、肺泡通气、肺血流灌注和机器故障 4 个方面,见表 9-5-2。

表 9-5-2 呼气末 PCO_2 的影响因素

呼气末 PCO_2	CO_2 产量	肺泡通气	肺血流灌注	机器故障
呼气末 PCO_2 值升高	增加	通气不足 支气管插管 部分气道阻塞 无效腔增大	心排血量增加 血压急剧升高	CO_2 吸收剂耗竭 新鲜气体流量不足 通气回路障碍 呼吸系统单向活瓣故障
呼气末 PCO_2 值降低或缺如	降低	过度通气	心排血量降低 失血、休克、低血压 肺栓塞	呼吸回路脱落 浅快呼吸 气体采样泄漏

三、动脉血气

动脉血气(arterial blood gas,ABG)是动脉血液中溶解的气体成分,一般主要有氮气、O_2 和 CO_2。目前动脉血气分析主要测定指标有氧合指标、二氧化碳指标和酸碱物质，可对酸碱平衡和氧合功能进行判断。

（一）判断酸碱平衡

1. pH

(1) 正常范围：7.35~7.45。

(2) 临床意义：① pH 低于 7.35 为失代偿性酸中毒。② pH 高于 7.45 为失代偿性碱中毒。③ pH 在正常范围，如正常人、代偿性酸碱平衡紊乱、混合性酸碱平衡紊乱。

(3) 影响因素：①标本暴露于空气中、进食、妊娠、疼痛等因素可使测得值升高。②室温下放置超过 15min、低体温、饥饿可使测得值降低。

2. 二氧化碳总量

(1) 范围：19~24mmol/L。

(2) 临床意义：指血浆中碳酸氢盐与血浆蛋白结合的 CO_2，以及物理溶解的 CO_2 总量，其中碳酸氢盐占 95%，二氧化碳总量（concentration of total CO_2，TCO_2/CO_2 总量）主要反映代谢性酸碱平衡。

(3) 影响因素：高胆红素和血液透析患者 CO_2 总量升高，高热时 CO_2 总量下降。

3. 标准碳酸氢盐和实际碳酸氢盐

(1) 范围：22~27mmol/L。

(2) 临床意义：标准碳酸氢盐（standard bicarbonate，SB 或 HCO_3^-）不受呼吸影响，实际碳酸氢盐（actual bicarbonate，AB 或 HCO_3^-）受代谢和呼吸的影响。代谢性碱中毒时升高，代谢性酸中毒时降低。呼吸性酸中毒经肾脏代偿后升高，呼吸性碱中毒经肾脏代偿后降低。

(3) 影响因素：①高胆红素、血液透析可使 SB 值升高。②室温放置 2.5~4h，可使 SB 值下降 6mmol/L。高脂血、剧烈运动可使 SB 值下降。

4. 细胞外液碱剩余和全血碱剩余

(1) 范围：−3~3mmol/L。

(2) 临床意义：细胞外液碱剩余（extracellular fluid base excess，BEecf）受血红蛋白浓度的影响非常小，可忽略，而全血碱剩余（blood base excess，BEb）受血红蛋白浓度的直接影响，需要用血红蛋白浓度校正。代谢性酸中毒时向负值方向增加,代谢性碱中毒时向正值方向增加。

(3) 影响因素:标本室温放置过久,可引起乳酸增加和 BE 值下降。

5. 动脉血 PCO_2 ($PaCO_2$)

(1) 正常范围:$PaCO_2$ 为 4.67~6kPa(30~45mmHg),在妊娠期略降,约为 3.73kPa(28mmHg)。

(2) 临床意义:评估肺泡通气及呼吸性酸碱状况。

1) 判断呼吸衰竭类型与程度:①Ⅰ型呼吸衰竭:$PaCO_2$ 正常或略低;②Ⅱ型呼吸衰竭:$PaCO_2$>6.67kPa(50mmHg);③肺性脑病:$PaCO_2$>9.33kPa(70mmHg)。

2) 判断呼吸性酸碱平衡:$PaCO_2$>6kPa(45mmHg)为呼吸性酸中毒,一般由通气不足引起,如慢性阻塞性肺疾病、急性气道阻塞等。$PaCO_2$<4.67kPa(35mmHg)为呼吸性碱中毒,一般由通气过度引起,如高热、精神性过度通气等。

3) 判断代谢性酸碱失衡的代偿反应:代谢性酸中毒时经肺代偿后 $PaCO_2$ 降低。代谢性碱中毒时经肺代偿后 $PaCO_2$ 升高。

(3) 影响因素:标本与空气接触,或患者低体温可使 $PaCO_2$ 降低。

(二) 判断氧合功能

1. 动脉血 PO_2 (PaO_2)

(1) 正常范围:①从出生 2 天到 59 岁的人:PaO_2 为 11.07~14.27kPa(83~107mmHg),会随年龄增大而降低;②从 60 岁到 69 岁的人:PaO_2>10.67kPa(80mmHg);③从 70 岁到 79 岁的人:PaO_2>9.33kPa(70mmHg);④从 80 岁到 89 岁的人:PaO_2>8kPa(60mmHg);⑤90 岁以上的人:PaO_2>6.67kPa(50mmHg)。

(2) 临床意义

1) 判断有无缺氧和缺氧程度:①轻度低氧血症:PaO_2 为 8~10.67kPa(60~80mmHg);②中度低氧血症:PaO_2 为 5.33~<8kPa(40~<60mmHg);③重度低氧血症:PaO_2<5.33kPa(40mmHg);④接近死亡者:<2.67kPa(20mmHg)。PaO_2 降低见于呼吸抑制或肺部疾病,如肺炎、哮喘、肺水肿、肺纤维化等。

2) 判断有无呼吸衰竭:①Ⅰ型呼吸衰竭:PaO_2<8kPa(60mmHg),$PaCO_2$ 降低或正常;②Ⅱ型呼吸衰竭:PaO_2<8kPa(60mmHg),$PaCO_2$>6.67kPa(50mmHg)。

3) 高氧分压:见于吸氧,特别是高浓度吸氧的患者。

(3)影响因素:①标本与空气接触后,或人体运动后可使 PaO_2 升高;②标本储存时间久,由于红细胞代谢作用,可使 PaO_2 降低。

2. 动脉血 SO_2(SaO_2)

(1)正常范围:96%~99%。

(2)临床意义:SaO_2 反映了氧合血红蛋白的量,是间接了解 PaO_2 的方法。SaO_2 与 PaO_2 之间的关系呈 S 形曲线,即氧解离曲线(图 9-5-1)。氧解离曲线移动的影响因素:体温(升高右移,降低左移)、$PaCO_2$(增高右移,降低左移)、pH(增高右移,降低左移)及红细胞内 2,3-二磷酸甘油(增高右移,减少左移)。SaO_2 急剧下降见于严重缺氧状态。

(3)影响因素:低体温可使结果偏低,高脂血症可影响结果的稳定性。

3. P_AO_2/肺泡气 PO_2

(1)范围:10~13.33kPa(75~100mmHg)。

(2)临床意义:反映肺通气状况的直接指标。肺通气下降时,如 COPD,其肺泡气 PO_2 降低。

(3)影响因素:大气压、水蒸气压及吸入氧浓度的改变会影响肺泡气 PO_2。

4. 肺泡-动脉氧分压差

(1)范围:吸空气时,肺泡-动脉氧分压差<2.67kPa(20mmHg);随年龄增长而上升,肺泡-动脉氧分压差<4.00kPa(30mmHg);吸纯氧时,肺泡-动脉氧分压差<9.33kPa(70mmHg)。

(2)临床意义:判断肺换气功能。病理条件时,肺泡-动脉氧分压差(alveolar-arterial oxygen partial pressure difference,$P_{(A-a)}O_2$)增加主要有 3 个重要因素:解剖分流、通气/灌注比例失调及"肺泡-毛细血管屏障"的弥散障碍。当肺泡-动脉氧分压差显著增大时,肺功能严重减退,肺的氧合功能障碍,见于肺淤血、肺水肿等肺弥散功能障碍的疾病。若肺泡-动脉氧分压差显著增大,同时 PaO_2 明显降低,这种低氧血症的患者吸纯氧不能纠正,如肺不张和成人呼吸窘迫综合征。肺泡-动脉氧分压差越大越不好,说明通气及换气功能越差,一般参考范围:0.1~0.3,大于 1 时,表示氧合功能明显减退;大于 2 时,一般需要气管插管机械通气。

(3)影响因素:吸入氧浓度增加时,肺泡-动脉氧分压差随之增加。

5. 氧合指数

（1）范围：53.33~66.66kPa（400~500mmHg）。

（2）临床意义：氧合指数（oxygenation index，OI）为动脉血氧分压和吸入气氧浓度的比值（PaO_2/FiO_2），反映肺换气功能。氧合指数是目前国内外诊断急性肺损伤/急性呼吸窘迫综合征最常用和最简单的氧合指标，结合病史和其他指标，当 PaO_2/FiO_2 为 40.00~53.33kPa（300~400mmHg），提示轻度肺损伤；$PaO_2/FiO_2 ≤ 40.00kPa$（300mmHg），提示急性肺损伤；$PaO_2/FiO_2 ≤ 26.66kPa$（200mmHg），提示急性呼吸窘迫综合征。

四、胸部 X 线检查

胸部 X 线检查（chest X-ray，CXR）是利用 X 线的生物效应对胸部疾病检查的方法，用于疾病诊断、随访及普查等。肺部实质结构和含气肺泡的密度明显不同；两肺与其周围的胸壁、纵隔及横膈对 X 线吸收也有较大差别，在荧光屏上或胶片上产生不同的影像，用于诊断。

（一）胸片的正常表现

首先，读片需要系统和全面，做到不遗漏。可以选择由外向内的读片顺序：体外物品→胸壁软组织→骨骼→胸廓入口、膈肌、胸膜腔→双肺（外中内带、上中下野）→双肺门→纵隔→心血管。

1. 胸廓软组织

（1）皮肤：体表外致密组织，胸片上线条状阴影。

（2）皮下组织：脂肪，密度较低，常为深灰色。

（3）肌肉：密度介于皮肤、皮下组织之间，胸大肌可使中肺野密度增高，在肌肉发达的男性中，可见两侧肺野中外带形成扇形的致密影。

（4）胸膜：一般在正位胸片上观察不到，正位片右侧有时可见水平裂的致密影。

（5）女性乳腺：通常重叠在双肺下野，对称性半弧状密度增高，向外与腋部皮肤连续，易被误认为肺内实变或肺内炎症。乳头可能在双肺下野形成对称的小圆形密度增高的投影，一般位置比较固定，在第 5、6 前肋处附近，见图 9-5-11，须与病变鉴别。

2. 胸廓骨骼：胸椎、胸骨、锁骨、肋骨（肋软骨一般不显影）、肩胛骨

（1）正位胸片时，胸椎和纵隔重叠，胸椎横突可突出于纵隔投影之外，不要误认为淋巴结肿大。

（2）锁骨内端下缘有半月形凹陷，为韧带附着处，边缘不规则时不要误认为骨质破坏。

（3）肋骨注意有无骨质破坏（肿瘤）、连续性中断（骨折）、肋软骨钙化灶（正常成人可见）。计数肋骨，由后上向

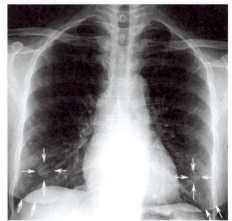

图 9-5-11　女性乳腺和乳头的胸部 X 线检查

前下计数，前肋软骨不显影，第一肋与锁骨围成类圆形透亮区。后肋与脊柱相连，高密度影（图 9-5-12）。

（4）肩胛骨如果投照时体位标准，上肢内旋充分，则应当位于肺野之外。否则肩胛骨将重叠于双肺中上肺野中外带的区域（图 9-5-13），呈与胸壁平行的条带状高密度影。此时可能会被误认为是肺内病变。仔细观察可见肩胛骨影从肺内向肺外延伸，即可与肺内病变区别。

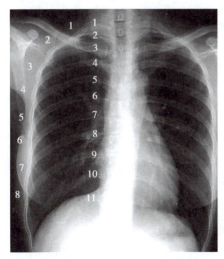

图 9-5-12　前后肋骨计数

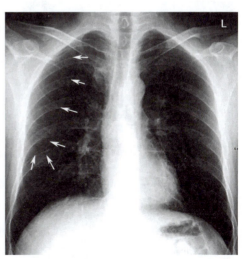

图 9-5-13　肩胛骨与肺重叠

3. 膈肌、胸膜腔

正位片横膈呈圆顶状，一般右膈在第5~6前肋水平，相当于第9~10后肋水平，右膈顶较左膈高1~2cm，左膈下可见胃泡。横膈圆顶内高外低、前高后低，外侧与胸壁间形成尖锐的肋膈角（图9-5-14）。胸膜粘连、胸腔积液时肋膈角变钝或显示不清。

4. 气管、支气管、肺门、肺纹理和肺野

（1）气管和支气管：始于环状软骨下缘，第6~7颈椎水平，向下至胸骨角平面，相当于第4、5胸椎体交界处，分叉为左、右主支气管，为柱状低密度影，其左侧有主动脉，因此有点右偏，全长10~12cm，分为颈段气管（2~4cm）和胸内段气管（6~9cm）两部分。左、右主支气管的分叉角呈60°~90°，右主支气管较直而短粗；左主支气管稍细长（图9-5-15）。

（2）肺门：由肺动脉、肺静脉、淋巴组织和支气管构成。正位片肺门位于两肺中野内带，通常左侧肺门较右侧高1~2cm。右肺门上部由上肺静脉干和上肺动脉构成；下部由右下肺动脉干构成，因内侧有支气管的衬托而轮廓清晰。左肺门上部由左肺动脉弓形成，呈边缘光滑的半圆形影，易被误为肿块；下部由左下肺动脉构成，大部分为心影所掩盖。肺门上部与下部形成的夹角称为肺门角（图9-5-16）。

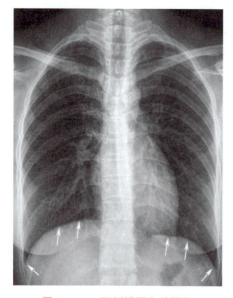

图9-5-14 两侧横膈和肋膈角

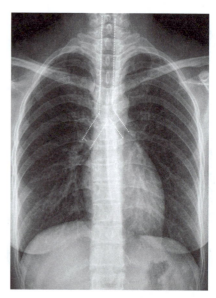

图9-5-15 气管和主支气管

(3) 肺纹理：由肺的血管（主要）、支气管和淋巴管组成，从肺门向外围发散分布，由粗变细，一般不会延伸到肺野外带，胸膜下 2cm 一般不见肺纹理。下肺野比上肺野明显，左下肺野有心脏遮挡，显得右下肺明显。肺血管充血、支气管壁增粗，可见肺纹理增强。

(4) 肺野：指含有空气的两肺在胸部 X 线平片上的投影。为了便于说明肺内病变的位置，目前通用的方法是将肺野分区，一侧肺野纵向平均 3 等分，称为内、中、外带。通过第 2、4 肋骨前端下缘画一水平线，将肺野分为上、中、下 3 野（图 9-5-17）。

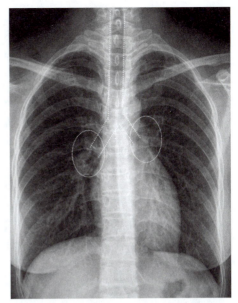

图 9-5-16　肺门

5. 纵隔和心血管　胸片中间为软组织阴影，上四分之一是气管和食管，下四分之三为大血管和心脏。出现病变时纵隔阴影增大、突起变多、局部密度增高（图 9-5-18）。心脏横径与最大胸廓横径之比，正常人上限为 0.5。

(二) 常见病变 X 线表现

1. 支气管扩张　支气管轻度扩张可无明显异常改变。支气管明显扩张表现为局部肺纹理增多、增粗、紊乱，在粗乱的肺纹理中有蜂窝状影或卷发状影，囊状支气管扩张的气道表现为显著的囊腔，腔内可存在气液平面（图 9-5-19）。

2. 肺动脉高压　轻度肺动脉高压时 X 线示肺动脉段"圆锥部"膨突，肺门增宽，心胸比率增大，右心房、右心室扩大不明显。重度肺动脉高压时，肺动脉段"圆锥部"膨突、右下肺动脉干扩张更明显、肺门影增大模糊、心胸比率明显增大、右心房和右心室增大明显（图 9-5-20）。

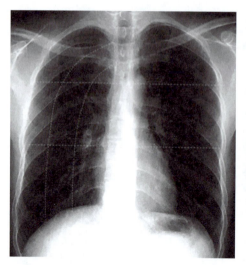

图 9-5-17 肺野分区

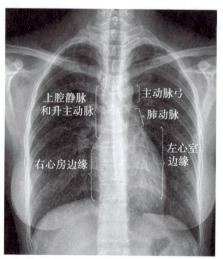

图 9-5-18 纵隔正常边缘情况

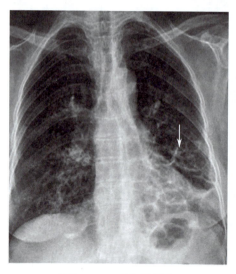

图 9-5-19 支气管扩张

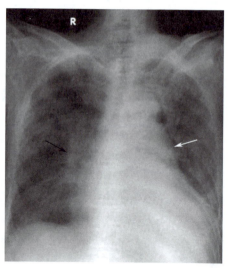

图 9-5-20 重度肺动脉高压

3. 胸腔积液 X线表现与积液量、是否有包裹或粘连有关,左右游离胸腔积液。左侧胸腔积液见图 9-5-21,右侧胸腔积液见图 9-5-22,表现为肋膈角变钝,高密度影。包裹性胸腔积液,肺野中团片或扁丘状密度增高影,边界清晰。叶间积液表现为位于叶间裂部位的梭形阴影,边界清晰。肺底积液与横膈升高表现类似,但外侧较内侧位置高,与横膈升高不同。卧位胸片因胸腔积液散开呈胸部一侧阴影。

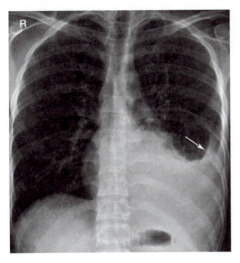

图 9-5-21 左侧胸腔积液

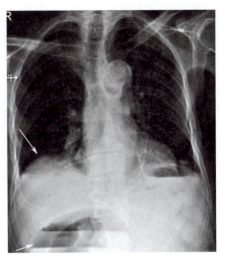

图 9-5-22 右侧肺底胸腔积液

4. 气胸 游离性气胸表现为胸膜腔内较高的部位处均匀一致的低密度无肺纹理区,同时可见受压的肺组织,其密度高于正常肺组织,并向肺门方向收缩。包裹性气胸表现为局限于胸腔内某一处的透亮无肺纹理区。液气胸则在气胸的表现基础上出现液平面。大量气胸表现为无肺纹理的透亮区,压缩的肺组织呈密度均匀增高的团块影,移向肺门,同时可见肋间隙增宽,横膈低平,纵隔向健侧移位(图 9-5-23)。

5. 肺不张 不张的肺组织透亮度降低,均匀性密度增高,恢复期或伴有支气管扩张时可密度不均(图 9-5-24)。

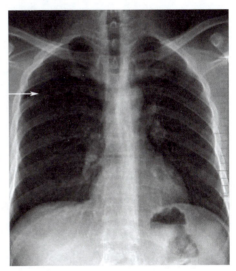

图 9-5-23 右侧气胸

叶段性肺不张一般呈钝角三角形,尖端指向肺门,有扇形三角形、带状、圆形等。病变区的支气管与血管纹理聚拢,而邻近肺代偿性膨胀,使血管纹理稀疏,并向不张的肺叶弓形移位。肺门阴影向不张的肺叶移位,肺门阴影缩小和消失,并且与肺不张的致密影相融合。

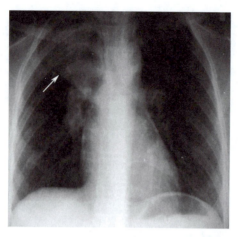

图 9-5-24　右肺上叶不张

(薛卫华)

第六节　机械通气患者的营养护理

机械通气患者通常会面临复杂的营养问题。一方面,需要机械通气的患者病情通常较重,通常会面临多种现存的或潜在的营养和代谢状况,若不及时干预将导致不利的临床预后,包括存在营养风险(nutritional risk)。另一方面,患者进行机械通气后由于营养摄入模式的改变,通常无法满足机体需要量,将导致免疫力低下、肌肉组织加速分解、伤口愈合延迟等,出现营养不良(malnutrition),常并发呼吸系统感染,加重呼吸衰竭,形成恶性循环。因此,对机械通气患者进行恰当的营养管理,是成功撤离机械通气的重要保障。

一、机械通气患者营养模式的改变

1. 机体耗能增加　对于机械通气患者来说,在应激状态下,大量儿茶酚胺类激素和皮质激素被释放,出现以胰岛素抵抗为代表的糖代谢紊乱,使机体耗能增加。另外由于原发疾病、创伤、感染、发热、缺氧、躁动等因素,重症患者基础代谢率大大增加。

2. 机体分解代谢增强　重症患者机体处于高度应激状态,由于炎症因子和神经-内分泌系统变化的影响,重症患者身体出现分解代谢增加、合成代谢减少的负氮平衡。典型的危重患者营养代谢分为 3 个阶段:①急性早期,也称为抑制期,多见于急性疾病的早期(24~48h 以内),此时机体无法有效利用营养素、排出代谢产物,出现明显代谢紊乱,使合成代谢与分解代谢均降低。②急性晚期(发病后 3~7d),此时功能性蛋白(如免疫性蛋白、修复性蛋白等)合成代谢增强,但结构性蛋白分解代谢增强更为突出,尤其是肌肉组织、肠道黏膜组织的加速高分解状态,是导致脱离呼吸机失败的重要原因。③急性后期,可以表现为恢复稳态或者持续存在的炎症-分解代谢综合征。

尤其在急性疾病早期,可以理解为此时身体正在调动全身的资源,包括分解糖原、分解肌肉等,与疾病进行"殊死搏斗",此时患者体内血糖升高、电解质出现紊乱,因此通常在机械通气的早期,会根据患者病情评估,设定一个较小的喂养目标量,称为允许性低热卡喂养。

3. 能量摄入不足　机械通气患者由于人工气道的建立,营养摄入的方式发生转变,在由经口进食过渡到管饲饮食过程中,摄入物的总量、成分、速度以及性质都发生变化。研究显示,机械通气的重症患者营养达标率较低,与患者喂养不耐受、外出检查、转运等导致的喂养中断有关,由此导致在 ICU 住院期间患者会缺失大量的热量和蛋白。

4. 胃肠道功能障碍　由于机械通气患者长时间的缺氧、应激、微循环障碍、大量广谱抗生素的应用,导致胃肠道淤血、肠道微绒毛和黏膜屏障受损、肠道菌群失调、胃排空障碍等,最终导致患者消化和吸收功能障碍。

二、机械通气患者营养评估

(一)营养风险筛查

由于 ICU 每一位患者的病情严重程度、营养状态等都不尽相同,为了能准确快速地评估患者的营养状态,发现潜在的、隐匿的、早期的与营养相关的风险或营养风险,研究者开发了一系列的量表,通过结合患者既往史、现病史、人体测量、实验室检测等数据,综合判断出患者的营养风险,从而识别出那些可以从早期营养干预中获益的患者。

营养风险筛查是重症患者营养支持治疗的第一步,机械通气重症患者常用的营养风险筛查量表有营养风险筛查量表 2002(NRS-2002)、危重病患者营养风险(NUTRIC)评分等,这些量表的建立都是基于临床循证研究的基础之上,与 ICU 住院患者的病死率和其他预后指标密切相关,国内外的研究均表明,对有营养风险的患者进行临床营养支持可以改善其临床结局,如并发症发生率降低、缩短机械通气时间、减少病死率等。需要特别指出的是,若患者不存在营养风险,那么给予其营养支持将不会改善预后,甚至可能有害。

1. 营养风险筛查量表 2002(nutritional risk screening 2002, NRS-2002) NRS-2002 是在 2002 年的欧洲肠外肠内营养学会(ESPEN)大会上,推出的用于成年住院患者的营养风险筛查工具,是建立在 128 个高质量 RCT 研究基础上提出的,在判断患者营养不良风险及预测患者对营养治疗的效果方面,具有其他工具所不可比拟的优势。

NRS-2002 量表包括 3 个方面内容:①营养状况受损评分(0~3 分);②疾病的严重程度评分(0~3 分);③年龄评分;在以上评分基础上年龄≥70 岁者加 1 分。NRS-2002 总分为 0~7 分,将评分≥3 分作为判断患者具有营养风险的评分阈值,需要根据其的临床情况,制订基于个体化的营养计划,给予营养干预。而 NRS<3 分的患者虽然暂时没有营养风险,但也应进行动态评估,在其住院期间每周筛查 1 次(表 9-6-1)。

表 9-6-1 营养风险筛查(nutrition risk screening 2022, NRS-2002)

	第一部分 疾病有关评分:□0 分 □1 分 □2 分 □3 分
1 分	适用于营养需要量轻度增加的状态:骨盆骨折、慢性疾病合并有并发症、慢性阻塞性肺疾病、长期血液透析、肝硬化、糖尿病、一般恶性肿瘤患者
2 分	适用于营养需要量中度增加的状态:腹部大手术后、脑卒中、重症肺炎、血液系统恶性肿瘤
3 分	适用于营养需要量重度增加的状态:颅脑损伤、骨髓移植、ICU 患者(APACHE 评分>10)
	第二部分 营养状态有关评分:□0 分 □1 分 □2 分 □3 分
0 分	正常营养状态
1 分	3 个月内体重丢失>5% 或最近一周内食物摄入量比正常需要量减少 25%~50%
2 分	一般情况差或 2 个月内体重丢失>5%,或食物摄入量比正常需要量减少 50%~75%

续表

3分	BMI<18.5 或1个月内体重丢失>5%(或3个月体重下降15%) 或者前1周食物摄入比正常需要量减少75%~100% 因严重胸腔积液、腹水、水肿等得不到准确的BMI时,用血清≤30g/L来判断(ESPEN 2006)
第三部分　年龄评分:□0分　□1分	
0分	<70岁
1分	≥70岁
第四部分　总分_____分,判定有/无营养风险	

2. 危重患者营养风险(NUTRIC)评分 ICU患者是一个疾病严重程度差异很大的人群,疾病的进展和强度往往是难以预测的。有学者曾使用NRS-2002量表来评价所有住院患者,也包括重症患者,结果由于量表设置的"疾病有关评分"项目将所有ICU患者均评定为3分,导致NRS-2002应用于重症患者时可获得的评分区间为3~7分,无法准确判断出重症患者营养风险的大小。如何能根据重症患者疾病严重程度来准确评估患者的营养风险呢？埃兰德(Heyland)等人开发并验证了一种专门针对ICU患者的营养风险筛查模型——NUTRIC评分,该模型通过序贯器官衰竭评估(SOFA评分)和急性生理学和慢性健康评估Ⅱ(APACHE Ⅱ评分)来预测重症患者的疾病严重程度和住院死亡率,见表9-6-2。

NUTRIC评分的范围区间是0~10分,得分≥6分的重症患者则被判定为存在高的营养风险,即这些重症患者将从更积极的营养治疗中受益。但是,考虑到白细胞介素-6(IL-6)在各个ICU不是必测的项目,拉赫曼(Rahman)等人进一步研究,验证了不包含IL-6的改良危重患者营养风险评分(mNUTRIC评分)同样可以预测ICU患者的营养风险,在不考虑IL-6的情况下的改良危重患者营养风险评分,评分范围为0~9,评分≥5的患者则被判定为存在营养风险。

表 9-6-2 NUTRIC 评分表

项目	变量	评分
年龄 / 岁	<50	0 分
	50~74	1 分
	≥75	2 分
APACHE 评分 / 分	<15	0 分
	15~20	1 分
	21~27	2 分
	≥28	3 分
SOFA 评分 / 分	<6	0 分
	6~9	1 分
	≥10	2 分
并发症的数量 / 个	0~1	0 分
	≥2	1 分
入住 ICU 前住院时间 /d	0~1	0 分
	≥2	1 分
白细胞介素 -6	0~400	0 分
	>400	1 分

总分 _____ 分，判定有 / 无营养风险

3. 其他营养风险评估工具 目前临床上已成功开发出多个营养风险筛查的工具，这些不同的工具针对的适用对象不尽相同，在应用于重症患者时候可靠性与有效性也有待进一步验证，在这里列出几种临床常用的营养风险筛查工具，可供参考。

(1) 适用于老年患者 (≥65 岁) 的微型营养评定 (mini nutritional assessment, MNA)，及其简化版本微型营养评价简表 (mini nutritional assessment short form, MNA-SF)。

(2) 用来判断营养不良的通用筛查工具 (malnutrition universal screening tool, MUST)。

(3) 用于对临床患者进行营养评价的主观整体评估 (subjective global assessment, SGA)，及在 SGA 基础上开发的针对肿瘤患者特异性的患者主观整

体评估工具(patient-generated subjective global assessment, PG-SGA)。

(4)针对儿童患者开发的儿科营养不良评估筛查工具(screening tool for the assessment of malnutrition in pediatrics, STAMP)等。

(二)营养评定

营养评定(nutritional assessment)是指对住院患者进一步评估,以了解其营养状况的过程,目的是为营养支持提供决策依据,判定营养不良的类型及实施后效果。评定患者的营养状态,可以通过以下几个部分开展。

1. 营养不良的类型 一般临床上将营养不良分为3种类型。

(1)能量缺乏型营养不良:多见于长时间热卡摄入不足的患者。其特点为显著消瘦,人体测量值如体重、三头肌皮肤皱褶厚度、臂肌围等下降,皮下脂肪和肌肉大量分解消耗,体内功能性蛋白如免疫蛋白、转铁蛋白等正常。

(2)蛋白质型营养不良:多见于摄入蛋白质不足,或体内蛋白摄取或合成功能障碍的患者,其特点是人体测量值正常而内脏蛋白质降低,出现全身广泛性的水肿。

(3)混合型营养不良:能量及蛋白质均缺乏,是重症患者最常见的营养不良类型。混合型营养不良可同时兼具以上两种营养不良的消瘦及水肿体征。研究显示呼吸衰竭患者往往合并营养不良,而机械通气可进一步加重营养不良,最终可发展为混合型营养不良。

2. 病史 重症患者的病情严重程度差异很大,甚至在同一种疾病的不同阶段,其能量消耗也不尽相同。例如脓毒症和多器官功能障碍综合征患者的营养代谢特点为高代谢状态且糖代谢途径异常,对外源性营养底物利用率低,对蛋白消耗增幅增大;对于肝功能不全或肝移植围手术期患者来说,其营养代谢突出特点是蛋白质型营养不良逐渐加重;对于急慢性呼吸衰竭的患者,其营养代谢特点则为无氧代谢增强、代谢率增高。

3. 人体测量

(1)体重:反映患者身体结构组成的整体指标,可以反映人体骨骼、肌肉、皮下脂肪、组织脏器的整体发展情况。连续观测和记录患者的体重变化,可以有效反映机体长期的热量平衡状态,同时也是临床上评估患者营养需要量的重要指标。通常近3周体重下降>5%或近3个月体重下降>10%提示负氮平衡。需要注意的是,重症患者体重的测量常因卧床、制动及水肿等因素影响,导致测量的准确性受到影响。因此,许多涉及重症患者体重的计算公式,如呼吸机潮气量计算、血管活性药物计算等,可采用理想体重公式来代替。

(2)体质量指数(body mass index,BMI):也称作克托莱指数,是人体体重和身高的复合指标,可快速地判断临床患者的营养状况。但值得注意的是,部分临床指南并不推荐单纯地使用BMI来判断患者的营养不良程度,原因是ICU患者通常需要进行液体管理,以及部分患者会出现肌肉组织快速消耗的营养不良状况,这时BMI并不能反映患者营养不良的程度。BMI计算方法为:

$$BMI = 体重(kg) \div 身高(m)^2$$

(18.5~23.9为正常体型,≥28为肥胖,<18.5为营养不良)

(3)皮褶厚度:测量身体不同部位的皮褶厚度,可以间接推断皮下脂肪厚度,从而判断个体营养状况和肥胖程度。

测量方法:测量皮褶厚度的常用部位有上臂肱三头肌部(代表四肢)、肩胛下角部(代表躯体)、腹壁(代表腰腹部)、髂嵴等。测量时,保持被测部位充分裸露、肌肉放松。找到待测的定位点后,测试者用左手拇指、示指和中指将被测部位皮肤和皮下组织捏起,使之与肌肉分离,将皮褶厚度计置于手指下方夹住皮褶,待测量仪指针稳定后立即读数,连测三次取平均值。

上臂三头肌皮褶厚度(TSF)参考值:男性为12.5mm,女性为16.5mm。低于正常值的90%,提示出现营养不良。

(4)四肢围度及体围:通常选取富含骨骼肌及皮下脂肪的部位,进行周长的测量,以此来评估患者肌肉及脂肪储备情况。通常测量的部位有上臂围、大腿围、小腿围、腰围、臀围等。测量时,保持患者处于自然放松状态,通常取平卧或半卧位,取肩峰(锁骨的肩峰端)与尺骨鹰嘴连线中点,水平测量上臂1周的长度为上臂周长(arm muscle circumference,AMC),沿小腿最粗壮处以水平位绕其一周的长度为小腿围(CC)。测量单位为厘米(cm),精确到小数点后一位,测量3次取平均值。可反映肌肉蛋白质含量的计算公式为:

$$上臂肌围 = 上臂周长 - (皮褶厚度 \times \pi)$$

参考值:成人上臂肌围一般女性为20~25cm,男性为25~35cm。实测值/正常值>90%为正常;>80%~90%为轻度营养不良;>60%~80%之间为中度营养不良；<60% 为重度营养不良。

4. 人体组成 人体由多个部分构成，从简单到复杂来对人体各组分进行研究，可分为原子水平、分子水平、细胞水平、细胞—系统水平、整体水平，统称为人体结构的五水平模式（five-level model）。健康的个体内诸多组分的含量与分布及各组分之间的数量关系维持在一个相对恒定的范围内。当人体内各组分变化低于一定范围时，提示患者可能出现营养不良。常用的人体组成研究方法有生物电阻抗测定（bioelectrical impedance analysis，BIA），其原理是将微弱的交流电信号导入人体，通过测量人体生物电阻抗值，经复杂的计算后可以得到患者体脂肪量、脂肪分布、体细胞量、肌肉含量等参数。

三、机械通气患者营养干预的实施

（一）机械通气患者的营养目标

1. 正常人的基础能量消耗 基础能量消耗（basic energy expenditure，BEE）是指人体在清醒而又极端安静的状态下，不受肌肉活动、环境温度、食物及精神紧张等影响时的能量代谢率，是维持机体生命所需的最小功率。热量的法定计量单位为焦耳（1kcal=4.184kJ）。基础能量消耗可参照哈里斯 - 本尼迪克特（Harris-Benedict）公式计算得出：

男性热量（kcal）=66.5+［13.7× 体重（kg）］+［5.0× 身高（cm）］–
［6.8× 年龄（岁）］

女性热量（kcal）=655.1+［9.56× 体重（kg）］+［1.85× 身高（cm）］–
［4.86× 年龄（岁）］

由于正常人的肌肉活动、情绪变化、食物消化以及体温调节等会产生额外能量消耗，卧床为 BEE 的 1.2 倍，轻体力劳动者为 BEE 的 1.55 倍，中等体力劳动者为 BEE 的 1.78 倍，重体力劳动者为 BEE 的 2.1 倍。

2. 机械通气患者能量消耗 研究显示，对于机械通气患者的能量消耗，金标准为间接能量测定法（indirect calorimetry，IC）确定的患者的能量需求。在无法测定 IC 的条件下，也可以通过安装有呼气末二氧化碳模块的呼吸机来测定机体在单位时间内 O_2 的消耗量（V_{O_2}）和二氧化碳的生成量（V_{CO_2}），通过呼吸机功能模块或者改良的韦尔（Weir）公式计算出静息能量消耗（resting energy expenditure，REE）：

$$\text{REE}(\text{kcal}) = V_{CO_2} \times 8.19$$

为了简化计算,也可以使用预测公式来估算机械通气患者的能量需求为 104.6~125.52kJ/(kg·d)[25~30kcal/(kg·d)],其蛋白质需求为 1.2~2g/kg。需要说明的是,预测公式并不十分准确,易导致过度喂养或摄入不足,因此对于严重消瘦或低体重患者,应使用实际体重,肥胖患者应使用校正体重或者理想体重。

3. 允许性低热量喂养 在急性疾病的早期阶段(一周内),如脓毒血症,推荐采取低热量喂养的方案,即不超过总目标喂养量的 70%,之后逐渐提高至目标喂养量。研究显示,重症疾病早期体内会存在高水平的应激状态,机体产生的大量炎症介质会促使患者出现肌肉蛋白分解、脂肪细胞脂解,出现一些代谢紊乱的症状,并出现疾病相关厌食症(SAA)的症状,此时给予大量的营养支持,不仅不能逆转患者的分解代谢状态,甚至可能有害,一些临床研究中发现过早给予重症患者肠外营养并不能使患者获益。有研究者认为这种疾病相关的厌食症和高分解代谢状态可能与生物进化过程中保留的一种应对方式有关,是机体自身免疫策略的一部分。

4. 早期肠内营养 对于营养治疗的时机,国内外多数的临床指南和专家共识均明确推荐对进入 ICU 后不能进食的重症患者在 24~48h 内开始早期肠内营养,可显著改善机械通气患者的预后。早期开展的肠内营养可以维持肠道黏膜细胞结构与功能的完整性,维持肠道机械屏障、化学屏障、生物屏障、免疫屏障功能,减少因疾病导致的应激性溃疡的发生率,防止肠道细菌入血,减少肠源性感染的发生率。当患者处于急性疾病尚不具备开展肠内营养支持时,可应用滋养性的肠内营养,即经鼻饲管道给予少量的糖盐水,约 41.84~836.8kJ/h(10~20kcal/h),每天不超过 2 092kJ(500kcal),同样可以维持肠道屏障,获得早期肠内营养相似的临床结局。

(二)机械通气患者营养治疗的方式

包括经胃肠道的肠内营养和经静脉途径的肠外营养两个方式。根据石汉平等研究者提出的营养不良的"五阶梯治疗"理论,将肠外营养和肠内营养按治疗强度和外界干预的水平由低到高分为 5 个层级。

1. 第一阶梯 营养教育,此阶段多见于疾病已基本好转,等待转出的过渡期患者,此时可在患者胃口尚好、食欲正常的条件下,指导其饮食的合理搭配。

2. 第二阶梯 口服营养补充(oral nutritional supplements, ONS)，此阶段多见于刚拔除气管插管，或食欲缺乏只能经口摄入一些稀饭、汤水的患者，这时可给患者额外经口摄入一些特殊医学用途的配方制剂，起到补充营养物质的作用。口服营养制剂通常体积小、能量密度高，能补充患者摄食不足时所缺失的热卡。

3. 第三阶梯 全肠内营养(total enteral nutrition, TEN)，多见于病情基本平稳，肠内营养耐受性好的重症患者，患者所需的营养物质全部由肠内营养提供，这也是机械通气患者最理想的营养支持模式。

4. 第四阶梯 部分肠外营养(partial parenteral nutrition, PPN)是介于全肠内营养和全肠外营养之间的过渡阶段，在 TEN 无法使患者的营养达到需求目标时，将肠内营养+肠外营养联合使用。肠内营养和 PPN 两者提供的能量比例，主要取决于患者的胃肠道功能和对肠内营养制剂的耐受情况，患者胃肠道功能恢复得越好、肠内营养制剂的耐受性越高，需要的 PPN 提供的能量就越少，反之则越多。

5. 第五阶梯 全肠外营养(total parenteral nutrition, TPN)阶段患者所有的能量都来自肠外营养，见于患者胃肠道功能严重障碍，丧失了对进入胃肠道的营养物质储存、消化、吸收、排空的作用，或者其他原因需要禁食时，通过静脉补充能量和营养素来达到平衡营养需求的目的。

肠内营养和肠外营养各有优缺点，在应用过程中应遵循首选肠内营养的原则，即只要肠道有功能，则尽量给予肠内营养。肠外营养作为肠内营养的一种营养补充途径，可以在肠内营养不能达到目标量时作为机体对各种必需营养素的补充，当患者的营养供给方式不能满足目标能量需求的60%，时间达到3~5d时，应该选择上一阶梯的营养治疗方式。到最后才考虑 TPN，且 TPN 在急性疾病的早期阶段不宜过早实施。

(三) 机械通气患者肠内营养的实施

1. 肠内营养通道的建立 临床上常用的肠内营养通路有胃管、空肠营养管(jejunal feeding tube)、经皮内镜下胃造口术(percutaneous endoscopic gastrostomy, PEG)、经皮内镜下空肠造口术(percutaneous endoscopic jejunostomy, PEJ)等，不同肠内营养通路比较可见表9-6-3，可根据临床需要进行选择。

表 9-6-3　不同肠内营养通路比较

名称	适应证	禁忌证	留置期限	优点	不足
胃管	短期不能经口进食的患者	胃肠道功能衰竭、肠梗阻、急腹症、消化道活动性出血	短期	价格经济、操作简单、可兼做胃肠减压使用	鼻腔及食管压迫不适感、有反流风险、喂养耐受性较差
鼻空肠管	中长期内不能经口进食，同时合并高反流误吸风险患者	同"胃管"	中长期(通常不超过6个月)	幽门后的喂养，反流风险小	技术要求较高、需要X线定位、置管后有等待期
胃造口管	长期无法经口进食的患者、上消化道梗阻狭窄、头颈口咽部肿瘤患者	不能置入胃镜、凝血功能障碍、腹膜炎、严重腹水、穿刺部位恶性肿瘤等	长期(一年以上)	舒适性好、无外露管道更美观	有创操作、费用较高、需要转运
肠造口管	合并高反流误吸风险患者，其他同"胃造口管"	同"胃造口管"	同"胃造口管"	减少反流误吸风险，其他同"胃造口管"	同"胃造口管"

2. 肠内营养实施的六个"度"

(1)适应度：应根据患者胃肠道功能、消化功能、是否需要限制水分摄入选择合适的肠内营养制剂。对胃肠道功能正常的患者，可以选择整蛋白制剂(以完整蛋白质形式提供氮元素的制剂)的肠内营养液；对于消化和吸收不良的危重患者(如急性胰腺炎)，可选用短肽类制剂(以短肽为氮源，无需再经过消化分解即可直接被肠上皮细胞吸收的制剂)；对于糖尿病或者血糖易波动的患者，可选择低升糖指数(glycemic index, GI)型肠内营养制剂。

(2)清洁度：肠内营养液应现配现用，保持输注容器和肠内营养用品的清洁。营养制剂应按使用说明的条件进行配制与保存，应避免污染。

(3)浓度：应遵循由低浓度到高浓度的原则，渗透压大于300mOsm/L，容易引起喂养不耐受症状，可适当使用无菌饮用水进行稀释。

(4)速度：肠内营养液输注过程中，最好使用专用的鼻饲蠕动泵进行恒速输注，同时应遵循由慢到快的原则，起始输注10~20ml/h，并根据患者耐受情况逐步提高输注速度至目标水平。

(5) 角度：误吸是肠内营养最严重的并发症，在输注过程中应根据患者病情选择合适的体位，如病情允许应摇高床头至 30°~45° 角。

(6) 温度：输注的肠内营养液温度过低容易刺激患者的胃肠道，导致腹泻。

（四）机械通气患者肠外营养的实施

1. 静脉高营养治疗 对于存在肠内营养禁忌，或者经肠内营养无法满足患者所需的营养时，通过在静脉内，尤其在中心静脉置管内输入营养物质浓度比较高的液体，包含人体所需的所有营养物质，如葡萄糖、脂肪乳剂、复方氨基酸、微量元素、维生素、电解质等，其比例经过精心计算，可满足患者每天代谢所需的营养需求。

2. 静脉高营养的注意事项

(1) 严格无菌操作，配制的静脉营养液在 24h 内输完。

(2) 全肠外营养浓度高，推荐经中心静脉进行输注。

(3) 为了避免全肠外营养使血糖及内环境产生波动，应使用输液泵匀速输入。

(4) 当患者胃肠道功能恢复后，应尽早转为肠内营养。

四、机械通气患者营养效果的评价

1. 临床检验指标 正常人体血浆内各种蛋白的含量维持在一个特定的稳态水平。当机体出现营养不良时，蛋白的合成减少，但是由于血浆内各种蛋白的半衰期与代谢机制不同，故血浆内各种蛋白含量下降的速度也不同。如视黄醇结合蛋白（retinol blinding protein，RBP）是由肝脏分泌的一种小分子蛋白质，生物半衰期仅 3~12h，可反映早期出现的营养不良。而白蛋白（albumin）的半衰期较长，约 20d，且在早期蛋白摄入不足时机体可通过分解其他蛋白来合成白蛋白，这种机制使得白蛋白更能反映机体慢性营养不良，见表 9-6-4。

表 9-6-4 常用营养评价指标

评价指标	正常值	轻度营养不良	中度营养不良	重度营养不良	临床意义
ALB/g·L^{-1}	35~50	30~35	25~30	<25	生物半衰期约 20d，反映机体慢性蛋白质缺乏

续表

评价指标	正常值	轻度营养不良	中度营养不良	重度营养不良	临床意义
PA/g·L^{-1}	0.2~>0.4	0.16~>0.2	0.12~>0.15	<0.12	生物半衰期约1.9d,反映机体短期内蛋白质缺乏
TRF/g·L^{-1}	2.0~>4.0	1.5~>2.0	1.0~>1.5	<1.0	生物半衰期约8.8d,当进行营养治疗时,该指标上升最快,是能早期反映治疗效果的指标
RBP/mg·L^{-1}	27~76	/	/	/	生物半衰期3~12h,许多疾病都能影响RBP,生物特异性高,可用来特异地诊断早期营养不良

注:ALB指白蛋白;PA指前白蛋白;TRF指转铁蛋白;RBP指视黄醇结合蛋白。

2. **人体测量** 见本章节的"营养评定"部分。

3. **营养摄入达标率** 早期的肠内营养支持对机械通气患者有重要意义,然而早期肠内营养达到目标营养量常较困难,一方面与重症患者胃肠道功能障碍和喂养不耐受症状的增多有关,另一方面可能与医护人员对早期肠内营养的重视程度不足有关。因此临床上应制订合理的营养支持流程促进患者更早开始肠内营养,使机械通气患者营养早期达标,发挥肠内营养的治疗优势。

4. **营养相关的并发症** 在进行营养支持过程中,并发症的出现是导致机械通气患者营养支持中断的重要原因,其中大多数并发症是可以通过早期发现和干预进行避免的,因此在临床护理过程中应当密切观察,及时处理。常见的肠内营养相关并发症包括胃潴留、腹泻、恶心呕吐、胃液反流、误吸、喂养管堵塞等。肠外营养相关并发症包括导管相关的并发症如气胸、静脉炎、空气栓塞、导管相关的血流感染等,同时肠外营养还会导致水电解质紊乱、高脂血症、肝功能损害等。对于长期禁食、严重营养不良的患者,在进行营养支持时要遵循"由慢到快、由少到多、先盐后糖"的原则,预防再喂养综合征(refeeding syndrome,RFS)的发生。

(唐宇君)

第七节　机械通气患者的沟通及心理护理

一、机械通气患者的心理问题

ICU是对危重患者进行集中救治的场所,在陌生的医疗环境中,由于大多数机械通气患者疾病通常较重,随之而来的是频繁的医疗检查与有创的操作,研究显示由于ICU环境设置和管理的特殊性,极易使患者产生严重的心理问题,即使当患者转出ICU后,仍会出现生理、认知和心理方面的功能障碍。其中,生理功能方面的障碍表现为ICU获得性的衰弱、肌肉的失用性萎缩、日常生活自理能力受损等;认知功能障碍表现为记忆力的缺失、注意力障碍,执行能力下降,思维能力降低,视觉空间能力受损等;心理功能障碍表现为焦虑、孤独、退缩、抑郁和创伤后应激障碍(post-traumatic stress disorder, PTSD),这些功能障碍统称为"ICU后综合征(post-intensive care syndrome, PICS)",在ICU住院患者中的发生率在25%~56%。

事实上导致机械通气患者发生应激障碍的因素有很多,例如自身的疾病严重程度、机械通气时的窒息感、重症患者护理过程中的保护性约束,甚至是隔壁床患者的抢救,都会给患者带来极大的心理压力,造成急性应激障碍(acute stress disorder, ASD),也叫急性应激反应(acute stress reaction, ASR),表现为退缩(不愿与人交流)、注意力范围缩窄、定向障碍(分不清时间、空间)、愤怒和言语攻击、绝望和无助、不适宜或无目的行为(迷惘、无所适从、坐立不安)、失去控制与过度悲伤等。大多数的不良应激反应会随着时间流逝而消除减弱,一般病程不超过1个月,在患者拔除气管插管后,经过及时的心理疏导,向他人倾诉后,得到安慰与慰藉而消失。若压力作用时间长、患者高度紧张、过度焦虑沮丧或曾有焦虑症、抑郁症等不良的心理因素,则可能导致心理功能受损,出现其他心理问题。

二、机械通气患者的需要

重症患者在进行机械通气的时候,会由于疾病本身以及外在的环境改变,产生特殊的心理需求。根据马斯洛需求层次理论,将人类的需求分成生理需求、安全需求、归属与爱的需求、尊重需求和自我实现需求五类,只有低层次的需求得到满足后,人类才会去追求更高层次的需求,换而言之,若低级的需求任何一项得不到满足,则整个人体正常的心理、生理机能就无法正常运转。

(一) 生理上的需求

患者的呼吸、排泄、饮食、睡眠等都是最基本的生理需要,在患者患病后,原本一些基本的生理需求会受到威胁,使患者产生焦虑、恐惧、抑郁甚至是愤怒的情绪反应。睡眠的剥夺是ICU机械通气患者最常感受到的压力源,造成机械通气患者睡眠紊乱的一个重要原因是ICU内过高的噪声水平,长时间暴露于高噪声环境会对患者认知功能及睡眠造成负面影响。因此,要注意病房内声音强度和噪声源的控制,必要时可为患者提供眼罩、耳塞,尽量集中化进行护理操作,夜间合理安排患者的操作和治疗,营造一个有益于患者平稳情绪的治疗空间。

(二) 心理上的需求

患病后的无力感会使患者感到安全受到威胁,患病后的安全感,是患者最迫切的心理需要。一方面,患者会变得比之前更为敏感,对周围发生的事情会产生应激的行为反应。另一方面,患者缺少正确处理和应对疾病危机的方法和资源,需要外界给予他们心理上更多的支持。进行心理护理的第一步,是要以同理心去体会患者所处的环境,耐心倾听患者的困惑,并给予其合理的解释或建议,让患者对自身处境及接下来的治疗有一个大致的了解,帮助其培养信心与希望。

三、机械通气患者的心理状态评估工具

1. ICU环境压力源量表(intensive care unit environmental stressor scale,ICUESS) 由简·科克伦(Jane Cochran)等在1989年编制,2006年我国学者沈玮对量表进行了汉化和应用。ICUESS共包含42个条目,分为物理环境、人文环境、治疗环境和患者自身感受4个维度,评分时采用四级计分,每个条目从没有压力、轻度压力、中度压力到重度压力分别计1~4分,总分越高,表明压力越大。

2. 简易精神状态量表(mini-mental state examination,MMSE) 由福尔斯廷(Folstein)教授等在1975年编制,量表共包含30个条目,分为定向

力(时间、空间定向力)、记忆力、注意力和计算力、回忆能力和语言能力五个维度,其中语言能力包含命名、复述、阅读、三步命令、书写和结构的能力。量表满分30分,根据受试者的受教育水平,判断阈值分别为:文盲≤17分,小学≤20分,中学及以上≤24分,同组内得分越高说明认知功能越好。

3. 医院焦虑抑郁量表(the hospital anxiety and depression scale,HADS) 由齐格蒙德(Zigmond)和斯奈斯(Snaith)教授在1983年编制,分为焦虑和抑郁两个分量表,共包含14个条目,其中7个条目(A)用于评定焦虑,7个条目(D)用于评定抑郁,每个条目按症状的轻到重计0~3分,共四个等级。每个分量表以8分作为判断的阈值,分量表得0~7分提示无焦虑或抑郁症状,得8~10分提示可能存在焦虑或抑郁,得11~21分提示肯定存在焦虑或抑郁,得分越高表示焦虑或抑郁症状越严重。

4. 蒙特利尔认知评估量表(montreal cognitive assessment,MoCA) 由纳西尔丁(Nasreddine)教授等提出的,用来对轻度认知功能异常进行快速筛查的评定工具,主要用于筛查、评估有轻度认知功能障碍的患者。MoCA主要包括视空间执行能力、命名、记忆、注意力、语言复述、抽象能力、延迟记忆、定向力等多个方面的认知评估,由12道题组成,共30个单项,每项回答正确者计1分,回答错误或不知道者计0分。≥26分为认知正常,若受教育年限≤12年,则分界值为25分。

四、机械通气患者的心理干预护理

（一）手势语

重症患者在进行机械通气时,由于人工气道的存在,患者无法有效表达出内心的想法与需求,此时患者可能产生焦虑、恐惧甚至是愤怒的情感,出现人机对抗、烦躁甚至是谵妄的表现。根据许多重症患者事后的访谈可知,其在机械通气期间存在部分的记忆,这些记忆往往伴随着痛苦的体验。心理护理的目标之一,就是通过与患者建立一种有效的沟通方式,减少和消除患者的不良心理状态和行为。临床上可以采用手势语(图9-7-1)、图片卡、写字板和摇铃等多种便于患者理解和表达的非语言交流方法,使患者与ICU医护人员相互建立信任,增加患者的安全感。

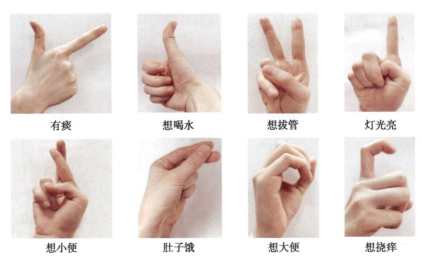

图 9-7-1　手势语

(二) 术前访视与回访

对于部分择期手术或者计划术后转入 ICU 的患者,如心脏外科、神经外科的患者,在术前宣教时对在 ICU 的治疗经历进行大致的讲解,包括术后机械通气的目的、机械通气时的配合技巧、术后常见管道的名称等,有条件时还可以邀请患者到模拟 ICU 参观或借助多媒体技术,提前将患者术后可能经历的 ICU 环境、设备、工作人员进行逐一讲解,解除普通患者对 ICU 和机械通气的神秘感,提升其术后治疗恢复期间的依从性和配合度。同时还可以利用术前访视的时机,通过交谈、病史资料采集、量表测试等方式对术前患者的心理状态进行简单评估,筛选出较敏感或多虑的患者,进行针对性的心理护理,必要时可以借助家属的力量,为患者建立信心。

在患者转出 ICU 后,可以适当安排人员进行回访,对其在 ICU 期间的治疗效果进行追踪。部分患者在术后因镇静镇痛药物、缺氧等原因出现噩梦、幻觉甚至谵妄,及时的倾诉可以舒缓患者情绪,减轻心理压力,避免误会的发生,同时也是开展重症患者护理质量持续改进的基础。

(三) ICU 日记

在患者入住 ICU 期间,由医护人员或患者家属协助记录患者在 ICU 治疗期间的重大事件、患者每一天在 ICU 期间的状态、患者的特殊经历等,其形式可以是文章、图画、照片等,帮助患者了解疾病的恢复过程,串联起在 ICU 治疗期间碎片化的记忆。ICU 日记是国内外广泛应用于患者及家属心理问题的干预策略之一,可以通过缓解焦虑、抑郁和 PTSD 症状来促进患者出院后的心理康复。研究显示,记录 ICU 日记不仅可以减少患者的 PTSD 症状,而且可以减少患者家属的心理健康问题。但目前 ICU 日记的推广实施还存在一定的局限性,一方面过多的 ICU 日记可能会加重医护人员的工作负担,另一方面 ICU 日记属于非正式的记录,同时也会增加患者隐私暴露的风险,目前尚没有相关的标准与指引对其进行规范,其应用还处于探索阶段。

(四) 叙事护理

叙事护理(narrative nursing)是由澳大利亚心理学家迈克尔·怀特(Michael White)和新西兰的大卫·艾普斯顿(David Epston)教授创立的,是通过医护人员倾听和吸收患者的疾病故事,帮助患者实现生活、疾病故事的意义重构,借此发现护理要点,继而对患者实施护理干预,使患者充分地表达自己的感情,诉说内心的痛苦和需求,建立积极的心理防御。叙事护理强调护士应以倾听、回应的态度进入到患者的疾病故事中,了解患者的体验与经历,引导患者从多个角度思考自己的故事,发掘潜在的力量,从而产生积极的心理意义。在开展叙事护理时,护士先鼓励患者详细地描述一件事,清楚地描述自身的疼痛体验和情绪体验,同时护士应对患者描述的故事给予正向的回馈,肯定其中正向的、有意义的片段,并引导患者从故事中寻找其他值得肯定的正能量的细节,最后从与患者的谈话中,提炼出患者的心理特点,制订合理的心理护理方案。

(五) ABCDEF 集束化干预

2018 年美国重症医学会(SCCM)发布的 ICU 成人患者疼痛、镇静指南(PADIS)中关于重症患者谵妄的管理,提倡采用非药物的干预措施,简称 ABCDEF 的集束策略。A 即 Assess,Prevent,and Manage Pain,包括疼痛的评估、预防和处理;B 即 Both SATs and SBTs,为 spontaneous awakening trials 和 spontaneous breathing trials 的简称,包括每天唤醒试验和自主呼吸试验;C 即 Choice of Analgesia and Sedation,镇痛药及镇静药的选择;D 即 Delirium: Assess,Prevent,and Manage,评估、预防和处理谵妄;E 即 Early mobility,早期活动;F 即 Family engagement and empowerment,家属参与和授权,来预防和管理谵妄。通过 ABCDEF 的集束化策略,达到患者更清醒、认知功能更佳和体能更好的目标,有利于提高患者的自主性并且提升患者表达躯体不适、情绪和精神需要的能力,减少镇静镇痛药物的使用,最终使重症患者获益。预防谵妄的 ABCDEF 护理集束详见第十章第二节。

（唐宇君）

第八节　机械通气患者的早期康复护理

ICU 收治的多数患者需要机械通气辅助治疗且疗效显著,这些患者主要罹患包括慢性阻塞性肺疾病急性加重、心力衰竭、急性呼吸窘迫综合征、重症肺炎、中枢神经系统急症、脓毒血症等疾病,这些疾病能直接或间接引起呼吸功能衰竭进而需要使用机械通气维持肺通气,而使用机械通气的患者经常需要卧床制动、镇痛镇静,进而导致运动功能减退、肌肉萎缩、血液瘀滞等,因而容易产生一系列机械通气相关的并发症,如焦虑、谵妄、皮肤压力性损伤、胰岛素抵抗、获得性肌无力(intensive care unit-acquired weakness,ICU-AW)等。其中,谵妄在 ICU 机械通气患者中发生率高达 80%,在机械通气超过 7d 的患者中有 25% 的患者会出现获得性肌无力,而这些并发症严重危害了患者的身心健康,增加住院时间,增加治疗费用,加重患者经济负担等。研究表明,卧床休息一周将会导致肌肉力量损失 20% 以上,ICU 住院时间每增加一周,其肌肉力量又将会在原来的基础上损失 20%。

重症早期康复目前在国际和国内尚没有统一的定义,一般是指 ICU 患者在生命体征及血流动力学相对稳定及血氧水平允许的情况下,在一定的辅助条件下,通过自身肌力和控制力主动或被动参与一系列的运动训练,并以改善患者功能障碍为核心,最大限度维持和改善患者身体功能的方式。2017 年浙江省重症康复专家共识提出,为促进重症患者早期康复,对入住超过 24~72h 的患者,有关临床专科应组织多学科团队(MDT)参与制订,并在医生、治疗师和护士协同下对重症患者进行综合性康复治疗。近年来,重症患者的早期康复得到越来越多的临床应用,对机械通气患者相关并发症的预防起到了积极作用。早期康复活动可有效帮助患者恢复呼吸功能,降低与呼吸机相关并发症的发生率,降低患者对于呼吸机的依赖性,同时加强临床疗效,缩短患者的恢复时间,减少 ICU 住院天数,降低病死率。对 ICU 机械通气患者实施早康复训练对其治疗效果及预后恢复具有重要意义。康复治疗在欧美已成为ICU患者的常规治疗手段。在国内,由于受到医疗资源及人员配备等因素限制,ICU患者早期康复治疗起步较晚,大部分ICU仍以护士为患者进行简单康复锻炼为主,而且护士普遍未接受专业的康复治疗培训,仅能开展翻身、拍背、吸痰等基础康复技术。此外,护士对康复锻炼过程中出现的患者生命体征变化、非计划拔管、跌倒、坠床等不良事件存在顾虑,导致国内ICU早期康复治疗的开展不尽如人意,难以广泛实施和推广。

机械通气患者早期康复是一个系统性工程,包括康复团队的组建、康复设备的配置、康复计划的实施、康复实施过程中的应急处置以及效果跟踪等。

一、康复团队组建

早期康复治疗不是由单人单次完成,而是需要一个经过培训考核的专业的康复团队,按照基于循证的康复程序而采取的一系列康复技术的综合运用,涉及多个专业的共同参与。最初的康复活动仅仅是医生护士参与,康复活动形式单一,取得的效果不突出。近年来随着呼吸治疗专业和康复专业的兴起,越来越多的专业的康复治疗师和呼吸治疗师入驻ICU参与到患者的康复活动中,为康复团队的组建提供良好的专业支持。一个完整的早期康复团队,往往需要包含医生、护士、康复治疗师和呼吸治疗师,有条件的医院临床药师也可以参与到康复团队进行用药指导。医生和康复治疗师负责对康复活动进行评估和监督,制订康复计划,护士负责实施前准备及实施过程中的观察记录,实施过程则是由团队成员共同参与,以应对早期康复过程中的任何可能的突发事件。

二、康复设备配置

1. 气囊测压装置 留置人工气道患者呼吸机相关性肺炎(ventilator-associated pneumonia,VAP)预防关键措施中要求应每隔6~8h测量一次气囊压力,并使其维持在25~30cmH_2O,这就需要使用精密的气囊压力测量装置来保证压力的准确性(图9-8-1)。气囊压力不足(<20cmH_2O),则容易导致漏气,误吸风险明显升高,气囊压力过高(大于30cmH_2O)则会因其超过气管黏膜毛细血管灌注压而使血流减少乃至中断,黏膜坏死脱落,甚至造成气管壁穿孔、破裂等严重并发症。对于没有条件配备或者暂时没有该设备的科室,仍可以

采取积极的措施来保障气囊压力的相对准确性,如气道最小闭合技术,方法如下:根据气囊充气防止漏气的原理,连接呼吸机辅助通气后,在气囊充气不足以封闭气道时,气囊漏气并于患者喉部可闻及漏气声,此时将听诊器置于此处,边向气囊内缓慢注气边听漏气声,直至听不到漏气声为止,然后抽出 0.5ml 气体,又可闻及漏气声,再向气囊内注气,直到吸气时听不到漏气声。

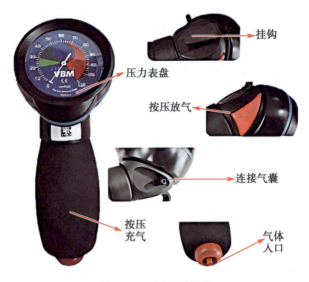

图 9-8-1　气囊测压表

2. DVT 预防设备　预防深静脉血栓形成可以有效预防肺血栓栓塞症,对于肺部康复拥有重要的意义,如使用空气波压力治疗仪(图 9-8-2)。

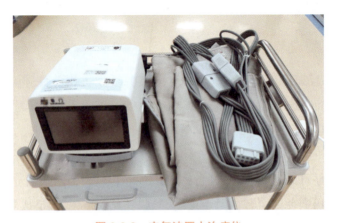

图 9-8-2　空气波压力治疗仪

3. 机械排痰设备 物理治疗在促进痰液排出方面具有明显的作用,详见气道廓清技术。如使用振动排痰机(图9-8-3)。

4. 床上主被动运动装置 如运动康复机等(图9-8-4)。

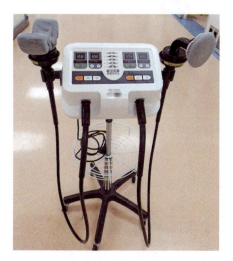

图9-8-3 振动排痰机

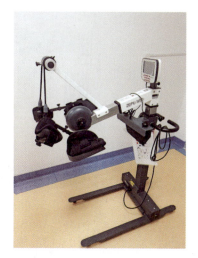

图9-8-4 运动康复机

5. 多功能康复床 可实现患者头脚高低位置调整及侧卧位、半卧位、端坐位、站立位调整的多功能康复床(图9-8-5)。

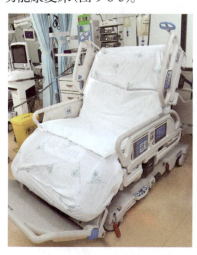

图9-8-5 多功能康复床

6. 神经肌肉电子脉冲刺激康复设备 对于昏迷及长期卧床的患者有显著疗效(图9-8-6)。

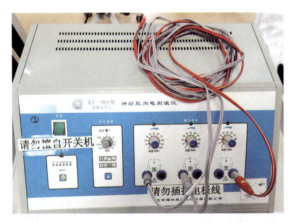

图 9-8-6　神经肌肉电子脉冲刺激康复设备

7. 其他康复辅助用品　如握力计，拉绳等（图 9-8-7）。

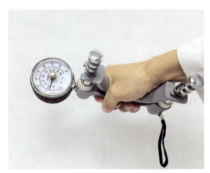
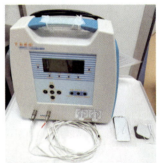
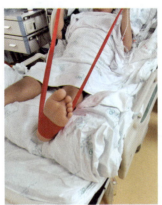

图 9-8-7　其他康复辅助用品

三、康复计划实施

(一) 基础支持

1. 体位管理 翻身和床头抬高(半坐卧位)是机械通气患者两种基础的体位管理方式。在没有翻身禁忌证的情况下,机械通气患者通常每 2h 翻身 1 次。翻身不仅可以促进肺部的扩张、改善氧合和预防分泌物的潴留,还有减少静脉血液的滞留和预防皮肤溃疡等好处。床头抬高能有效改善呼吸系统的顺应性和氧合,减少呼气流量限制,降低肥胖患者最佳通气所需的 PEEP,还能预防 VAP。指南推荐接受有创机械通气的患者床头抬高 30°~45° 角。

2. VTE 预防 静脉血栓栓塞症(venous thromboemblosim,VTE)包括深静脉血栓形成(deep vein thrombosis,DVT)和肺血栓栓塞症(pulmonary thromboemblosim,PTE),是同一种疾病、两个不同阶段的不同临床表现。DVT 是指血液在深静脉腔内异常凝结,阻塞静脉管腔,导致静脉回流障碍,引起远端静脉高压、肢体肿胀、疼痛及浅静脉扩张等一系列临床症状。血栓一旦脱落,随血流进入肺动脉,阻塞血管后会引起 PTE 的发生,轻者会出现呼吸困难、胸闷、气紧等症状,重者则会危及患者生命,出现致死性事件的发生。入住 ICU 的患者,因床上制动和长期卧床等因素,是 VTE 发生的高危人群,早期预防 VTE 至关重要,可以明显改善不良预后。

3. 营养支持 研究表明,机械通气患者早期开展肠内营养支持对预后有着重要作用,具有明显的统计学意义。对于有肠内营养支持禁忌证的患者,可以开展肠外营养支持,必要时联合肠内肠外营养来保障营养供给。

4. 心理支持和健康教育 早期康复活动的实施,离不开患者的配合,加强医患或护患的交流沟通,让患者充分了解实施早期康复的意义,取得患者的配合,在一定程度上缓解了患者在 ICU 环境的恐惧或压力,对患者心理状态具有良好的正向引导作用,同时也可减少 ICU 谵妄的发生。

(二) 肺康复和气道廓清技术

肺康复,又称为呼吸康复,美国胸科协会对肺康复的最新定义为以循证医学为基础,综合多学科内容,集肺功能康复、运动能力康复、心理行为康复及回归家庭社会康复等于一体的整体康复过程。准确地诊断、治疗、情感支持和教育来稳定或逆转肺疾病的病理生理和病理心理改变,试图使患者在肺病理或生理功能损害和全身情况许可条件下发挥最大呼吸功能的潜力,为综合性的非药物干预措施。早期有效地实施肺康复是帮助机械通气患者降低肺部感染率、缩短机械通气时间、改善肺功能和降低病死率的重要策略。

1. 呼吸肌训练 训练方法包括肌力训练和耐力训练,肌力训练增强肌肉力量,耐力训练增强肌力的持久性。

(1)呼吸肌肌力训练(inspiratory muscle strength training,IMST):呼吸肌肌力训练通过呼吸训练器进行,患者能够使用呼吸训练器,并按照指令进行呼吸(图9-8-8)。因此,呼吸肌肌力训练要求患者神志清楚,可进行简单交流并积极主动地配合。另外训练时要断开呼吸机,因而患者要有一定的自主呼吸能力,自主呼吸的强弱没有明确的界限,可在严密监测的情况下鼓励患者大胆尝试,逐步适应。

1)训练设备的选择:常用的呼吸训练器分阻力型与压力型两种,两种训练器均要求患者断开呼吸机接口含嘴吸气,在吸气过程中克服一定的阻力以达到训练目的。阻力型训练器依靠患者的吸气流速产生流速相关性阻力作为训练的负荷压力。吸气流速越高,阻力越大,训练负荷也越大,因而难以精确控制训练负荷,更不能有效预防呼吸肌疲劳的发生。压力型训练器需预设一个负荷压力,患者的吸气压力必须克服该负荷,并且整个吸气过程中要保持这个压力水平,方能吸气。因而压力型训练器能够提供稳定的训练负荷,并且不受患者吸气流速与呼吸形式的影响,较阻力型训练器更有效。临床上可以根据实际情况进行选择,不同厂家和不同型号的训练器使用方法略有区别,具体使用方法请参考设备说明书。

2)训练负荷的选择:有研究发现,即使不存在呼吸系统疾病的患者,发生呼吸肌疲劳后,至少需要24h后呼吸肌肌力、耐力才能恢复至正常水平。呼吸机依赖患者本身就存在一定程度的呼吸肌疲劳,在训练中防止呼吸肌过度疲劳就变得尤为重要。为防止过度训练,首先需要合理设置训练负荷水平,文献报道中常用50%最大吸气压(maximal inspiratory pressure,MIP)作为训练负荷,既可有效刺激呼吸系统神经肌肉功能,又可防止呼吸肌过度疲劳。测量MIP时,首先协助患者保持坐位,床头抬高至少45°角,将简易肺功能测量仪接在人工气道上,气囊充气≥25cmH$_2$O,保证气流全部通过测量仪(图9-8-9),嘱患者最大呼气后做最大吸气,重复5~10次,取三个最大测量值的平均值为患者的 MIP。每周测量一次 MIP，以便于根据训练效果随时调整训练负荷，训练过程中同样需要考虑患者的主观感受，即使患者生命体征或其他训练指标没有发生明显的改变，只要患者主观感觉到不适，应及时终止训练。

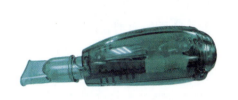
图 9-8-8　吸气肌训练器

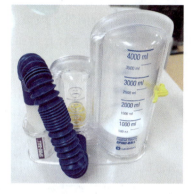
图 9-8-9　刺激性肺活量测定仪

3）肌力训练的实施：患者基本血流动力学指标和呼吸功能指标基本稳定，训练人员向患者进行宣教，告知操作目的和注意事项，取得患者同意并配合后即可开始实施。训练一般选择在上午进行，此时经过夜间的休息，患者整体精神状态和身体状态处在相对良好的水平。训练开始前应记录患者的生命体征等情况，训练过程中应加强患者的监护，动态记录生命体征及相关指标的变化，记录患者的主观感受，以每组 6~10 次吸气，每天 4~6 组，每周 5~7d 的训练强度进行。每组训练期间允许患者充分休息，必要时可连接呼吸机行机械通气 5~10min。每组训练后通过 CR-10 评分评价患者的呼吸用力程度：0 分代表不需要努力，1 分代表最小的吸气努力，10 分代表最大的努力。每组训练后，询问患者的主观感受、并要求患者根据 CR-10 评分标准给予评分。CR-10 评分虽然是主观性评分，但在评价脱机患者的呼吸用力程度方面具有一定的准确性，尤其是针对同一个患者的连续性观察。当患者得 1~5 分时，上调训练负荷压力 1~2cmH$_2$O；6~8 分时，保持训练负荷压力不变；9~10 分时，下调训练负荷压力 2cmH$_2$O。由于 CR-10 评分允许患者参与训练负荷的调控，在一定程度上也可有效防止呼吸肌疲劳的发生。在训练过程中，呼吸治疗师或其他实施训练的医务人员应该始终陪伴在患者旁边，不断鼓励患者并纠正其呼吸形式，指导患者深而慢地呼吸，尽量延长吸气时间至 1~2s。同时密切监测患者的生命体征,保证其呼吸频率<30 次/min,SpO$_2$>90%,心率、血压维持在基础水平,必要时可中止训练直至其恢复至基础水平。

(2) 呼吸肌耐力训练(inspiratory muscle endurance,IMET):耐力训练包括脱机训练与带机训练两种形式,两者结合,灵活转换,既可以保证训练效果,又可以有效防止呼吸肌发生疲劳。耐力训练与肌力训练是一个很好的衔接,一般在肌力训练后,患者连接呼吸机辅助通气,休息 10min 后即开始耐力训练。若患者呼吸肌力明显恢复,则可进行脱机状态下的耐力训练,即断开呼吸机让患者完全自主呼吸,又称为无辅助呼吸训练(unassisted breathing trials,UBTs);若患者无法耐受脱机训练,则接呼吸机行机械通气,给予一个相对低的支持力度,行带机训练。由于某些原因无法进行肌力训练的患者可直接进行耐力训练,由带机训练逐渐过渡到脱机训练,直至成功撤机。

1) 带机状态下的耐力训练(on-ventilator IMET):带机状态下的耐力训练一般选择 PSV 模式,呼吸机参数设置以保证患者舒适且至少获得 5~6ml/kg 潮气量为原则。同时密切监测患者的生命体征,若患者 SpO$_2$<90% 或<92%,心率>120 次/min,收缩压>18.67kPa(140mmHg),呼吸频率>30 次/min,则终止训练。随着患者呼吸肌耐力的不断增强,逐渐降低支持力度并不断延长训练时间,若每天可连续 2h 获得稳定的 5~6ml/kg 的潮气量并且生命体征无明显变化,可考虑进行脱机训练。

2) 脱机状态下的耐力训练(off-ventilator IMET):脱机训练时,首先与患者充分沟通以消除其对脱开呼吸机的心理恐惧。在彻底清除气道内分泌物及气囊上滞留物后,患者至少保持 45°半坐卧位,以利于膈肌运动并有效防止误吸。断开呼吸机时,在人工气道接头处接加温湿化及吸氧装置,如 T 管等。若患者吞咽功能正常且无误吸的高危因素,训练时将气囊放气,便于患者主动咳嗽、咳痰以及练习说话,同时可大大增强患者的信心。脱机过程中密切监测生命体征的变化,出现异常指标时终止训练,连接呼吸机行机械通气,呼吸机参数的设置以保证患者舒适并可充分休息为宜。但目前尚无关于患者何时结束脱机训练的统一标准,一般认为只要患者自我感觉舒适、生命体征平稳、动脉血气分析结果与基础水平无明显差异可继续脱机训练。

随着患者呼吸肌肌力与耐力的不断增强,脱机时间也不断延长。对于急性呼吸衰竭的患者,一般以拔除气管内导管 48~72h 内不需要再次行机械通气治疗为撤机成功的标准。但由于呼吸机依赖患者长时间机械通气治疗,呼吸肌肌力、耐力恢复较缓慢,并常存在慢性合并症,目前国际上以连续 7d 完全脱离机械通气或者仅夜间需要无创通气支持作为撤机成功的标准。同时,脱离呼吸机并不意味着已经具备拔除气管内导管的条件,在确认患者咳嗽及吞咽反射正常、无明显舌根后坠或者喉头水肿、可有效清除气道内分泌物后方可拔管。另外,在进行呼吸训练的同时,辅助以主动、被动四肢肌力训练以及心理康复训练,增加全身骨骼肌的力量并增进患者的康复信心。

(3) 呼吸肌训练的注意事项:保证患者充足的睡眠对于其肌力、耐力的恢复以及积极配合训练非常重要,因此在呼吸训练期间,各项检查、操作尽量在白天完成。睡眠中膈肌几乎完全承担呼吸做功,此时最容易发生膈肌疲劳,因而增加呼吸机支持力度尤为重要。目前越来越多的学者强调,应在脱机训练间隔期保证患者能够充分休息,一般来说所谓"充分"的休息就是保证患者在休息或睡眠时做最小的呼吸功以缓解呼吸肌疲劳,但呼吸功与休息时间的关系目前尚无定论。另外,由于呼吸机依赖的患者往往基础病情比较重,并且存在焦虑、紧张等不良情绪,训练时呼吸治疗师及其他参与训练的医务人员应及时与患者沟通,并不断安慰、鼓励患者,获得患者的信任,消除其心理障碍,同样有助于患者成功撤机。

2. 气道廓清技术 重症患者有效排出气道内分泌物是预防和治疗支气管、肺部感染的基本措施。健康成人每天能产生 10~100ml 的气道分泌物,其裹挟有大量经气道吸入的有害物质和病原微生物,通过气道黏液纤毛摆动和咳嗽反射将其清除,防止堵塞和避免感染。黏液纤毛摆动机制常因老化、吸烟、环境暴露和支气管扩张等环境、疾病因素受损;而咳嗽能力也会因为脑血管病变,镇静、镇痛和肌松药应用或 ICU 获得性衰弱等因素下降或丧失,导致气道分泌物潴留。应用药物和非药物的方法帮助排出气道分泌物,减少和控制与其相关并发症的措施就是气道廓清技术。与常规治疗相比,气道廓清技术能改善氧合,缩短呼吸机使用时间,减少在 ICU 的住院时间,解决肺不张/肺实变问题,从而改善呼吸。

(1) 气道廓清的生理学机制

1) 纤毛黏液系统在气道廓清中的作用:从咽部到终末细支气管的黏膜表面存在的纤毛黏液系统,对环境损伤存在显著的抵抗力,其主要由分泌细胞

(如 Clara、杯状细胞和浆液细胞)、黏膜下腺、黏液痰、纤毛细胞等共同组成。分泌细胞和黏膜下腺分泌的液体覆盖在气道上皮层表面形成黏液痰,至少包括 2 层:包绕纤毛的水样层(溶胶)和黏液层(凝胶)。水样层的厚度和纤毛高度大致相仿,黏度较低,对维持纤毛有效摆动具有重大意义。黏液层厚约 2μm,与水样层相比黏度更高,对吸入的微生物和颗粒有吸附作用。黏液痰具有保湿和湿润气道的作用,是气道表面过滤和扩散的液体屏障。每个呼吸道纤毛细胞顶端约有 200 根纤毛,这些纤毛通过动力蛋白臂和纤毛轴突微管之间的复杂相互作用以一定的频率和节律产生"鞭"样摆动,将黏液层和沉积在上面的微生物及颗粒从小气道向大气道和咽部摆动。肺泡和呼吸性细支气管内尽管没有纤毛,但其表面的黏液和传导气道内黏液相连,部分黏液也可通过传导气道内的纤毛摆动排出。

2)气道廓清生理过程中的有效咳嗽:咳嗽是最重要的呼吸系统保护性反射之一,可清除较大气道中过多的黏液和异物,有助于正常的黏液纤毛转运清除,确保气道通畅。咳嗽分为刺激、吸气、压缩及咳出 4 个阶段。咳嗽的有效性取决于深呼吸的能力、肺弹性回缩力、呼气肌强度和气道阻力的大小。

3)气道廓清受损的机制:①黏液流变学特性的改变:健康的黏液是一种黏度和弹性低的凝胶,很容易通过纤毛作用转运,而病理性的黏液具有较高的黏度和弹性,不易清除。②纤毛清除黏液能力减弱:纤毛清除是人体呼吸系统最重要的防御机制之一,呼吸道上皮的活动纤毛可不断地将一层薄薄的黏液从肺中运输出来,并将其包裹的物质一起带走,从而清洁上皮表面。通过纤毛摆动,吸入的颗粒、病原体及可能损害肺部的化学物质向近端推送。正常的纤毛每秒可拍打 12~15 次,随着水合作用的增强,黏液纤毛清除的速度会加快。慢性阻塞性肺疾病、哮喘、肺实质损伤等引起纤毛摆动功能受损时,痰液不能有效地咳出。③咳嗽能力下降:黏液清除受损的主要症状是咳嗽和呼吸困难。一些神经肌肉疾病,包括急性疾病(如吉兰-巴雷综合征)、慢性疾病(如重症肌无力)、进行性疾病(如肌营养不良症)、脊髓损伤、多发性神经病,以及长时间机械通气、卧床等均会使患者的咳嗽能力下降,痰液咳出困难。

(2)常用于气道廓清的药物

1)黏液溶解药:黏液溶解药主要通过降低痰液中黏蛋白的黏性,提高痰液清除的效率。N-乙酰半胱氨酸(N-acetylcysteine,NAC)是目前最常用的非肽类黏液溶解药。机械通气患者雾化 NAC 可以改善氧合,但不降低痰液密度与气道压力。NAC有雾化和口服两种给药方式,早期研究表明口服给药可以引起慢性支气管炎和痰分泌过多的患者痰液成分变化,使患者痰液量增加,降低痰液黏稠度,易于清除。但目前认为NAC全身给药不能在支气管肺泡灌洗液中检测出药物,因此临床常使用雾化给药方式。

2)祛痰药:不能改变痰液中黏蛋白的黏性,而是通过刺激分泌物产生或者提高分泌物含水量,提高清除率。这类药物主要的构成为高渗氯化钠溶液,其作用机制包括通过高渗透压从上皮细胞中"吸水"而使纤毛周围水样层再水化;其他机制还有促进咳嗽以及对黏液弹性等直接作用。高渗氯化钠溶液可用于无痰或少痰患者,诱导痰液生成以用于标本采集。但高渗氯化钠溶液用于重症机械通气患者的研究较少,使用前应充分评估。

3)黏液促动药:通过增加黏液的"运动性",并提高咳嗽运输效能,提高痰液清除率。常见药物有:① β2受体激动药:选择性β2受体激动药最主要的作用在于舒张支气管平滑肌,降低气道阻力。同时有研究表明,激动药通过增加气流和纤毛摆动对黏液运动产生影响,来增加黏液清除率,也可通过增加水和黏蛋白的分泌(后者的作用很小)来增加黏液量。目前临床雾化吸入所用制剂主要为短效β2受体激动药,其起效迅速(数分钟)、维持时间短(3~6h),代表药物有特布他林和沙丁胺醇。②氨溴索:具有抗炎以及刺激表面活性物质形成的作用,且可以增加纤毛对黏液的清除率。氨溴索用于雾化吸入治疗时,应选用专门的雾化制剂,因为使用静脉制剂雾化吸入的安全性并未得到验证,属于超说明书使用,可能增加患者风险。

4)黏液调节药:减少慢性黏液分泌过多的过程。①抗炎药物:气道刺激、感染等情况下发生炎症反应,导致黏液腺增生,黏液分泌增多,纤毛转运功能受损,最终导致分泌物潴留。抗炎药物如糖皮质激素等可以减少炎症引起的黏液分泌过多,常用的有雾化和全身用药等方法。目前的研究表明,雾化吸入布地奈德可以降低拔管后重插管率和呼吸窘迫的发生率,减轻拔管后喉咙不适感,扩张支气管,减轻气道阻力,且全身不良反应较小。但目前尚无充分证据证实其可以减少分泌物的分泌。②抗胆碱能药物:抗胆碱能药物主要是通过与呼吸道胆碱能受体竞争性结合,阻断乙酰胆碱的活性而舒张气道、改善肺功能,而且可以抑制黏液腺体分泌和减轻气道高反应性。该类药物临床上较为常用的为异丙托溴铵及其复方制剂,尽管如此,目前并无大规模的临床研究证实抗胆碱能药物在气道中的廓清作用。

(3)常见气道廓清技术:对患者实施气道廓清治疗前均需进行呼吸功能和排痰障碍原因的评估,以制订个体化的气道廓清方案。药物治疗与物理治疗相结合,单纯的药物和物理治疗均不能取得理想的气道廓清效果。临床上常见的气道廓清技术见下列10点,其中指导性咳嗽、主动呼吸循环技术和自体引流可用于有创机械通气脱机功能锻炼期间或无创通气间歇期。

1)指导性咳嗽:适用于肺活量体重指数>10ml/kg 或深吸气量>1/3 预测值的患者,主要目的为教会原发或继发咳嗽受限的患者掌握主动咳嗽的时机和技巧。建议采取坐姿,须为患者提供胸腹部支撑,患者一侧肩膀向内旋转,头部和脊柱略微弯曲以利于呼气和对胸腔施压。如果患者无法坐起,则应抬高床头并确保患者膝盖略微弯曲使双脚支撑在床垫上进行咳嗽。用力呼气方法为在张开嘴和声门的同时快速发出"huff,huff,huff"的声音。该技术比较灵活,可按需随时开展,实施前必要时予患者适当的镇痛以减轻不适,特别是外科术后的患者。

2)主动呼吸循环技术:指呼吸控制、胸廓扩张运动和用力呼气技术的组合。深呼吸次数、用力呼气次数和呼吸控制时间的长短随患者的病情而灵活变化。主动呼吸循环技术步骤:①放松和呼吸控制;② 3~5 次胸廓扩张练习;③放松和呼吸控制;④重复 3~5 次胸廓扩张练习;⑤重复放松和呼吸控制;⑥执行 1~2 次用力呼气技术,执行次数取决于痰液性状和量;⑦重复放松和呼吸控制。每天进行 1~2 次或按需进行,该技术相对复杂,需要一定学习理解能力;在病情加重期间或患者无法深呼吸时不宜执行。

3)自体引流:利用不同肺体积的控制呼吸使分泌物向中央气道松动、聚集和排出。第 1 阶段:低呼吸量以松动周围呼吸道分泌物;第 2 阶段:中等(潮气)呼吸量使中间气道黏液聚集;第 3 阶段:大呼吸量使大气道痰液排出。每天进行 1~2 次或按需进行,该技术相对复杂,需要一定学习理解能力;在病情加重期间或患者无法深呼吸时不宜执行。

4)无创正压通气或持续气道正压(CPAP)模式:适用于肺活量体重指数<10ml/kg 或深吸气量<1/3 预测值的患者,无须建立人工气道,给予一定通气辅助,使呼吸肌得到休息,最小化有创通气时镇静药物对肌力的影响。使用该技术存在一些禁忌证,这些禁忌证包括颈面部创伤、烧伤及畸形,近期曾行

颈面部、口腔、食管及胃手术，上呼吸道梗阻或存在未引流的气胸；患者不能合作或极度紧张、烦躁时慎用。使用过程中应预防反流和误吸。

5) 间歇气道正压：较短时间（约15min）的间歇气道正压，可帮助患者深吸气，增加雾化药物输送效率。调节吸气压力 10~15cmH$_2$O，通过听诊或胸廓运动幅度判断是否达到合适的肺容积；嘱患者进行缓慢而深的吸气，在吸气结束时短暂停顿，然后呼气；整个过程应尽量避免漏气。使用该技术存在一些禁忌证，这些禁忌证包括颈面部创伤、烧伤及畸形，近期曾行颈面部、口腔、食管及胃手术，上呼吸道梗阻或存在未引流的气胸；患者不能合作或极度紧张、烦躁、急性哮喘时慎用。

6) PEEP/振动PEEP（内振荡）：适用于可深呼吸并产生足够高的呼气流量且有痰液黏稠者。使用固定或可变孔径的装置产生1~20cmH$_2$O的阻力使呼气末产生一定正压维持气道和肺泡开放，促进分泌物排出。每天2次；每次6~12组呼吸循环。使用该技术存在一些禁忌证，这些禁忌证包括未经引流的气胸、血流动力学不稳定、颅内压增高、近期颌面外科手术或创伤、可疑或存在活动性咯血、鼓膜破裂。

7) 肺内叩击通气：提供脉冲式气道正压，在气道内产生叩击振荡，促进气道分泌物松动、排出，有利于增加纤毛黏液系统的清除功能。该技术不推荐在辅助/控制或控制机械通气模式下使用，可在关闭压力支持的P-SIMV、V-SIMV或CPAP中使用，PEEP维持不变，保持驱动压力恒定（15cmH$_2$O），脉冲频率每隔5min在一般与强之间切换1次；每次治疗维持20min，必要时进行气道内吸引。每天3~4次或按需吸引，次数取决于分泌物量，间歇期进行咳嗽指导或气道内吸引。使用该技术存在一些禁忌证，这些禁忌证包括未经引流的气胸、血流动力学不稳定、颅内压增高、近期颌面外科手术或创伤、可疑或存在活动性咯血、鼓膜破裂。

8) 振动和叩击（外震荡）：用有节奏的手法手动叩击胸壁或用机械装置使其振动，以松动气道分泌物，痰液位于外周气道时使用此方法。①振动：双手重叠放置于外胸壁，靠操作者肩部和手臂肌肉用力，在患者呼气的同时进行振动，帮助分泌物排出；②叩击：操作者通过手腕有节奏的屈曲和伸展，以一定的速度和力量叩击患者胸壁，需要通过练习确定合适的力量和节奏，每天3~4次或按需叩击，取决于分泌物量。该技术存在一定的禁忌证，包括胸壁不稳定、无法改变体位、不稳定的深静脉血栓或肺动脉栓塞、未经引流的气胸、血流动力学不稳定、近期胸部外科手术或创伤、可疑或存在活动性咯血。除了禁忌证外,操作过程中应避免叩击创伤或外科手术部位,切勿直接在骨突处(如锁骨、椎骨)上进行叩击。

9) 高频胸壁振荡:通过可充气背心,给患者外胸壁提供高频和小容量的气体脉冲,使气道分泌物聚集,利于排出。每天 3~4 次或按需高频胸壁振荡,根据患者的耐受程度设置相应的频率、强度和时长。使用该技术存在一些禁忌证,这些禁忌证包括胸壁不稳定、无法改变体位、不稳定的深静脉血栓或肺动脉栓塞、未经引流的气胸、血流动力学不稳定、近期胸部外科手术或创伤、可疑或存在活动性咯血。

10) 体位引流:通过体位变化在重力作用下将病变肺段的分泌物移动到大气道被清除,每天 3 次或按需体位引流。每个体位保持 3~15min。使用该技术存在禁忌证:不稳定的头颈部损伤及活动性出血伴血流动力学不稳定者;呼吸急促的患者可能无法耐受特殊体位(头低位)。

(4) 气道廓清技术实施过程中的注意事项

1) 药物雾化吸入:目前在机械通气患者中应用的雾化装置主要有射流雾化器、超声雾化器及振动筛孔雾化器。由于不同的雾化装置构造和气流产生原理不同,其对雾化治疗的影响来自装置本身产生的药物颗粒特性以及肺泡的药物沉降率,不同雾化装置对药物沉降率的影响仍需根据循证医学证据判断。注意事项见表 9-8-1。

表 9-8-1 药物雾化吸入的注意事项

要点	具体注意事项
雾化器选择	①接受机械通气的患者,与射流雾化器比较应选用振动筛孔雾化器,以增加药物在肺部的沉降率;②医疗机构配置射流雾化器成本低于超声雾化器及振动筛孔雾化器,机械通气患者使用一次性振动筛孔雾化器的耗材成本高于射流雾化器及超声雾化器;③目前振动筛孔雾化装置仅在部分医疗机构开展应用,应根据疾病治疗需求、药物治疗成本与成本效益,选择雾化装置以达到最佳临床预期效果
雾化药物选择	① COPD 急性加重期患者无创通气需要支气管扩张雾化治疗时,建议可使用 β2 受体激动药,或者与异丙托溴铵联合应用;②非雾化吸入制剂不推荐用于雾化吸入治疗

续表

要点	具体注意事项
患者准备	①雾化吸入治疗前 1h 不应进食,清洁口腔分泌物和食物残渣以防雾化过程中气流刺激引起呕吐;②洗脸、不抹油性面霜以免药物吸附在皮肤上;③对于婴幼儿和儿童为保持平静呼吸宜在安静或睡眠状态下治疗,前 30min 内不应进食
与呼吸机连接位置	机械通气患者雾化治疗时:①无基础气流状态下,小容量雾化装置置于距 Y 管 15cm 处可能提高雾化效率;②有基础气流状态下,小容量雾化装置置于离患者较远处可能提高雾化效率
对呼吸机监测的影响	机械通气患者雾化治疗时:①建议使用配备雾化功能呼吸机或者振动筛孔雾化装置;②如采用额外气源的喷射雾化,可能会对呼吸机监测准确性、吸入氧浓度及潮气量等产生影响,目前没有循证医学证据证实上述影响的严重程度
感染防控	雾化吸入装置应该专人专用,避免交叉污染,每次使用后需进行清洁并干燥存放,以防受到污染后成为感染源,影响治疗

2)机械通气气道内吸引:应按需实施气道内吸引,至少每 2h 通过肺部听诊等方式评估一次气道内吸引指征;应进行气道温湿化,Y 形管温度应在 34~41℃,相对湿度 100%;应每隔 6~8h 测量一次气囊压,并使其维持在 25~30cmH$_2$O;应遵循无菌原则,严格遵守手卫生相关规定;对于患有呼吸道传染性疾病的患者,应按照相关规定进行隔离和自我防护。注意事项见表 9-8-2。

表 9-8-2 机械通气气道内吸引注意事项

要点	具体注意事项
及时正确识别吸引指征	包括但不限于以下情况:①气道内有可听见、看到的分泌物;②听诊可闻及肺部粗、湿啰音;③考虑与气道分泌物相关的血氧饱和度下降和/或血气分析指标恶化;④排除呼吸机管路抖动和积水后,呼吸机监测面板上流量和/或压力波形仍呈锯齿样改变;⑤考虑与气道分泌物增多相关的机械通气时潮气量减小,或容积控制机械通气时吸气峰压增大;⑥考虑吸入上呼吸道分泌物或胃内容物等状况时;⑦需留取痰标本
确定吸引方式	一般情况下应选择开放式气道内吸引,符合以下条件之一,宜选择密闭式气道内吸引: a. PEEP ≥ 10cmH$_2$O b. 平均气道压 ≥ 20cmH$_2$O c. 吸气时间 ≥ 1.5s

续表

要点	具体注意事项
确定吸引方式	d. 吸氧浓度≥60% e. 断开呼吸机将引起血流动力学不稳定 f. 有呼吸道传染性疾病(如肺结核) g. 呼吸道多重耐药菌感染
选择吸引(吸痰)管	应根据人工气道的型号选择适宜型号的吸引(吸痰)管,吸引(吸痰)管管道外径应不超过人工气道内径的 50%;宜使用有侧孔的吸引(吸痰)管;密闭式气道内吸引时,应使用密闭式吸引(吸痰)管
气道内吸引操作要点	a. 吸引负压应控制在 -150~-80mmHg(-20~-11kPa) b. 吸引前后应给予 30~60s 纯氧 c. 开放式气道内吸引应使用无菌手套,密闭式气道内吸引可使用清洁手套 d. 置入吸引(吸痰)管过程中应不带负压 e. 置入过程中感觉有阻力或刺激咳嗽时,应将吸引(吸痰)管退出 1~2cm,然后轻柔旋转提吸 f. 从置入到退出吸引(吸痰)管,宜在 15s 内 g. 应先进行口咽部和/或鼻咽部吸引,再进行气道内吸引 h. 更换吸引部位时,应更换吸引(吸痰)管 i. 密闭式吸引(吸痰)管更换频率参照产品说明书,出现可见污染或套囊破损时应立即更换 j. 吸引过程中应观察患者的面色、呼吸、血氧饱和度、心率/心律和血压 k. 吸引后应评估患者的血氧饱和度、呼吸音和机械通气波形,记录吸引物的颜色、性状和量 l. 每次吸引结束后应及时、充分地冲洗管路。密闭式气道内吸引应使用灭菌注射用水或 0.9% 氯化钠溶液,开放式气道内吸引可用清水 m. 条件允许时可持续监测气囊压 n. 对于插管时间超过 48~72h 的患者,宜使用带有声门下吸引的气管导管,每 1~2h 进行声门下吸引

(三) 运动康复

1. 神经肌肉电刺激(neuromuscular electrical stimulation,NMES) NMES 是低频电治疗中的一种,通过电极将低功率电脉冲传导至神经肌肉组织,激活运动神经元,使肌肉收缩,能够增强肌肉力量以及耐力。由康复治疗师和 ICU 康复专科护士对患者进行 NMES 治疗,选择频率 30~40Hz,双侧肢体每次 30min,每天 2 次,直至患者转出 ICU;结果显示,转出 ICU 时患者的医学研究委员会肌力评分(Medical Research Council,MRC)、握力、改良巴塞尔(Barthel)指数评分均明显升高,获得性肌无力发生率显著降低,机械通气时间、ICU 住院时间和总住院时间均明显缩短。

2. 阶梯式运动康复 机械通气重症患者的康复是一个循序渐进的过程,不可能一蹴而就,根据患者的情况进行动态评估,由简单到复杂,由卧床到离床,逐步开展,此阶段可将呼吸康复融入其中,因为呼吸康复贯穿整个康复过程。由于带人工气道甚至呼吸机开展离床活动的风险较高,临床相关的案例并不多见,尚无充分的循证证据证明安全性,临床上应充分评估后开展,并遵循基本的程序(图 9-8-10)。

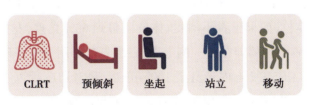

图 9-8-10 阶梯式运动康复基本程序

(1)评估:开始前做好充分的评估,制订开始条件和终止条件,严格按照条件执行,保障患者安全。一般从患者入住 ICU 后 8h 就可以开始评估,然后在康复过程中进行动态评估。根据国内外文献整理,早期康复活动启动和终止的条件可参考以下内容。

1)康复启动条件:①心血管系统:心率(HR)为 60~130 次/min,收缩压为 90~180mmHg 或平均动脉压为 60~100mmHg;②呼吸系统:呼吸频率为 5~40 次/min,$SpO_2 \geqslant 88\%$,$FiO_2 < 0.60$,$PEEP < 10cmH_2O$,人工气道得到有效安全固定。

2)康复终止条件:①心血管系统:心率(HR)<60 次/min 或>130 次/min,收缩压(SBP)<90mmHg 或>180mmHg,平均动脉压<60mmHg 或>100mmHg;②呼吸系统:呼吸频率<5 次/min 或>40 次/min,$SpO_2<88\%$,担心人工气道患者有脱管风险等;③其他方面:意识状态改变、新发的或有症状的心律失常、胸痛、人机对抗、跌倒、医疗设备掉落、患者不耐受或者拒绝。

(2)第一阶段:持续侧卧治疗(continuous lateral rotation therapy,CLRT)。对于血流动力学稳定的患者和血流动力学不稳定的患者,需要采取不同的管理措施以保障患者安全,此过程建议采用多功能电动康复治疗床进行。CLRT 主要用于改善患者的呼吸功能,但不适用于不稳定的脊髓损伤患者

（图 9-8-11）。

1）血流动力学稳定患者：①保持床头抬高 30°~45° 角；②每天 18h 的 CLRT，期间最少有 6 次完整的转身，理想状态为 10~12 次；③转身 70% 角度，左侧 / 右侧暂停 1min，确保患者一侧的肺在另一侧上方，必要时增加角度；④ 2h 内转身至 100% 角度，患者适应后暂停时间减少至 0.5min；⑤每 2h 检查患者，确保患者处于最佳体位以保证转身效果，同时需要关注皮肤情况。

2）血流动力学不稳定患者：①保持床头抬高 30°~45°；②每天 18h 的 CLRT，期间最少有 6 次完整的转身，理想状态为 10~12 次；③先按稳定患者的模式设置体位，如果患者不耐受，体位调整到 60% 角度，左侧 / 右侧暂停 2min，确保患者一侧的肺在另一侧上方，在患者能够耐受的基础上逐步调整到目标体位；④应在 24h 内转身至 100% 角度，患者适应后暂停时间减少至 0.5~1min；⑤每 2h 检查患者，确保患者处于最佳体位以保证转身效果，同时需要关注皮肤情况。

(3) 第二阶段：预倾斜。允许患者床上坐起开始进行负重训练，同时可以开展主动或被动的肢体运动，可使用床上康复仪和多功能康复治疗床辅助运动（图 9-8-12）。

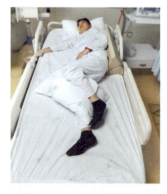

图 9-8-11　持续侧卧治疗

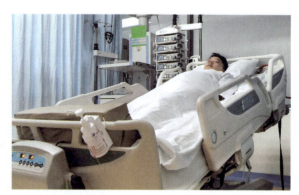

图 9-8-12　预倾斜

1）床头抬高 >45° 角。

2）调节床尾部踏板利用踏板对患者进行腿部承重（约 40%），康复治疗师或护士视具体情况帮助患者上肢、手指、腕关节、肘关节、肩关节等不同关节实施主动或被动运动，如屈曲、伸展、内收、外展、内旋、外旋等。

3)每次 15~20min,每天 3 次。

4)患者达到以下条件即可进入下一阶段的训练:①能够承受并主动协助每天 2 次练习;②患者头高脚低位,能够承受下肢对抗踏板练习;③能够承受部分椅位/床头抬高 45° 角;④手臂可对抗重力。

(4)第三阶段:坐起。保持椅位(>65° 角),完全直立体位允许膈肌下降和肺扩张伴足部支撑的坐位有利于气体交换。此阶段患者加强自主练习机会,主动运动进一步强化,肌力得到提高,生活自理能力得到明显改善。每次练习 20min,每天 2~3 次。患者达到以下条件即可进入下一阶段的练习:①能够承受在床上增加活动练习;②可承受完全椅位 2~3 次/d;③能够移动腿部来对抗重力;④练习过程中生命体征及血流动力学相对平稳(图 9-8-13)。

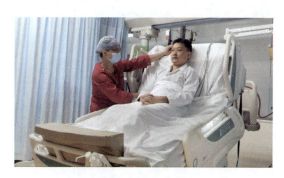

图 9-8-13 坐起

(5)第四阶段:站立。此阶段踏板去除,足部踩地,由坐位转换为站立位,并尝试进行原地踏步活动,进一步强化下肢肌力,可使用辅助设备同时进行上肢肌力的锻炼。每天 2 次,每次练习时长根据患者实际情况逐步延长,一般不超过 30min。患者达到以下条件即可进入下一阶段的练习:①患者能够承受并完成计划中的练习任务;②能够独立或者在医务人员的简单协助下完成椅位和站立位的安全转换;③练习过程中生命体征及血流动力学相对平稳(图 9-8-14)。

(6)第五阶段:移动。患者能够利用活动式移位机自行转移到床边椅子,或者在医务人员简单协助下完成转移,然后借助可移动设备或在医务人员的简单辅助下完成离床行走活动,每天 2 次,每次练习时长和移动距离根据患者实际情况逐步延长(图 9-8-15)。

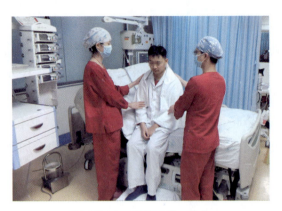

图 9-8-14　床旁坐位 - 站立

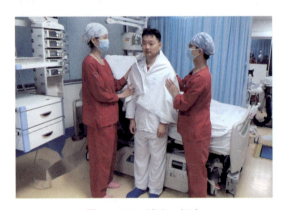

图 9-8-15　站立 - 行走

(四) 中医康复

随着重症康复的发展,早期康复的元素不断丰富,在我国富有中医特色的针灸、按摩、穴位刺激等疗法被应用于临床,其作用原理与物理治疗相似,并乐于被患者及家属接受,有条件的单位可将中医康复融入患者早期康复当中。

四、康复效果评价及突发事件应急处置

1. 效果评价　康复效果评价可通过患者握力评估、日常生活能力评定、一次脱机成功率、机械通气时间、ICU 住院时间等进行客观有效判断。

(1) 握力:采用握力器测量,患者取半坐位,屈肘呈 90° 角,上臂与胸部平

贴,前臂处于中立位,手腕呈 0°~30° 角伸展,以患者最大力量握紧握力计,至自觉已达到最大握力为止,计时 10s,左右手分别测 2 次,取其平均值。

(2)日常生活能力评定:采用巴塞尔指数(Barthel index)评定量表评定,包括进食、沐浴、修饰、穿衣、大便控制、小便控制、如厕、床与轮椅转移、平地行走、上下楼梯共 10 项内容,总分为 100 分;61~100 分为轻度功能障碍,患者生活基本自理;41~60 分为中度功能障碍,患者生活部分自理;0~40 分为重度功能障碍,患者生活完全不能自理。

(3)ICU 谵妄发生率:采用 ICU 患者意识模糊评估单(CAM-ICU)从意识状态、注意力、意识水平改变及思维 4 个方面评估患者是否发生谵妄。

(4)获得性肌无力发生率:采用医学研究理事会评分(MRC 评分)进行获得性肌无力评估,评分范围 0~60 分,0 分为四肢瘫痪,60 分为肌力正常,低于 48 分诊断为获得性肌无力。

2. 终止条件 在进行活动的过程中应严密监视患者的各项生命体征指标,确保患者安全,若是发现患者明显血压升高、心率增快、脉氧下降,超过基础水平 20%,则立即停止康复活动。此外,当患者出现如下情况也应立刻终止康复训练。

(1)平均动脉压<65mmHg 或>110mmHg。

(2)心率<40 次/min 或>130 次/min。

(3)呼吸频率<5 次/min 或>40 次/min。

(4)脉搏血氧饱和度<88%。

(5)置管脱出(如气管插管、肠内营养管、导尿管、胸腔引流管、动脉或静脉置管)。

(6)患者主诉明显心悸、胸痛、眩晕、出汗、严重的呼吸困难,要求终止试验。

3. 康复风险评估及应急处理

康复风险评估通常采用"标准交通信号系统"进行,分为低危组、中危组、高危组三个等级,依次以绿色、黄色、红色表示,适用于所有开展早期康复活动的患者。

(1)低危组:不良事件风险较低,早期活动可根据 ICU 的常规和流程进行。

(2)中危组:代表中等程度风险,不良事件风险和后果较低危组高,但可权衡利弊后进行任何活动之前,须明确预防措施和禁忌证,一旦开始活动后,谨慎地、循序渐进地实施。

(3)高危组:不良事件风险极高或后果严重,不主张早期活动,除非由高年资重症医生与高年资康复医生、高年资护士会诊后认为可行。

为做好ICU机械通气患者早期康复过程中的应急管理,科室应制订康复过程中的应急流程及处置预案,如心搏呼吸骤停、气管插管脱出、深静脉置管脱出、跌倒、药物外渗等,并应定期组织开展演练以应对突发事件。

(雍 安)

第十章
机械通气的护理集束

第一节 预防呼吸机相关性肺炎的护理集束

呼吸机相关性肺炎（ventilator-associated pneumonia，VAP）发生在患者接受气管插管或气管切开进行机械通气48h后至撤机、拔管后48h内，是一种特殊类型的院内感染的肺实质性炎症，其发生率和病死率均较高。

一、发生呼吸机相关性肺炎的危险因素

发生VAP的危险因素涉及各个方面，可分为宿主自身和医疗环境两大类，患者往往多种因素同时混杂，导致VAP的发生、发展（表10-1-1）。

表10-1-1 呼吸机相关性肺炎（VAP）的危险因素

危险因素	主要内容
宿主因素	高龄、误吸、基础疾病（慢性肺部疾病、糖尿病、恶性肿瘤、心功能不全等）、免疫功能受损、意识障碍、精神状态失常、颅脑等严重创伤、电解质紊乱、贫血、营养不良或低蛋白血症、长期卧床、肥胖、吸烟、酗酒等
医疗环境因素	ICU滞留时间、有创机械通气时间、侵袭性操作，特别是呼吸道侵袭性操作，应用提高胃液pH值的药物（H2受体阻断药、质子泵抑制药），应用镇静药、麻醉药物、头颈部、胸部或上腹部手术、留置胃管、平卧位、交叉感染（呼吸器械或手被污染）

二、预防呼吸机相关性肺炎的护理集束

为有效预防和控制VAP发生率，改善患者机械通气治疗效果，提高医疗质量，保障患者安全，根据中华医学会呼吸病学分会感染学组发布的《中国成

人医院获得性肺炎与呼吸机相关性肺炎诊断和治疗指南》(2018年版)、国家卫健委发布的《重症监护病房医院感染预防与控制规范》相关内容总结以下 VPA 干预措施。

(一) 尽早脱机或拔管

每天评估有创机械通气或气管插管的必要性,对于符合条件的患者,尽早脱机或拔管。

(二) 预防细菌定植

1. 口腔护理:使用氯己定、0.9% 氯化钠溶液或聚维酮碘含漱液冲洗,用牙刷刷洗牙齿和舌面等,6~8h/次。

2. 选择性口咽部去污染:在口咽部使用并口服非吸收性抗菌药物,联合或不联合肠道外抗菌药物,清除患者口咽部及消化道可能引起继发感染的潜在病原菌。研究表明,选择性口咽部或消化道去污染可降低 VAP 的发生率及呼吸道耐药菌定植率。

3. 应用益生菌:一些随机试验报告益生菌的应用可降低 VAP 发生率,它可能通过调节肠道菌群和抑制侵袭性病原菌定植来预防 VAP,但还需深入研究评估其疗效和安全性。

(三) 抬高床头

将患者的床头抬高 30°~45° 角,以防止患者因床头太低时发生呕吐及误吸。除非患者有颈椎骨折或患者不耐受,一般情况下都可以抬高床头。但是要留意,当床头抬高后,患者身体可能会下滑而使背部皮肤受损,所以,当抬高床头后,还要把床尾稍微抬高,以作平衡。

(四) 镇静管理

为确保安全和有效的镇静维持,建议在使用镇静药物时尽量避免过度使用。如果必要,应每天对使用镇静药物的患者进行评估,以确定是否仍需要继续使用。特别是要注意避免使用苯二氮䓬类药物,并在可能的情况下暂停使用镇静药物,进行脱机和拔管试验。针对一些心肺功能稳定的患者,可以在每天早上试行暂停使用镇静药物,并进行脱机和拔管试验。如果能够成功脱机,可以继续进行拔管。如果脱机不成功,应继续使用原来的镇静药物并继续通气,第二天再次尝试。在执行这种"镇静暂停"计划的过程中,护士应加强对患者的观察,以减少其不适症状,并降低与呼吸机对抗和意外拔管等风险的发生率。

(五) 预防误吸

1. 气管插管气囊压力:将气管插管的气囊压力保持于 25~30cmH$_2$O,以防止声门下分泌物下滑至肺部,并随时观察是否有气管内壁受损及坏死风险。

2. 使用气囊上方带分泌物吸引管的气管插管:强烈建议预测有创通气时间超过 48h 或 72h 的患者使用气囊上方带分泌物吸引管的气管插管。

3. 声门下吸痰:插管超过 3 天的患者都应该采用声门下吸痰,以及时清除声门下分泌物。

4. 避免用 0.9% 氯化钠溶液冲洗气管插管:应避免在吸痰前用 0.9% 氯化钠溶液或任何溶液经气管插管冲注入肺部。采用其他措施稀释痰液,包括:增加静脉补液量,适当地采用呼吸道加湿及雾化器,以及采用化痰药物。

5. 监测胃残余量:若是患者通过胃管鼻饲,建议采用营养泵进行连续性低流速肠内营养。每 4h 经胃管抽出胃残余物,以确定胃部是否膨胀,及确定胃内物质是否能排往肠道,以减低呕吐及误吸风险。胃残余量每 4h 若超过 200ml,会增加呕吐及误吸的风险,这时应该把其中 200ml 的胃内容物注回胃部,而剩下的丢弃。

6. 肠内营养:尽量早期肠内营养,可采用鼻胃管喂养,有误吸风险患者推荐采用幽门后喂养。

(六) 手卫生

医护人员对患者实施诊疗、护理活动过程中,应当严格遵循《医务人员手卫生规范》。在直接接触患者前后、对患者实施诊疗护理操作前后、接触患者体液或者分泌物后、摘掉手套后、接触患者使用过的物品后以及从患者的污染部位转移到清洁部位实施操作时,都应当实施手卫生。手上有明显污染时,应当洗手;无明显污染时,可以使用速干手消毒剂进行手部消毒。

(七) 加强呼吸机管路及其他附件消毒

1. 呼吸机外壳及面板应每天清洁、消毒 1~2 次。

2. 呼吸机外部管路及配件一人一用一消毒或灭菌。推荐每周更换一次呼吸机管道,但在有肉眼可见污渍或有故障时应及时更换。

3. 不推荐定期更换螺纹管,有明显分泌物污染时应及时更换。

4. 内部管路消毒应遵照厂家说明。

5. 及时倾倒螺纹管中的冷凝水，冷凝液收集瓶应处于管道最低位置。

6. 湿化罐、雾化器液体应使用无菌注射用水，每24h更换一次。

(八) 严格遵守无菌技术操作规程

医护人员应当严格遵守无菌技术操作规程。吸痰管应一用一更换，一部位一更换，吸痰结束后应及时对环境进行清洁消毒。应当避免污染，减少感染的危险因素。

(九) 加强对医务人员的教育和培训

对 ICU 全体医护人员开展有关 VAP 预防、控制措施等方面知识的培训，强化医护人员对 VAP 控制工作的重视，掌握并实施预防和控制 VAP 的策略和措施，保障患者的医疗安全。

(十) 其他措施

1. 使用吸痰系统：采用开放性吸痰系统或者密闭式的吸痰系统。须注意的是，密闭式吸痰系统的更换时间一般为 1~7d，依据吸痰管的堵塞情况或产品说明书而定。

2. 使用加温加湿系统：首选加热加湿器，设置温度为 37℃，相对湿度 100%。热湿交换器可短期使用，注意是否出现气道堵塞及二氧化碳潴留的情况。

3. 患者体位：定时(至少每 2h)为患者翻身。

4. 深静脉栓塞的预防：采用抗血栓袜或采用下肢气压泵，促进下肢静脉内的血液回流。对于高风险患者，如骨科手术后的患者，可考虑加用肝素抗凝。

(高明榕)

第二节　预防谵妄的 ABCDEF 护理集束

谵妄是一种急性发作，以脑部功能障碍为表现的综合征，在基础的精神状态下出现意识改变伴注意力的改变，导致认知或知觉功能紊乱。谵妄可以有不同形式的表现，高活动型(hyperactive type)会出现躁动、激惹、坐立不安、自拔管路、暴力等；也可表现为低活动型(hypoactive type)，反应迟缓、精神动作迟滞、嗜睡、沉默寡言、活动减少等,而此类型的谵妄发作有时会更难被医护人员察觉;第三种是混合型(mixed type)。一般重症监护病房最常见以低活动型谵妄为主。

一、机械通气患者谵妄

谵妄可在短时间内发生,通常持续数小时至数日,一天中情况会有波动。谵妄通常由身体疾病、中毒或药物副作用引起。根据美国精神病学协会(American Psychiatric Association,APA)2013年出版的《精神障碍诊断与统计手册(第5版)》,谵妄的诊断包括5个方面的特征。

(1)注意力和察觉力受到干扰。

(2)症状可在数小时至数天内发生,且每天不同时间有波动。

(3)认知能力改变。

(4)以上第1点及第3点的困扰无法以另一已存在、确认或逐步形成的认知障碍症做更好的解释,且不发生在醒觉度严重降低的情况下,例如昏迷(coma)。

(5)可从病史、身体检查和实验室数据找到证据跟疾病、中毒、药物使用或多种原因有关。

重症患者的谵妄会延长住院天数,也与死亡率的增加及认知功能减退等有关。不同地区的数据显示重症监护病房患者的谵妄发生率有所差异,而使用呼吸机辅助通气的患者谵妄发生率超过50%,统计数据也显示评估工具、医护人员是否能评估察觉患者出现谵妄、机构对谵妄的预防及处理策略对谵妄发生率而有所影响。一些关于新型冠状病毒(COVID-19)的研究显示,此特殊情况的患者谵妄发生率几乎达100%,可能与使用较大剂量镇静药物确保减少进入隔离房间的次数有关。在重症监护病房接受机械通气支持的患者,可能会因气管插管造成疼痛不适、无法正常沟通、和呼吸机不同步的情况,加上本身疾病严重程度及镇静止痛药物的应用,这些都是影响发生谵妄的因素。对于接受机械通气的患者,疼痛、躁动、谵妄(PAD,pain,agitation,delirium)这三方面的管理十分重要,而且三者交互影响(图10-2-1)。

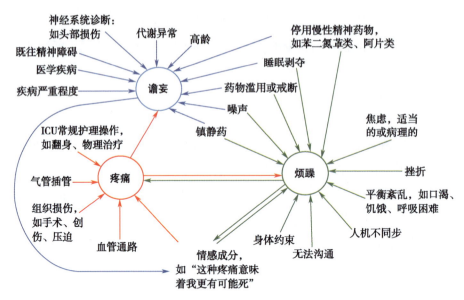

图 10-2-1　疼痛、躁动、谵妄的原因及相互关系

注：治疗疼痛、躁动和谵妄的药物和其他治疗方法形成了类似于"麻醉三联征"的"ICU三联征"认知管理，强调了镇静药、镇痛药和肌肉松弛药之间的相互作用，以实现平衡麻醉。"ICU三联征"概念强调改变一个要素不太可能像协调一致的方法那样有效。

二、ABCDEF 护理集束

护理集束（nursing care bundle）是对患者给予一系列循证措施以改善患者结果。2010年，瓦斯列夫斯基（Vasilevskis）等发表的研究结果表明了应用ABCDE策略的效果。到了2013年，巴尔等对于PAD（Pain 疼痛、Agitation 躁动、Delirium 谵妄）指引的建立，以及近年不同研究对PAD指引的不断完善发展，在原有的基础上补充增加了家庭参与及支持（family engagement and empowerment），逐步优化为现时的 ABCDEF 集束。各种研究及荟萃分析也显示实施 ABCDEF 护理集束能减低谵妄的发生率及发生时间、缩短机械通气时间、预防ICU综合征、降低医疗成本、改善重症患者的长期及短期结果。

ABCDEF 护理集束包括以下六大方面的重点内容（图 10-2-2）。

（一）A：疼痛的评估、预防及管理（assess, prevent and manage pain）

国际疼痛研究协会（International Association for the Study of Pain, IASP）定义疼痛为人的一种知觉、一种生理性受苦或急性不适感，由真正存在或潜在的身体组织损伤所引起的不愉快感觉和情绪感受。内科、外科、创伤重症监护病房的患者经常也会经历疼痛,特别是心外科手术后的患者。患者的疼痛情况需要及时被医护人员察觉才能得到适切的处理。

A	Assess, prevent and manage pain 疼痛的评估、预防及管理
B	Both spontaneous awakening trials and spontaneous breathing trials 自主唤醒及自主呼吸测试
C	Choice of analgesia, sedation and neuromuscular blockade 麻醉镇静肌松药物的选择
D	Delirium: assess, prevent and manage 谵妄的评估预防及管理
E	Early mobility and exercise 早期活动及锻炼
F	Family engagement and empowerment 家庭参与及支持

图 10-2-2　ABCDEF 护理集束

1. 使用疼痛评估工具　指引建议对于能沟通及自主表达疼痛的患者,可使用疼痛数字评级量表(numeric rating scale, NRS)或语言描述疼痛量表(verbal descriptor scale, VDS)评估疼痛(图 10-2-3);而针对使用呼吸机辅助呼吸或未能自主表达疼痛的患者可使用行为疼痛量表(behavior pain scale, BPS;表 10-2-1)或重症护理疼痛观察工具(critical-care pain observation tool, CPOT;表 10-2-2)进行评估,两种量表皆具有良好信度和效度。BPS 总分值 3~12 分,评分 5 分或以上,反映不能耐受的疼痛。CPOT 总分值为 0~8,评分 3 分或以上提示明显疼痛,需要给予镇痛治疗。生命体征则不建议作为单独评估疼痛的指标,只作为患者有可能出现疼痛的信号,后续还需要再作进一步评估。

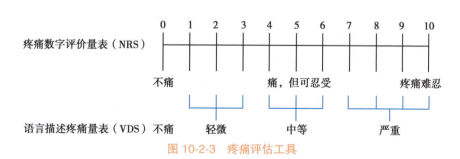

图 10-2-3　疼痛评估工具

表 10-2-1　行为疼痛量表（BPS）

项目	1分	2分	3分	4分
面部表情	放松	部分紧张	完全紧张	扭曲
上肢运动	无活动	部分弯曲	手指、上肢完全弯曲	完全回缩
通气依从性（插管）	完全能耐受	呛咳，大部分时间能耐受	对抗呼吸机	不能控制通气
发声（非插管）	无疼痛相关发声	呻吟 ≤3 次/min 且每次持续时间 ≤3s	呻吟>3 次/min 或每次持续时间>3s	咆哮或使用"哦""哎哟"等言语抱怨，或屏住呼吸

表 10-2-2　重症护理疼痛观察工具（CPOT）

指标	描述		评分
面部表情	未观察到肌肉紧张	自然、放松	0
	表现出皱眉、眉毛放低、眼眶紧绷和提肌收缩	紧张	1
	以上所有面部变化加上眼睑轻度闭合	扮怪相	2
体动	不动（并不代表不存在疼痛）	无体动	0
	缓慢、谨慎的运动、触碰或抚摸疼痛部位，通过运动寻求关注	保护性体动	1
	拉拽管道，试图坐起来，运动肢体/猛烈摆动，不遵从指挥令，攻击工作人员，试图从床上爬出来	烦躁不安	2
肌肉紧张（通过被动弯曲和伸展来评估）	对被动的运动不作抵抗	放松	0
	对被动的运动作抵抗	紧张和肌肉僵硬	1
	对被动的运动作剧烈抵抗，无法耐受其完成	非常紧张或僵硬	2
对呼吸机的顺应性（气管插管患者）	无警报发生，舒适地接受机械通气	耐受呼吸机或机械通气	0
	警报自动停止	咳嗽但是耐受	1
	不同步；机械通气阻断，频繁报警	对抗呼吸机	2
发声（拔管后的患者）	用正常腔调讲话或不发声	正常腔调讲话或不发声	0
	叹息、呻吟	叹息、呻吟	1
	喊叫、啜泣	喊叫、啜泣	2
总分		—	

2. 疼痛预防及管理 处理疼痛时,可以尝试使用非药物治疗措施,包括分散注意力、按摩、音乐放松等。药物治疗首选静脉使用阿片类药物(opioid),其临床应用见表10-2-3。如患者有阿片类药物高危副作用的因素(如呼吸抑制、昏迷、下消化道麻痹、痛觉过敏、免疫力低下),再评估是周边性疼痛或是神经疼痛,周边性疼痛可使用多模式止痛用药,包括对乙酰氨基酚(acetaminophen)、奈福泮(nefopam)、低剂量氯胺酮(low dose ketamine)、酮咯酸(ketorolac);神经疼痛可使用神经性止痛药物,如加巴喷丁(gabapentin)、普瑞巴林(pregabalin)、卡马西平(carbamazepine)。非阿片类止痛药物的临床应用见表10-2-4。

表 10-2-3 阿片类止痛药物的临床应用

阿片类药物	起效时间/min	半衰期	负荷剂量	维持剂量	不良反应
芬太尼	1~2	2~4h	0.35~0.5μg/kg	每小时0.7~10μg/kg	比吗啡更少的低血压,累积有肝损害
吗啡	5~10	3~4h	2~4mg	每小时2~30mg	累积用量有肝肾损害,有一定的组织胺释放
瑞芬太尼	1~3	3~10min	0.5~1μg/kg IV(>1min)	每分钟0.02~0.15μg/kg	没有肝肾损害,如体重>130%理想体重,使用理想体重计算
舒芬太尼	1~3	约13h	0.2~0.5μg/kg	每小时0.2~0.3μg/kg	剂量个体差异性较大,分布半衰期短,代谢半衰期长,长期使用可能增加机械通气时间

表 10-2-4 非阿片类止痛药物的临床应用

非阿片类药物	半衰期	代谢途径	剂量	副作用
对乙酰氨基酚	2h	葡萄糖醛酸化、磺化	每4h 650mg 至每6h 1 000mg,IV;最大剂量每天≤4g	禁忌在肝功能障碍患者使用
氯胺酮	2~3h	去甲基化	负荷剂量为0.1~0.5mg/kg;每小时0.05~0.4mg/kg,IV维持	幻觉,其他心理障碍

续表

非阿片类药物	半衰期	代谢途径	剂量	副作用
酮咯酸	2.4~8.6h	羟基化/肾排泄	第一次 30mg,IM/IV；之后每 6h 15~30mg 至第 5 天，前 5 天最大剂量为 120mg	肾毒性，消化道出血
布洛芬	2.2~2.4h	氧化	每 6h 400~800mg,IV 输注 30min，最大剂量为每天 3.2g	肾毒性，消化道出血
加巴喷丁	5~7h	肾排泄	起始剂量为每 3d 100mg PO，维持剂量每天 900~3 600mg 分三次服用	镇静、神志不清、头晕、共济失调；肾功能衰竭患者调整给药剂量
卡马西平	初始 25~65h 后续 12~17h	氧化	起始剂量为每 2d 50~100mg PO，维持剂量为每 4-6h 100~200mg，最大剂量为每天 1 200mg	眼球震颤、复视、头晕、嗜睡

（二）B：自主唤醒试验及自主呼吸试验（both spontaneous awakening trials and spontaneous breathing trials）

每天应进行自主唤醒试验（spontaneous awakening trials, SAT），首先评估试验是否安全，安全则可实施；若顺利通过 SAT 再评估实施自主呼吸试验（spontaneous breathing trials, SBT）的安全筛查，如都能通过则考虑争取尽早撤离呼吸机。实施流程见图 10-2-4。

（三）C：麻醉镇静、神经肌肉阻断药物的选择（choice of analgesia, sedation and neuromuscular blockade）

为危重患者选择合适种类、剂量、滴定及决定何时中止使用麻醉镇静药物十分重要，可避免患者处于过度镇静状态，延长使用呼吸机的时间。评估患者适当的镇静程度，需使用一些镇静评估量表做出评估，PAD 的指引建议使用 Richmond 激动和镇静评分量表（Richmond Agitation and Sedation Scale, RASS）（表 10-2-5）及镇静-激动评分量表（Sedation-Agitation Scale, SAS）（表 10-2-6）。RASS 及 SAS 的评分结论可见表 10-2-7。

第十章 机械通气的护理集束

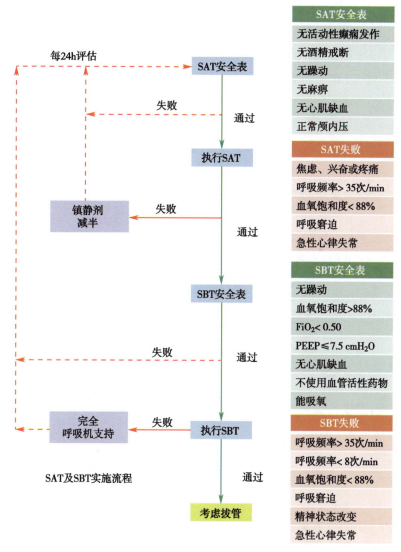

图 10-2-4 SAT 及 SBT 实施流程

注：SAT 指自主唤醒试验；SBT 指自主呼吸试验。

表 10-2-5 Richmond 激动和镇静评分（RASS）表

分数	分级	描述
+4	有攻击性	非常有攻击性、暴力倾向、给医务人员造成危险
+3	非常躁动	非常躁动、拔出各种导管
+2	躁动焦虑	身体剧烈移动，无法配合呼吸机

307

续表

分数	分级	描述
+1	不安焦虑	焦虑紧张,但身体活动不剧烈
0	清醒平静	清醒自然状态
−1	昏昏欲睡	没有完全清醒,声音刺激后有眼神接触,可保持清醒> 10s
−2	轻度镇静	声音刺激后能清醒,有眼神接触,<10s
−3	中度镇静	声音刺激后能睁眼,但无眼神接触
−4	深度镇静	声音刺激后无反应,但疼痛刺激后能睁眼或运动
−5	不可唤醒	对声音及疼痛刺激均无反应

表 10-2-6　SAS 评分量表

分数	分级	描述
7	危险躁动	拉拽气管插管,试图拔除各种导管,翻越床栏,攻击医护人员,在床上辗转挣扎
6	非常躁动	需要保护性约束并反复语言提示劝阻,咬气管插管
5	躁动	焦虑或身体躁动,经言语提示劝阻可安静
4	安静合作	容易唤醒,服从指令
3	镇静	嗜睡,语言刺激或轻轻摇动可唤醒并能服从简单指令,但能迅速入睡
2	非常镇静	对躯体刺激有反应,不能交流及服从指令,有自主运动
1	不能唤醒	对恶性刺激无或仅有轻微反应,不能交流及服从指令

表 10-2-7　RASS 及 SAS 评分结论

评分结论	RASS	SAS
躁动	+1~+4	5~7
清醒并安静	0	4
轻度镇静	−2~−1	3
深度镇静	−5~−3	1~2

镇静药物的选用方面,每天应根据目标镇静程度而调整,理想状态为患者可遵嘱活动但没有躁动(RASS 0~−2 分;SAS 3~4 分)。若镇静不足,(RASS>0 分;SAS>4 分)则需要评估给予镇静药物/止痛治疗;过度镇静(RASS <−2

分；SAS<3分），可暂停镇静药物并以减半剂量开始使用，各类麻醉镇静药物见表10-2-8。指引建议首选使用非苯二氮䓬类药物，而其中右美托咪定（Dexmedetomidine）效果较为理想，可减少谵妄的发生率。如有酒精戒断的情况，则可考虑使用苯二氮䓬类药物，如咪达唑仑。除了应用药物，也可先尝试使用非药物的方式，为患者给予语言肢体的安慰支持，以减少躁动及焦虑紧张的情绪。药物处理机械通气之躁动患者流程见图10-2-5。

表10-2-8 各类麻醉镇静药物

镇静药物	首剂后起效时间	半衰期	首次剂量	维持剂量	不良反应	备注
咪达唑仑	2~5min	3~11h	0.01~0.05mg/kg	每小时0.02~0.1mg/kg	呼吸抑制、低血压、可能导致谵妄	对循环影响小；酒精、药物戒断反应的一线选择
地西泮	2~5min	20~120h	5~10mg	0.03~0.1mg/kg	呼吸抑制、低血压	半衰期过长，不容易实现"浅镇静"策略，不推荐作为镇静一线选择
丙泊酚	1~2min	快速清除24~64min；缓慢清除184~382min	每分钟5μg/kg	每小时1~4mg/kg	呼吸抑制、低血压、高甘油三酯、输注点疼痛、丙泊酚输注综合征	儿童镇静时要特别注意丙泊酚输注综合征，高甘油三酯血症者慎用，可降低颅内压，谵妄发生率低
右美托咪定	5~10min	1.8~3.1h	1μg/kg；超过10min缓慢输注	每小时0.2~0.7μg/kg	心动过缓、低血压	可预防治疗谵妄，对循环影响小

（四）D：谵妄评估预防及管理（delirium：assess, prevent and manage）

谵妄的发生会对重症患者带来负面影响，包括延长住ICU时间及住院时间、增加死亡率、认知功能减退等。指引建议常规评估监测ICU患者谵妄的情况，以及早给予预防及管理。

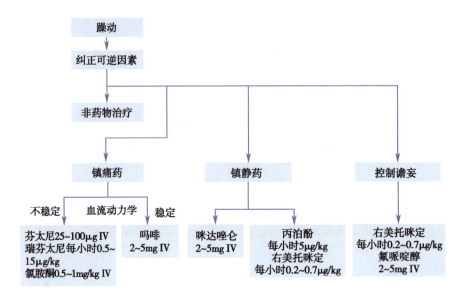

图 10-2-5　药物处理机械通气之躁动患者流程

1. 谵妄评估工具　建议使用 ICU 患者混乱评估量表（Confusion Assessment Method for the Intensive Care Unit, CAM-ICU）（图 10-2-6）及重症监护谵妄筛查清单（Intensive Care Delirium Screening Checklist, ICDSC）。其中，重症监护谵妄筛查清单有 8 大类评估项目，分别是意识状态改变水平、注意力不集中、定向力障碍、幻觉、精神运动性兴奋或迟钝、不恰当的言语或情绪、睡眠/清醒周期紊乱、症状波动。

2. 谵妄的预防及管理　发生谵妄的高危因素，包括已存在的失智症、高血压病史、酗酒、疾病严重程度等。如患者出现谵妄，首先检视是否有可纠正的因素，尝试给予非药物的处理，减少谵妄的发生及缩短发生时间。例如协助患者重新定向、刺激认知能力、运用时钟、减少光线及声音对睡眠的影响、尽量减少镇静药物使用、早期康复锻炼、减少视觉或听觉的障碍（如使用眼镜及助听器）。

（五）E：早期活动及锻炼（early mobility and exercise）

不同的研究数据显示，ICU 患者早期活动能减少谵妄的发生，亦能缩短住院天数及使用呼吸机天数、减少 ICU 获得性肌无力。在完善的标准流程作业指导下，实施早期活动及锻炼是安全的，实施过程中评估内容包括：呼吸困难、血氧饱和度降低、头晕、心动过速、患者无法适应（出汗、震颤）、患者拒绝、坠床等。

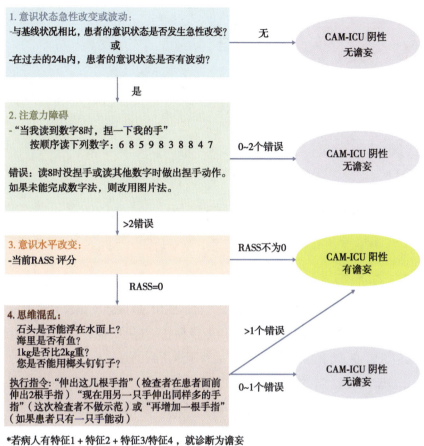

图 10-2-6　CAM-ICU 评估量表

除了护理人员之外,也可和康复科等其他专科跨团队合作,为患者制订由被动到主动的渐进式活动锻炼计划。实施过程可能会存在管路脱落等风险,必须对护理人员进行相关培训。

(六) F: 家庭参与及支持(family engagement and empowerment)

ABCDEF 集束的最后一项"F",是近年补充加入的项目,患者的家庭成员参与及支持配合,对治疗有帮助。在治疗及决策的过程中有熟悉的家人参与,能降低患者的焦虑紧张情绪,同时也能让医护人员对患者日常对痛的耐受程度、其他喜好习惯有进一步了解。另外,在一些生命末期的议题当中,也需要有家庭的参与投入才能协助患者达到舒缓的状态。

(孙可欣)

第十一章
预防机械通气并发症护理实践

第一节 机械通气常见并发症概述

一、气道相关并发症

1. **导管易位** 导管进入左、右支气管或脱出，造成肺不张及气胸或窒息。

2. **气道损伤** 插管造成声门和声带损伤，气道松弛；气囊长期过度充盈，压迫气管壁，气管黏膜溃疡出血；插管困难所致的黏膜损伤及喉头水肿。

3. **气道梗阻** 导管扭曲；气囊疝嵌顿于导管开口；痰液或异物阻塞管道；颈部疾病引起的气道受压；插管过深，远端开口嵌顿于隆突、气管侧壁或支气管。

4. **气道出血** 插管时损伤黏膜；气道抽吸负压过大，频繁抽吸；气道腐蚀等。

二、通气相关并发症

1. **肺不张** 气管插管时插入过深，进入单侧支气管，造成单侧肺通气；气道湿化不足或吸引不及时、不充分，造成痰液在气道内潴留、淤积，形成栓塞，阻塞气道，致使肺组织通气障碍(图 11-1-1)；异物原因也可能导致肺不张；机械通气时由于呼吸模式、压力、频率、吸呼比等的影响，会对患者的通气量有一定的影响；肺部炎症及渗出导致患者肺实质或者淋巴结肿大可压迫支气管导致肺不张；长时间吸入高浓度氧气，肺泡内氮气逐渐被吸入的氧气取代，造成肺泡内氧分压增高、肺泡-动脉血氧分压差增大、肺泡氧气被血液吸收，肺泡萎缩，形成吸收性肺不张。

2. **呼吸机相关性肺损伤** 包括气压伤、容积伤、萎陷伤和生物伤

(图 11-1-2)。①气压伤:由于气道压力特别是平台压力过高导致肺泡破裂,临床表现为肺间质气肿、皮下气肿、纵隔气肿、心包积气、气胸等。②容积伤:指过大的吸气末肺容积对肺泡上皮和血管内皮的损伤,临床表现为气压伤和高通透性肺水肿。③萎陷伤:指肺泡周期性开放和塌陷产生的剪切力引起的肺损伤。④生物伤:即以上机械及生物因素使肺泡上皮和血管内皮损伤,激活炎症反应导致的肺损伤。

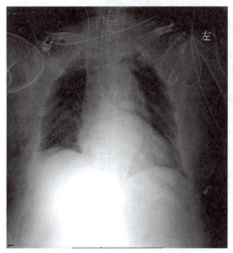
图 11-1-1 肺不张的胸片表现

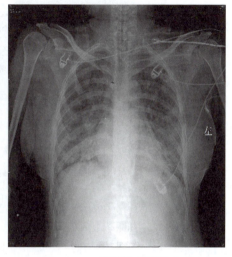
图 11-1-2 肺损伤的胸片表现

3. 呼吸机相关性肺炎(VAP) 预防 VAP 的护理集束详见第十章第一节。

4. 膈肌功能障碍 机械通气期间由于呼吸机代替了部分膈肌功能,从而导致膈肌的快速萎缩和收缩功能障碍。呼吸机和患者自主呼吸不同步也可能导致膈肌功能障碍。临床可以通过超声等方式监测膈肌厚度(图 11-1-3)和活动度等指标对膈肌功能进行评估。

5. 氧中毒 指长期暴露于高氧浓度后可能发生的炎症变化、肺泡浸润以及最终的肺纤维化。毒性与吸入氧气浓度和时间有关。

三、其他器官并发症

1. 对心血管系统的影响

(1)低血压与休克:机械通气时造成气道内正压;胸腔内压力增高,外周静脉回流障碍,心脏前负荷降低;心脏和大血管受压,心脏舒张受限,因心排血量下降可发生低血压;患者血容量不足和/或心功能不全,机械通气时对循环抑制。

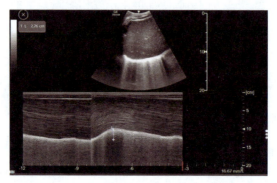

图 11-1-3　超声辅助下膈肌厚度测量

(2) 心律失常:以室性和房性期前收缩多见,发生原因与低血压休克、缺氧、酸中毒、碱中毒、电解质紊乱及烦躁等因素有关。

2. 肾功能不全　机械通气引起患者胸腔内压力升高,静脉回流减少,抗利尿激素释放增加,机体水钠潴留,同时机械通气导致静脉回流减少,心脏前负荷降低,导致心排血量降低,肾脏灌注减少,同时使肾小球滤过率下降,导致肾功能不全。

3. 消化系统功能不全　机械通气患者常出现腹胀,且有较高的胃食管反流发生率;卧床及应用镇静药、肌松药等原因可引起肠道蠕动降低和便秘,肠道缺血和应激等因素可导致消化道溃疡和出血。另外,PEEP 的应用可导致肝脏血液回流障碍和胆汁排泄障碍,可出现高胆红素血症和转氨酶轻度升高。机械通气使膈肌下移,腹腔内压、肝静脉与门静脉压升高,肝脏淤血,加之心排血量下降,使肝脏易于受到缺血性伤害。

4. 精神障碍　表现为紧张、焦虑、恐惧、谵妄,主要与睡眠差、疼痛、恐惧、交流困难及对呼吸治疗的恐惧和呼吸道管理造成的强烈刺激有关。

5. 酸碱平衡失调　机械通气参数不合适会引起通气不足或通气过度,导致酸碱平衡失调,引起呼吸性酸中毒或碱中毒。

(卫政登)

第二节　机械通气常见并发症护理

一、气道相关并发症护理

1. 导管易位　插管后应立即听诊双肺,必要时胸片确定导管位置;严密观察导管刻度,每班记录。躁动时应给予镇静和约束。

2. 气道损伤　选择适当型号的气管导管,插管时操作轻柔、准确;使用低压高容量气囊,监测气囊压,气囊压不超过 30cmH_2O。气道内吸引应轻柔。

3. 气道梗阻　保持呼吸道的加温与湿化湿润,充分做好雾化吸入,做好气道的评估和管理;及时清理呼吸道、口腔、鼻腔分泌物;开放气囊前做好充分的吸引;使用呼吸机前检查呼吸机装置的完好性;床旁备好急救物品。必要时协助医生更换气管套管。

4. 气道出血　吸痰时避免负压过大;避免使用较粗的吸痰管;动作应轻柔;凝血功能障碍者,根据医嘱使用止血药物。

二、通气相关并发症护理

1. 肺不张
(1)使用呼吸机时,严密观察管道有无松脱、漏气,观察患者呼吸情况,血氧变化;及时行血气分析。
(2)对肺不张的区域加强体位引流。
(3)纠正过深管道。
(4)增加调整呼吸机模式、压力等参数维持患者一定量的通气量。
(5)吸痰时避免调整压力,加强翻身、拍背、吸痰、湿化。

2. 呼吸机相关性肺损伤　设定适宜的潮气量和吸气末平台压,尽量减少对肺的机械力刺激以避免气压伤和容积伤,同时设定合适的 PEEP,以预防萎陷伤。

(1)潮气量的设定:在容量控制模式下,潮气量通常选择 5~12ml/kg,结合呼吸系统顺应性和阻力进行调整,避免气道平台压超过 30~35cmH_2O;而在压力控制通气模式时,潮气量由预设的压力、吸气时间、呼吸系统顺应性及阻力决定,最终根据动脉血气进行调整。

(2) PEEP 设定:设置 PEEP 的作用在于使萎陷的肺泡复张、减少分流、改善氧合,降低肺毛细血管通透性。PEEP 的设定是在参照目标 PaO_2 和氧输送的基础上,综合 FiO_2 与潮气量考虑,下限在压力-容积曲线低拐点或最低拐点之上 $2cmH_2O$。在不增加总 PEEP 的原则下,外源性 PEEP 大约为内源性 PEEP 的 80%。

(3) 允许高碳酸血症(permissive hypercapnia,PHC)策略,通过实施小潮气量通气,允许动脉血 PCO_2 保持在高于正常值一定范围内,同时允许一定程度呼吸性酸中毒存在,避免大潮气量和肺过度牵引引起的呼吸机相关性损伤。

(4) 监测:使用低压高容量气囊,每班监测气囊压,气囊压不超过 $30cmH_2O$。关注报警框,及时有效处置异常情况。

(5) 抑制炎性反应,通过药物干预抑制炎性反应所致的肺损伤应避免高潮气量和高平台压,吸气末平台压不超过 $30\sim35cmH_2O$,以避免气压伤和容积伤,同时设定合适的 PEEP,以预防萎陷伤。

3. 呼吸机相关性肺炎 预防 VAP 的护理集束详见第十章第一节。

4. 膈肌功能障碍

(1) 应通过调节合适的呼吸机模式及参数来达到患者与呼吸机之间的同步。

(2) 对于无明显禁忌证的患者,应避免使用大量的镇痛镇静药物,使患者维持在浅镇静状态,维持患者适当的自主膈肌运动。

(3) 可以使用膈肌电刺激或者药物等方式改善患者的膈肌功能。

5. 氧中毒 当患者病情严重必须吸入高浓度氧时,应避免长时间吸入,尽量使 FiO_2 不超过 0.60。

6. 酸碱平衡失调

(1) 密切监测患者呼吸形态、血氧饱和度及血气分析结果。

(2) 调整合适的呼吸机参数。

三、其他器官并发症护理

1. 心血管系统

(1) 适当调节潮气量,呼吸比选用最佳 PEEP,以减轻循环压力。

(2)血流动力学监测。

(3)适当补充血容量,必要时使用升压药或正性肌力药物,恢复正常的心输出量。

2. 肾功能不全　对于肾功能不全的患者或肾脏灌注已明显减少的患者,实施机械通气时应注意密切监测肾功能(尿量、尿常规、肾小球功能及血清尿素氮和肌酐)。

3. 消化系统功能不全　密切观察患者有无腹胀、腹泻等情况,有无黑便、呕血等消化道出血体征,遵医嘱使用胃黏膜保护药物,必要时使用止血药物;协助患者床上活动减轻腹胀。若为气管食管瘘所致胃肠胀气,应及时调整气管导管位置,使导管末端超过瘘口。留置胃管,持续进行胃肠减压。

4. 精神障碍

(1)密切监测患者意识状态及情绪变化。

(2)定时评估患者是否有谵妄发生。

(3)合理镇静镇痛,确保患者夜间睡眠。

(4)加强患者早期康复运动。

(卫政登)

第十二章
机械通气护理典型案例

第一节 急性呼吸窘迫综合征患者的护理

陈某,29岁,已婚,入院诊断:急性呼吸窘迫综合征(ARDS),重症肺炎。患者于7月11日无明显诱因下出现发热,体温最高40.1℃,咳嗽,咳黄白色黏痰,伴有轻度胸闷、气促,于当地人民医院就诊,给予抗感染治疗后患者仍高热,咳嗽咳痰症状加重,呼吸急促,血气分析显示明显低氧血症,即转入ICU行呼吸机辅助呼吸,为进一步诊治转入我院。

一、诊疗过程中的临床护理

(一)入院时

1. 诊疗情况 入院后查体:体温36.8℃,血压105/55mmHg(1mmHg=0.133kPa),心率90次/min,呼吸25次/min,SpO_2 90%~93%。

患者持续予呼吸机辅助呼吸,取P-SIMV模式,压力支持(PS)20cmH_2O(1cmH_2O=0.098kPa),PEEP 8cmH_2O,呼吸频率16次/min,FiO_2 0.60。动脉血气分析:pH 7.38,PaO_2 86mmHg,$PaCO_2$ 43mmHg,HCO_3^- 25.4mmol/L,BE 0.2mmol/L,氧合指数143mmHg,呼气末二氧化碳35mmHg。

胸片X线结果显示:双肺透亮度下降,双肺野可见斑片状密度增高模糊影。

专科资料示:患者处于药物镇静状态,间有烦躁,呼吸急促,口唇及指甲无发绀,间断性呛咳后出现低氧血症(SpO_2<76%),双肺呼吸音增粗,可闻及散在性湿啰音。

思考：

（1）ARDS是心源性以外的各种肺内外致病因素引起肺泡-毛细血管炎症损伤为主的急性、进行性缺氧性呼吸衰竭，是临床常见的危重症之一。ARDS可使机体出现严重缺氧症状，抑制心肌收缩力，诱发缺氧性脑病和肝、肾、肺等多器官衰竭而导致死亡。早期给予机械通气支持治疗，加强患者呼吸管理和其他器官功能监测，及时处理并发症，能提高患者生存率。

（2）患者呛咳后出现低氧血症，低氧血症一旦发生，血氧含量值回到正常值所需的时间高达8~11min，因此维持患者血氧饱和度在90%以上，宜密切观察患者血气分析结果，合理使用镇静药，行密闭式吸痰，以保持较稳定的气道压力及FiO_2。

（3）患者为青年，急性起病，病情反复，对患者及家属是严重的心理创伤，加上疾病因素，使患者恐惧和焦虑不安。护士应主动同情患者，以和蔼的态度、高度的责任心，指导患者积极配合治疗。

2. 护理评估 患者氧耗和氧供关系异常，动脉血PO_2下降，致全身缺氧，潜在多器官功能障碍的危险。

3. 护理思维与实施方案

（1）潜在并发症：重要器官缺氧性损伤。

1）护理目标：按需吸痰，避免对呼吸道刺激，保持呼吸道通畅，SpO_2维持≥90%。监测通气效果，防止并发症。

2）护理措施：患者肺X线片提示双肺野弥漫性分布斑片状高密度影，正常通气肺容积明显减少。因此，ARDS的机械通气治疗采用肺保护性通气策略，作好监测护理和气道管理尤为重要。具体包括：①小潮气量通气(6~8ml/kg)：患者体重为65kg，目标潮气量为390~520ml。②适宜的PEEP值，能提高患者功能残气量，达到改善氧合功能和肺顺应性的目的，PEEP值取$8cmH_2O$。③保持呼吸道通畅，按需吸痰：根据患者咳嗽有痰、听诊有湿啰音、气道压力升高、动脉血PO_2及SpO_2下降等指征及时吸痰。应用密闭式吸痰管，避免中断PEEP，以避免已打开的肺泡再次萎陷而出现严重低氧血症，吸痰后记录痰液的颜色、量及性质。④有效密闭气道,监测气囊压力:高容低压套囊压力在 25~30cmH$_2$O,既可有效封闭气道,又不高于气管黏膜毛细血管灌注压,可预防气道黏膜缺血性损伤及气管食管瘘,拔管后气管狭窄等并发症。建议定时用气囊测压表监测气囊压力。⑤监测呼吸机参数:尤其注意吸气末平台压不超过 30~35cmH$_2$O,以避免气压伤。⑥动脉血气分析监测:在采血前先使患者保持安静,并吸净呼吸道分泌物,保持呼吸道通畅,在有效吸氧或在调整通气参数 30min 后再采血,以保证结果的真实性。⑦呼气末二氧化碳分压(PetCO$_2$,呼气末 PCO$_2$)监测:呼气末 PCO$_2$ 与动脉血 PCO$_2$ 之间有良好相关性。机械通气时,若肺和气道正常,呼气末 PCO$_2$ 比动脉血 PCO$_2$ 低 3~4mmHg,自主呼吸时两者几乎相等。通过呼气末 PCO$_2$ 的监测可指导呼吸机参数的调节,防止通气量不足或过度;呼吸机发生故障和患者的代谢率变化时亦可通过呼气末 PCO$_2$ 检测及时发现。⑧通气效果的监测:通过对患者意识、末梢循环、生命体征、胸廓起伏、血气分析、潮气量、人机协调等情况的观察,护理人员判断患者通气良好还是通气不足,并每小时做好监测记录。

(2)恐惧:与急性起病、严重呼吸困难、担心治疗预后有关。

1)护理目标:患者恐惧感减轻,建立战胜疾病的信心,能主动配合治疗。

2)护理措施:患者的恐惧感来源于突发起病,呼吸窘迫,感知疾病严重。应给予患者舒适的护理和心理支持。具体包括:①安静舒适的环境:在不影响治疗情况下给予柔和的灯光,减少不良刺激,治疗操作要尽量轻柔,同时要注意保护患者的隐私,尊重爱护患者。②舒适的体位:床头抬高 30° 角,气管插管固定牢靠,避免牵拉,每 2h 协助患者翻身。③心理护理:与患者及家属介绍 ARDS 病因、表现及疾病转归,解释机械通气的重要性,并指导患者如何配合;对因气管插管所致的语言交流障碍可指导患者用写字板、卡片、手势进行交流;与患者建立良好的关系,取得患者信任与配合,鼓励患者战胜疾病的信心。④镇静药的应用:机械通气早期患者较烦躁,给予药物(咪达唑仑、芬太尼、丙泊酚)镇静治疗,患者呼之能睁眼,能以点头摇头应答。用药期间注意观察患者意识、心率、血压的变化。

(二) 住院过程中

1. 诊疗情况 患者处于镇静状态,偶有烦躁,呼之能睁眼,与之对答能以点头和摇头回答,影像学提示肺水肿,同时存在急性肾功能不全,患者无尿,下肢轻度水肿,体温 38.4℃,血压 110/50mmHg,心率 135 次/min,呼吸频率 18~34 次/min,SpO_2 88%~97%。CVP 5cmH_2O。

检验结果示:白细胞计数 $45.36×10^9$/L,血红蛋白 107g/L,红细胞计数 $3.46×10^{12}$/L。动脉血气分析:pH 7.43,动脉血 PO_2 84mmHg,动脉血 PCO_2 44mmHg,HCO_3^- 29.2mmol/L,BE 4.3mmol/L,氧合指数 168mmHg。患者氧合情况改善,呼吸机支持压力模式改为压力控制(PC)20cmH_2O,压力支持(PS)15cmH_2O,PEEP 6cmH_2O。

生化检查示:Na^+ 139mmol/L,K^+ 3.8mmol/L,Cr 182μmol/L,尿素氮 16.9mol/L,谷草转氨酶 32U/L,谷草酰胺酶 18U/L,出凝血常规提示凝血酶原时间 10.8s,活化部分凝血活酶时间 21.8s,国际标准化比率 0.92,D-二聚体 274μg/L,即开始床边连续肾脏替代治疗(continuous renal replacement therapy,CRRT)。

> **思考**
>
> (1)采用 CRRT 的连续性静脉-静脉血液滤过(CVVH)的模式,可以缓慢、平稳地清除体内多余水分和毒素,维持水、电解质和酸碱平衡。同时能清除炎症介质,改善 ARDS 患者的血流动力学及气体交换,提高生存率。
>
> (2)ARDS 的特征改变是非心源性的肺水肿,为减轻肺水肿,应合理限制液体入量,以可允许的较低循环容量来维持有效循环,保持肺脏于相对"干"的状态。在血压稳定的前提下,液体出入量宜适度负平衡。
>
> (3)ARDS 进一步发展常引起其他器官继发损害,导致多器官功能衰竭而致死亡。ARDS 时机体处于高代谢状态,应尽早开始营养支持。胃肠功能存在(或部分存在),应优先考虑给予肠内营养。肠内营养符合人体正常的生理过程,不仅避免肠外营养不足,而且能够保护胃肠黏膜,防止肠道菌群异位,减少出现多器官功能衰竭的可能性。

2. 护理评估 患者病情危重,通过呼吸支持治疗患者氧合改善,但出现无尿,予 24h CRRT 治疗。

3. 护理思维与实施方案

(1)排尿异常:无尿,与 ARDS 引起的急性肾功能衰竭有关。

1) 护理目标：CRRT运行正常，血流动力学稳定。

2) 护理措施：实施CRRT时，应严密监测，以保证治疗的效果及防止不良并发症的发生。具体包括：①持续动态地观察患者的血压、心率、体温，密切观察CRRT的血流速度（BF）、跨膜压（TMP），静脉压和动脉压、滤除液量和置换液量，保证血液透析的效果。②保持患者CRRT治疗血管通路通畅，避免压力过高或过低，及时检查管路有否扭曲、折叠，防止管路受压、脱落或断开，翻身时特别注意。③抗凝治疗的护理：患者使用低分子量肝素抗凝治疗，密切观察抗凝效果，一方面观察导管口及皮肤黏膜有无出血，一旦出现出血倾向或凝血检验结果异常，及时调整抗凝剂，必要时应用鱼精蛋白对抗。另一方面注意观察滤器、动脉壶及静脉壶内有无血凝块，滤出液滤出是否通畅。如出现滤过压过低，滤器内血液变暗红或呈条索状，跨膜压增高，及时更换滤器，并根据患者循环情况增加血流量和抗凝药用量。④定时监测血气分析、血电解质和血中尿素氮、肌酐的变化，根据病情随时调整输液及置换液配方，维持体内水、电解质及酸碱平衡。

(2) 组织灌注量改变：与ARDS引起的非心源性肺水肿有关。

1) 护理目标：患者在保证血容量、稳定的血压前提下，出入液量轻度负平衡（-1 000~-500ml/d）。

2) 护理措施：监测与判断血容量是否充足，避免输注过多的液体加重患者的肺水肿影响气体交换，进行有效的液体管理非常重要。具体包括：①监测患者CVP、血压、心率、混合静脉血气、乳酸、动脉血PCO_2，判断患者血容量是否充足。根据CVP、血压情况及时调整输液量及速度。②准确记录出入量：严格记录二十四小时出入量，每小时观察记录液体入量、尿量等情况。必要时遵医嘱使用利尿药促进水肿的消退。

(3) 营养失调：低于机体需要量，与气管插管和代谢增高有关。

1) 护理目标：患者营养状况改善。

2) 护理措施：急性应激期营养支持应掌握"允许性低热量"原则83.68~104.6kJ/(kg·d)[20~25kcal/(kg·d)]；在应激与代谢状态稳定后，能量的供给量需要适当增加125.52~146.44kJ/(kg·d)[30~35kcal/(kg·d)]。作好肠内、肠外营养支持护理，预防并发症。具体包括：①肠内营养护理：予喂养泵持续匀速输注，输注速度由慢到快，开始30~50ml/h，6h后检查患者的耐受性,如无不适,每 12~24h 增加 250ml,最大速度为 120~125ml/h;保持床头抬高 30°~45°,注意控制肠内营养液的浓度、温度、速度;每 6h 观察胃残留量,若胃残留量≥200ml,需降低肠内营养液输注速度或停止输注,防止反流误吸。②肠外营养护理:全营养混合液由配液中心配制,根据 24h 计划输液量计算单位时间输入量,按时按量匀速输入;保持输液通畅,输注前、中、后予 0.9% 氯化钠溶液 20ml 脉冲冲管;注意监测患者血糖水平。

(三) 出院前

1. 诊疗情况　患者在 ICU 治疗第 14 天开始每天尿液有 1 200ml 以上。患者入住 ICU 第 30 天,病情稳定,成功脱离呼吸机。复查胸片结果提示双肺炎症有所吸收。患者活动后有气促,休息后可以缓解。

> **思考:**
>
> ARDS 存活者大部分能完全恢复,部分遗留肺纤维化,但多不影响生活质量。ARDS 后期患者肺部病理改变主要为纤维化,肺泡隔和气腔壁广泛增厚,散在分隔的胶原结缔组织增生致弥漫性不规则纤维化,肺血管床发生广泛管壁纤维增厚,动脉变形扭曲,肺毛细血管扩张,从而影响患者气体交换和气体弥散功能。

2. 护理评估　患者活动后有气促,休息后可以缓解。

3. 护理思维与实施方案

活动无耐力:与长时间卧床,肺功能减退有关。

1)护理目标:患者逐渐增加活动耐力,虚弱和疲乏消失。

2)护理措施:患者持续卧床 1 个月,除肺功能减退外,四肢肌肉无力,活动以量力而行、循序渐进为原则。具体包括:①休息与活动:让患者了解充分休息有助于肺功能的恢复。鼓励患者进行适量活动,活动量以不引起疲劳、不加重症状为度。依据患者耐受能力指导患者床上活动、床边站立、离床活动,可借助床栏、扶手等辅助设施,减少体力消耗。②呼吸功能锻炼:教会患者有效咳嗽、咳痰,腹式呼吸等方法,提高患者自我护理能力,促进康复。

二、护理评价

患者因严重感染引起的以进行性呼吸窘迫、顽固性低氧血症为临床表现的呼吸衰竭,继而引起急性肾功能衰竭,病情凶猛,治疗护理难度大。通过对患者存在的健康问题运用护理程序(护理评估、诊断、护理措施及效果评价)进行全面整体护理。入院时给予患者机械通气,改善患者的肺通气、氧合功能,并采用肺保护性通气策略,加强机械通气的监测和气道管理,避免了肺气压伤和呼吸机相关肺炎等并发症的发生;住院期间,给予患者 CRRT 及营养支持治疗,对患者进行严格的液体管理,以及重要器官的功能监测,维持机体内环境的稳定,为抢救 ARDS 赢取了时间;康复期间对患者进行康复指导,促进康复。ARDS 病情危重,可导致患者产生焦虑、恐惧,甚至绝望的心理。因此,注重患者心理护理应贯穿于整个住院过程。综上所述,全面细致的护理是 ARDS 抢救成功的保证。

三、安全提示

1. ARDS 主要为机械通气支持治疗,同时也会通过各种机制引起呼吸机相关肺损伤。这种损伤是通过多种机制发生的,包括高充气压引起的肺过度扩张(气压伤和容积伤)、反复开闭肺泡引起的萎陷伤,以及机械通气导致细胞因子释放增加和全身炎症反应(生物伤)。在肺的某些区域(通常是低垂区域),肺膨胀不充分,出现实变和顺应性减低,而其他区域(通常是非低垂区域)保持正常。因此,当通气压力和容量只进入部分有功能的肺时,机械通气很容易导致气压伤和容积伤。正确应用肺保护性策略,目的是在保证肺氧合的同时,减少气压伤和容积伤的发生。

2. 对烦躁不安患者,要注意防止发生坠床、撞伤、非计划性拔管等意外,必须及时、正确地应用约束保护具,要运用心理护理,加强巡视工作,以确保患者安全。同时,在对患者进行约束后,要进行良好的心理护理,加强巡视工作,确保患者肢体功能位处于合适的位置,约束的松紧度适当,保持良好的末梢循环,避免肢体受伤。

3. 在机械通气时,应用镇静药可以帮助患者耐受气管插管,减轻焦虑、恐惧心理,促进人机协调。此外,镇静药还能改善患者的舒适程度,使患者有安全感。对使用镇静药的患者,必须作出正确的评估,以便寻找合适的镇静药,及时调整镇静药的用量和用法。常用 RASS 镇静评分标准,以评估镇静的满意程度,评分在 –2 到 1 之间被认为是满意的水平。

四、经验分享

如何判断患者血容量、心功能与血管张力的综合情况?

主要是通过 CVP 与血压关系来判断。CVP 反映右心前负荷,是评估血容量和右心功能的重要指标,指导输液,可防止患者输液过多。

当血压低、CVP 正常时,我们不能判断是血容量不足还是心功能不全时,须作补液试验:将 250ml 0.9% 氯化钠注射液于 10min 内静脉滴入,如血压升高,CVP 正常,提示血容量不足;如 CVP 升高,血压不变,提示心功能不全,应停用补液,应用强心药(表 12-1-1)。

表 12-1-1　CVP 和血压关系及处理

CVP	血压	处理原则	原因
低	低	加快补液	血容量不足
高	低	减速或暂停输注强心药	心功能不全
高	正常	应用扩血管药	血管过度收缩
低	正常	适当补液	血容量相对不足
正常	低	补液试验	血容量不足或心功能不全

(成守珍、高明榕)

第二节　慢性呼吸衰竭患者的护理

陈某,男,72 岁,已婚,退休,入院诊断:COPD 急性加重期患者并 Ⅱ 型呼吸衰竭。患者有咳嗽、咳痰 10 年余,伴有活动后气促 3 年。3 天前无明显诱因出现发热、胸闷、气促,到急诊治疗,予抗感染、吸氧后患者仍发热,气促加重,血气分析示氧分压下降明显并有二氧化碳潴留,即转入 ICU 进一步救治。有高血压病史3年余,坚持服用降压药控制血压,吸烟15年余,已戒烟3年。

一、诊疗过程中的临床护理

(一)入院时

1. 诊疗情况 入院后查体:体温38.9℃,血压142/98mmHg,心率102次/min,呼吸30次/min,SpO_2 90%~92%。动脉血气分析:pH 7.33,动脉血PO_2 80mmHg,动脉血PCO_2 65mmHg,HCO_3^- 32.7mmol/L,BE 11.8mmol/L。血常规示白细胞计数$14.3×10^9$/L。血生化结果显示血糖5.6mmol/L,K^+ 4.8mmol/L。患者咳嗽,咳出黄色黏稠痰,双肺闻及湿啰音,即予无创呼吸机正压辅助通气1h,症状无改善,呼吸32次/min;查血气结果显示:pH 7.32,动脉血PO_2 78mmHg,动脉血PCO_2 68mmHg,HCO_3^- 32.1mmol/L,BE 9mmol/L。立即气管插管机械辅助通气,FiO_2 0.40。

专科资料:患者躁动,气促明显,多汗,口唇发绀,SpO_2<90%,动脉血PCO_2进行性升高,双侧呼吸运动减弱,双侧语颤减弱,双肺呼吸音增粗,可闻及中量湿啰音。

> **思考:**
>
> 1. COPD急性发作时,气道分泌物增加,气管阻力增高,肺动态过度充气,呼吸肌疲劳等,其中呼吸肌疲劳是导致呼吸衰竭的主要原因,血中二氧化碳潴留、升高会导致中枢神经系统的抑制。
>
> 2. 慢性呼吸衰竭有二氧化碳潴留表现为先兴奋后抑制现象,兴奋症状可为失眠、烦躁、躁动、夜间失眠而白天嗜睡(昼夜颠倒现象),即予气管插管,机械辅助呼吸,纠正缺氧和二氧化碳潴留。
>
> 3. 患者躁动不安,在床旁监护者,慎用镇静药,以免掩盖病情,及时调整呼吸机参数,使者的SpO_2维持在90%以上。
>
> 4. 建立人工气道后造成患者的语言沟通障碍,常使患者感到孤独和焦虑,应予耐心细致的护理,让患者感觉舒适,能安心配合治疗。

2. 护理评估 患者咳嗽、咳痰病程长,此次起病严重,有明显缺氧和二氧化碳潴留,痰多黏稠。

3. 护理思维与实施方案

(1)气体交换功能受损：与肺功能减弱，呼吸肌疲劳有关。

1)护理目标：保持呼吸道通畅，SpO_2 维持大于 93%。

2)护理措施：患者机体处于长期消耗状态，肺功能明显减退，呼吸肌受累，气管插管建立人工气道辅助通气，解除呼吸肌疲劳，改善机体氧合，促进 CO_2 排出。具体包括：①半卧位，适当约束患者肢体，以免坠床、拔出气管导管。②维持有效机械通气：根据心电监测和血气分析结果调整呼吸机参数，采用 P-SIMV 的模式，患者体重 60kg，潮气量为 350~420ml，PEEP 为 2~4cmH$_2$O，如果 PEEP 超过 5cmH$_2$O 时即可引起血流动力学变化，血压改变，影响心功能。③妥善固定气管插管：避免过松造成脱管，过紧造成两侧口角及后颈部皮肤损伤，翻身等改变体位时，注意调整呼吸管路的位置，避免过度牵拉。④气管插管气囊充气适宜：一般为 25~30cmH$_2$O，避免过高造成气道黏膜损伤、气管瘘，过低造成通气无效，建议每 4h 监测气囊压力。⑤加强气道湿化，按需吸痰：不论何种湿化，均要求进入气道内的气体温度达到 37℃，相对湿度达到 100%，有条件可以使用 RT 系列呼吸机管路和 MR850 湿化机，达到理想湿化效果。吸痰前肺部听诊，先给予 100% 纯氧 2min，再吸痰。一次吸引时间不宜超过 15 秒，建议采用密闭式吸痰套组，避免脱管影响氧供，注意观察血氧变化。监测痰液的量、颜色、性状并记录。⑥监测通气效果：根据生命体征，血气分析结果，人机协调情况判断并每小时记录。确保低平台压 30~35cmH$_2$O，避免气压伤。

(2)焦虑：与气管插管造成的语言沟通障碍，病情严重，担心疾病预后有关。

1)护理目标：患者焦虑减轻，积极配合治疗。

2)护理措施：患者病程迁延，常规的氧疗无效，担心病情严重，预后不佳。进行心理疏导，加强基础护理，让患者感到舒适、安心。具体包括：①密切监测病情，患者应在护士的视野范围。②用眼睛、面部表情和语调来表示对患者的关注、关心，提供各种图文并茂的图片、小白板书写或手势等方式与患者进行非语言交流。③提供舒适护理，如使用气垫床，加强翻身、拍背，保持床单位的整洁和环境安静。治疗护理动作轻柔，注意保护患者隐私，拉上窗帘或屏风隔开。④向患者及家属解释机械通气的目的，以及配合治疗的重要性，向患者介绍成功病例，帮助患者树立战胜疾病的信心。

(二) 住院过程中

1. 诊疗情况　患者入住 ICU 3d,神志清醒,能点头、摇头、手势交流,$SpO_2>94\%$,第 4 天突发心悸、胸闷,体温 38.4℃,血压 180/100mmHg,心率 112 次/min,呼吸频率 34 次/min,SpO_2 90%。心电图示:心动过速、房性期前收缩。急诊生化示:血糖 10.6mmol/L。血常规结果显示:白细胞计数 11.3×10^9/L,提示心力衰竭存在,即予去乙酰毛花苷 0.2mg 静脉注射,硝酸甘油 2.7μg/(kg·min)泵注。

患者无糖尿病史,此次血糖升高,不排除是应激所致,注射胰岛素,监测血糖变化,床边纤维支气管镜吸痰,预防疾病进一步发展。

> **思考:**
>
> 1. 慢性呼吸衰竭导致的缺氧、高碳酸血症除影响心脏外,还可导致脑、肝、肾、内分泌等器官的病理性改变,应加强监测,及早干预。
>
> 2. 有创机械通气对血压的影响主要是通过影响静脉回流、心排血量而起作用,一般气道平均压在 $7cmH_2O$ 以上或者 PEEP 超过 $5cmH_2O$ 时即可引起血流动力学变化,可以调整呼吸机参数,如降低潮气量、降低 PEEP 或者改善呼吸比以达到血压稳定的目的。如患者有高血压病史,调整呼吸机参数与降压药同步进行。
>
> 3. 硝酸甘油静脉注射 25min 起效,停止用药作用仍持续 5~10min,小剂量时主要扩张静脉血管,较大剂量时可扩张小动脉,因此应注意监测静脉注射的速度和效果。
>
> 4. VAP 是机械通气治疗后的一种严重并发症,发病率较高,且随着机械通气时间的延长,病死率可达 50%。采取有效的护理与预防措施降低 VAP 的发生率和病死率。

2. 护理评估　患者机械通气后机体氧合有所改善,当出现心率快、血压高、血糖异常时应给予强心、降压、降血糖治疗。

3. 护理思维与实施方案

(1) 心排血量减少:与高血压、心功能不全有关。

1) 护理目标:血压、心率控制在正常范围,尿量正常,无引发其他重要器官的病理性变化。

2）护理措施：①每小时监测出入量并记录,观察神志、血压、心率、心律、CVP 和 SpO_2。②监测呼吸机参数改变,根据病情及时调整。③静脉泵注硝酸甘油注意避光,控制速度。④安慰患者,避免紧张情绪影响病情的转归。⑤遵医嘱给予咪达唑仑镇静,注意及时评价效果,尽早停用。⑥注意观察肢端的血运情况,保暖。

(2) 营养失调：低于机体需要量,与发热,机械通气代谢增加有关。营养不良会减弱其呼吸肌强度,降低呼吸肌耐力,呼吸肌易疲劳。营养不良还可损害 T 淋巴细胞,减少免疫细胞数量,损伤患者免疫功能,所以应注意补充营养。

1）护理目标：患者营养状况改善。

2）护理措施：策略是肠内和肠外营养结合,能量供给量可予 125.52~146.44kJ/(kg·d)[30~35kcal/(kg·d)]。如肠内营养能耐受,停用肠外营养。具体包括：①人工气道建立后上呼吸道防御机制的丧失、导管气囊上滞留物下流或吸痰操作污染、呼吸机管道污染等易造成 VAP,随着机械通气时间延长,发生率增加。②抬高床头 30°~45°。每 4h 监测气囊压力。③进行持续或间歇声门下吸引,冲洗气囊上区,及时清除口腔、鼻腔的分泌物,预防口咽部细菌从气管套管周围流入下呼吸道,观察负压吸引的效果,保持吸引管路的密闭通畅,吸引压力平稳,预防气道黏膜的损伤和无效吸引。④鼻饲注意速度和量,每 6h 监测胃排空情况,预防胃内容物反流误吸。使用应激性溃疡预防药物,预防细菌移位、定植。⑤每周更换呼吸回路,注意手卫生,避免交叉感染。⑥使用振动排痰机辅助排痰,及时清除痰液,条件许可,用纤维支气管镜作深部吸痰,留取痰标本并送检做药敏试验。⑦每天 1 次停用镇静药并唤醒患者,评价是否可以撤机。

(三) 出院前

1. 诊疗情况 患者在 ICU 治疗第 16 天始尝试脱机,从 10~30min,30~60min 逐步过渡,从白天脱机过渡到夜间尝试,脱机过程有头痛、嗜睡等二氧化碳潴留表现,鼓励患者咳嗽,滴注呼吸兴奋药,辅助 CO_2 排出。患者入住 ICU 第 35 天,病情稳定,成功脱离呼吸机。复查胸片结果：双肺炎症有所吸收。但活动后仍有气促,休息后可以缓解。

> **思考：**
>
> 慢性呼吸衰竭患者因机体处于消耗状态，呼吸功能减弱，呼吸肌疲劳长时间（MV>2周）使用呼吸机易造成依赖，撤机困难，尤其是老年人，撤机前应全面地分析患者情况，加强营养支持，提高呼吸肌耐力。制订个体化合理的撤机策略，逐步调整呼吸机各项参数，心理疏导，消除对撤机困难的影响。出院前，指导患者在家每天吸氧15h以上，有条件者，指导患者和家属掌握家庭无创呼吸机的操作方法，定期查血气分析，根据病情每年来院检查一次，以确保患者安全和疗效。

2. 护理评估 患者长时间尝试脱机，因呼吸肌疲劳，呼吸功能减弱，造成撤机困难。

3. 护理思维与实施方案

撤机困难：呼吸肌疲劳，患者害怕脱离机器无法呼吸。

1）护理目标：患者成功脱离呼吸机。

2）护理措施：①心理疏导，向其讲明使用呼吸机的目的，认识到脱机的重要性及其可尝试脱机的有利因素，告诉患者脱机中可能产生轻度憋气等感觉。②让患者模仿护理人员的呼吸，指导呼吸时尽量把呼吸加深。③调整呼吸机参数，采用同步间歇指令通气或压力支持通气模式，逐步减小呼吸支持力度。④逐渐延长白天脱机时间，夜间上机休息，循序渐进逐步脱机，提高呼吸肌耐力。⑤停机观察时导管气囊放气，开放气道减少气道阻力。⑥改善营养，补足机体肌肉群中的氮储备，提高呼吸肌功能。⑦鼓励患者每天坚持做呼吸体操，增强呼吸肌的活动功能。指导患者进行缩唇深呼吸、腹式呼吸训练等，以增加肺活量，改善呼吸功能。

二、护理评价

该患者因慢性阻塞性肺疾病急性发作，导致缺氧和二氧化碳潴留，呼吸衰竭明显。同时患者还合并高血压和应激性糖尿病，病情严重且持续恶化，治疗和护理难度高。针对该患者的病情，医护人员需要及时评估并制定相应的护理计划，保证全面的护理措施。在治疗方面，医护人员需要立即进行机械通气,以减轻呼吸肌疲劳,并加强对机械通气和气道管理的监测。同时,我们也要注意预防 VAP 等并发症的发生。鉴于患者在撤机方面存在困难,我们应及时制订撤机计划,并鼓励患者积极配合,以成功脱机。此外,心理护理也是整个住院过程中至关重要的一环。我们需要始终关注患者的心理状态,并提供相应的支持与安慰。在出院前,我们还指导患者及家属在家继续进行氧疗,并定期复查以监测病情变化。

三、安全提示

1. 呼吸衰竭进行机械通气支持治疗同时也会引起呼吸机相关肺损伤,如气压伤和容积伤,正确调校呼吸机参数,采取肺保护性策略,避免气压伤和容积伤的发生。

2. 对烦躁不安患者,加床栏防止坠床,适当应用约束保护具防止非计划性拔管等意外,约束前须做好心理护理和家属告知,以免引发纠纷,加强巡视工作,保持患者肢体功能位和良好的末梢循环,避免肢体损伤。

3. 机械通气患者使用镇静药,有利于减轻焦虑、恐惧心理,达到人机协调的目的,但必须每天 1 次停用镇静药并唤醒患者,评估患者的精神和神经功能状态,尽早尝试给患者撤机,预防呼吸机依赖,但患者清醒期需严密监测,预防非计划性拔管。常用 RASS 镇静评分标准,以评估镇静的满意程度,评分在 −2 到 1 之间被认为是满意的水平。

四、经验分享

1. 首次尝试脱机最好选 09∶00~10∶00 或 15∶00~17∶00,此时病房医护人员较多,能避免患者产生紧张恐惧心理,亦便于及时处理各种撤机过程中的突发事件。

2. 声门下吸引时注意抬高床头 30°~45° 角;将气管导管的墨菲孔眼置于低处;保持管道密闭;如用 0.9% 氯化钠注射液冲洗堵塞管道,需将气囊压力调高至上限,吸引后压力回调等,能达到理想吸引效果,有效预防或降低 VAP 的发生率。

(成守珍、高明榕)

参考文献

1. 唐华平. 临床呼吸系统疾病救治与护理 [M]. 长春: 吉林科学技术出版社, 2018.
2. 王洪武. 电子支气管镜的临床应用 [M]. 北京: 中国医药科技出版社, 2020.
3. 张卫光. 奈特人体解剖学彩色图谱 [M]. 北京: 人民卫生出版社, 2019.
4. 甘辉立. 肺动脉栓塞学 [M]. 北京: 人民军医出版社, 2015.
5. 王庭槐. 生理学 [M]. 9版. 北京: 人民卫生出版社, 2022.
6. BORON WF, BOULPAEP EL. Medical physiology E-book [M]. [S.l.]: Elsevier Health Sciences, 2016.
7. 朱大年, 王庭槐. 生理学 [M]. 9版. 北京: 人民卫生出版社, 2018.
8. 朱蕾. 机械通气 [M]. 4版. 上海: 上海科学技术出版社, 2017.
9. 姚泰, 赵志奇, 朱大年, 等. 人体生理学 [M]. 4版. 北京: 人民卫生出版社, 2015.
10. 王建枝. 病理生理学 [M]. 北京: 人民卫生出版社, 2018.
11. 高钰琪. 高原病理生理学 [M]. 北京: 人民卫生出版社, 2006.
12. WEST JB. Physiological effects of chronic hypoxia [J]. New England Journal of Medicine, 2017, 376 (20): 1965-1971.
13. 金惠铭, 王建枝. 病理生理学 [M]. 7版. 北京: 人民卫生出版社, 2008.
14. 朱蕾, 刘又宁, 钮善福. 临床呼吸生理学 [M]. 北京: 人民卫生出版社, 2008.
15. 张荣葆, 丁东杰, 陈尔璋, 等. 对慢性阻塞性肺疾病呼吸衰竭患者二氧化碳潴留机制的探讨 [J]. 中华内科杂志. 1998, 37 (11): 749-752.
16. WEI X, YU N, DING Q. The features of AECOPD with carbon dioxide retention [J]. BMC Pulmonary Medicine, 2018, 18: 124.
17. 医学名词审定委员会呼吸病学名词审定委员会. 呼吸病学名词 [M]. 北京: 科学出版社, 2018.

18. 张翔宇, 庄育刚, 王启星. 新机械通气手册 [M]. 上海: 上海世界图书出版公司, 2020.
19. 桂莉, 金静芬. 急危重症护理学 [M]. 5 版. 北京: 人民卫生出版社, 2022.
20. 王辰. 呼吸治疗教程 [M]. 北京: 人民卫生出版社, 2010.
21. 邓小明, 姚尚龙, 于布为, 等. 现代麻醉学 [M]. 5 版. 北京: 人民卫生出版社, 2021.
22. HESS DR, KACMAREK RM. 机械通气精要 [M]. 袁月华, 译. 北京: 人民卫生出版社, 2016.
23. 闵苏, 敖虎山. 不同情况下成人体外膜肺氧合临床应用专家共识 (2020 版)[J]. 中国循环杂志, 2020, 35 (11): 1052-1063.
24. 何权瀛. 呼吸内科诊疗常规 [M]. 北京: 中国医药科技出版社, 2020.
25. SCOTT JB, DE VL, DILLS C, et al. Mechanical ventilation alarms and alarm fatigue [J]. Respiratory Care, 2019, 64 (10): 1308-1313.
26. 中华医学会呼吸病学分会哮喘学组. 支气管哮喘防治指南 (2020 年版)[J]. 中华结核和呼吸杂志, 2020, 43 (12): 1023-1048.
27. LEATHERMAN J. Mechanical ventilation for severe asthma [J]. Chest, 2015, 147 (6): 1671-1680.
28. STATHER DR, STEWART TE. Clinical review: Mechanical ventilation in severe asthma [J]. Critical Care, 2005, 9 (6): 581-587.
29. DEMOULE A, BROCHARD L, DRES M, et al. How to ventilate obstructive and asthmatic patients [J]. Intensive Care Medicine, 2020, 46 (12): 2436-2449.
30. LAHER AE, BUCHANAN SK. mechanically ventilating the severe asthmatic [J]. Journal of Intensive Care Medicine, 2018, 33 (9): 491-501.
31. 刘大为. 临床血流动力学 [M]. 北京: 人民卫生出版社, 2013.
32. 俞森洋. 机械通气临床实践 [M]. 北京: 人民军医出版社, 2008.
33. 宋志芳. 现代呼吸机治疗学 [M]. 北京: 人民军医出版社, 2004.
34. 胡明艳, 杭小华. 呼吸机依赖的原因及对策 [J]. 中国急救医学, 1996, 16 (6): 56.
35. 王保国. 实用呼吸机治疗学 [M]. 2 版. 北京: 人民卫生出版社, 1994: 98.
36. 孟申. 肺康复 [M]. 北京: 人民卫生出版社, 2007.
37. 刘玲. 规范化撤机流程 [M]// 中华医学会. 重症医学: 2014. 北京: 人民卫生出版社, 2014: 194-198.
38. 中华医学会重症医学分会. 机械通气临床应用指南 (2006) [J]. 中国危重病急救医学, 2007, 19 (2): 62-72.
39. 麦达成, 肖翔, 劳婉仪, 等. 呼吸机质控检测实践与维保工作方案探讨 [J]. 中国医疗设备, 2020, 35 (9): 144-148.
40. 孙震. 呼吸机的基本结构与维护保养 [J]. 设备管理与维修, 2022, 0 (12): 10-12.

41. 葛慧青, 代冰, 徐培峰, 等. 新型冠状病毒肺炎患者呼吸机使用感控管理专家共识 [J]. 中国呼吸与危重监护杂志, 2020, 19 (2): 116-119.
42. AKASHIBA T, ISHIKAWA Y, ISHIHARA H, et al. The Japanese Respiratory Society noninvasive positive pressure ventilation (NPPV) guidelines (second revised edition)[J]. Respiratory Investigation, 2017, 55 (1): 83-92.
43. 尤黎明, 吴瑛. 内科护理学 [M]. 6 版. 北京: 人民卫生出版社, 2017.
44. 张新超, 钱传云, 张劲农, 等. 无创正压通气急诊临床实践专家共 (2018)[J]. 临床急诊杂志, 2019, 20 (1): 12.
45. BELLO G, DE PASCALE G, ANTONELLI M. Noninvasive ventilation [J]. Clinics in Chest Medicine, 2016, 37 (4): 711-721.
46. CORTEGIANI A, LONGHINI F, MADOTTO F, et al. High flow nasal therapy versus noninvasive ventilation as initial ventilatory strategy in COPD exacerbation: a multicenter non-inferiority randomized trial [J]. Critical Care, 2020, 24 (1): 692.
47. 李庆印, 陈永强. 重症专科护理 [M]. 北京: 人民卫生出版社, 2021.
48. 中华医学会呼吸病学分会感染学组. 中国成人医院获得性肺炎与呼吸机相关性肺炎诊断和治疗指南 (2018 年版)[J]. 中华结核和呼吸杂志, 2018, 41 (4): 255-280.
49. 鲜于云艳, 张智霞, 张美芳, 等. 新型冠状病毒肺炎患者机械通气护理管理专家共识 [J]. 中华护理杂志, 2020, 55 (08): 1179.
50. MART MF, BRUMMEL NE, ELY EW. The ABCDEF bundle for the respiratory therapist [J]. Respiratory Care, 2019, 64 (12): 1561-1573.
51. 中华医学会重症医学分会重症呼吸学组. 机械通气患者雾化治疗指南 [J]. 中华重症医学电子杂志, 2021, 7 (3): 193-203.
52. 隗强, 邵换璋, 常薇, 等. 机械通气雾化吸入治疗临床路径 [J]. 中华危重病急救医学, 2020, 32 (12): 1409-1413.
53. 申昆玲, 洪建国, 于广军. 儿童雾化中心规范化管理指南 [M]. 2 版. 北京: 人民卫生出版社, 2016.
54. 张波, 桂莉. 急危重症护理学 [M]. 4 版. 北京: 人民卫生出版社, 2021.
55. 吴在德, 吴肇汉. 外科学 [M]. 7 版. 北京: 人民卫生出版社, 2008.
56. 成守珍. ICU 临床护理指引 [M]. 北京: 人民军医出版社, 2013.
57. 韩东一, 肖水芳. 耳鼻咽喉头颈外科学 [M]. 北京: 人民卫生出版社, 2016.
58. 杨立群, 周仁龙, 闻大翔. 当代麻醉机 [M]. 上海: 世界图书出版上海有限公司, 2015.
59. 孙峰, 马士程, 王亚. 急诊呼气末二氧化碳监测专家共识 [J]. 中华急诊医学杂志, 2017, 26 (05): 507-511.
60. 刘洪飞, 石灵绯, 赵瑞英, 等. 临床常见问题专家共识及指南 [M]. 青岛: 中国海洋大学出版社, 2010.

61. 徐克前, 李艳. 临床生物化学检验 [M]. 武汉: 华中科技大学出版社, 2014.

62. 刘士远, 高剑波. 胸部放射诊断学 [M]. 北京: 人民卫生出版社, 2018.

63. 周芸. 临床营养学 [M]. 5 版. 北京: 人民卫生出版社, 2022: 211-219.

64. VAN NIEKERK G, MEAKER C, ENGELBRECHT AM. Nutritional support in sepsis: when less may be more [J]. Critical Care, 2020, 14; 24 (1): 53.

65. MCCLAVE SA, TAYLOR BE, MARTINDALE RG, et al. Guidelines for the provision and assessment of nutrition support therapy in the adult critically Ill patient: Society of Critical Care Medicine (SCCM) and American Society for Parenteral and Enteral Nutrition (A. S. P. E. N.)[J]. Journal of Parenteral And Enteral Nutrition, 2016, 40 (2): 159-211.

66. 李磊, 李欣, 朱明炜. 肠外营养静脉输注途径的规范应用 [J]. 中华临床营养杂志, 2018, 26 (2): 4.

67. INOUE S, HATAKEYAMA J, KONDO Y, et al. Post-intensive care syndrome: its pathophysiology, prevention, and future directions [J]. Acute Medicine & Surgery, 2019, 6 (3): 233-246.

68. YUAN C, TIMMINS F, THOMPSON DR. Post-intensive care syndrome: Time for a robust outcome measure？[J]. Nursing in Critical Care, 2022, 27 (1): 8-9.

69. SAYDE GE, STEFANESCU A, CONRAD E, et, al. Implementing an intensive care unit (ICU) diary program at a large academic medical center: Results from a randomized control trial evaluating psychological morbidity associated with critical illness [J]. General Hospital Psychiatry. 2020, 66: 96-102.

70. 杨艳杰, 曹枫林. 护理心理学 [M]. 5 版. 北京: 人民卫生出版社, 2022: 107-115.

71. HERLING SF, GREVE IE, VASILEVSKIS EE, et al. Interventions for preventing intensive care unit delirium in adults [J]. Cochrane Database of Systematic Reviews. 2018, 11 (11): CD009783.

72. AITKEN LM, RATTRAY J, HULL A, et al. The use of diaries in psychological recovery from intensive care [J]. Critical Care., 2013, 17 (6): 253.

73. DEVLIN JW, SKROBIK Y, GÉLINAS C, et al. Clinical practice guidelines for the prevention and management of pain, agitation/sedation, delirium, immobility, and sleep disruption in adult patients in the ICU [J]. Crit Care Med, 2018, 46 (9): e825-e873.

74. 中国病理生理危重病学会呼吸治疗学组. 重症患者气道廓清技术专家共识 [J]. 中华重症医学电子杂志(网络版), 2020, 06 (03): 272-282.

75. 中华护理学会. 成人有创机械通气气道内吸引技术操作: T/CNAS 10—2020 [S/OL]. [2021-02-01]. http://www. zhhlxh. org. cn/cnaWebcn/article/3217-.

76. FAN E, CHEEK F, CHLAN L, et al. An official American Thoracic Society Clinical Practice guideline: The diagnosis of intensive care unit-acquired weakness in adults [J]. American Journal of Respiratory And Critical Care Medicine, 2014. 190 (12): 1437-1446.
77. HUANG D, ZHAO W, CHEN Y, et al. Effect of mechanical ventilation and pulmonary rehabilitation in patients with ICU-acquired weakness: a systematic review and meta-analysis [J]. Annals of Palliative Medicine, 2021, 10 (9): 9594-9606.
78. ZHANG H, HU D, XU Y, et al. Effect of pulmonary rehabilitation in patients with chronic obstructive pulmonary disease: a systematic review and meta-analysis of randomized controlled trials [J]. Annals of Medicine, 2022, 54 (1): 262-273.
79. HAO L, LI X, SHI Y, et al. Mechanical ventilation strategy for pulmonary rehabilitation based on patient-ventilator interaction [J]. Science China-technological Sciences, 2021, 64 (4): 869-878.
80. JANG MH, SHIN MJ, SHIN YB. Pulmonary and physical rehabilitation in critically Ill patients [J]. Acute And Critical Care, 2019, 34 (1): 1-13.
81. 蒋玉兰, 禹斌, 代友华, 等. ICU 机械通气患者早期阶段性康复护理程序的实施 [J]. 护理学杂志, 2017, 32 (21): 97-98, 102.
82. 付贞艳, 张霞, 胡雁, 等. ICU 成人机械通气患者早期康复运动最佳证据总结及临床评价 [J]. 中国护理管理, 2020, 20 (5): 724-730.
83. 丁楠楠, 姚丽, 张志刚, 等. ICU 机械通气患者早期目标导向康复锻炼安全标准的系统评价 [J]. 中华危重病急救医学, 2019, 31 (1): 91-97.
84. 汪璐璐, 徐凤玲, 刘钢, 等. 机械通气患者早期肺康复分级方案的构建与应用研究 [J]. 中华护理杂志, 2020, 55 (8): 1125-1132.
85. 窦英茹, 潘春芳, 郭凌翔, 等. 早期床上脚踏车运动对 ICU 机械通气患者康复的影响 [J]. 护理学杂志, 2018, 33 (17): 20-23.
86. 中华人民共和国国家卫生和计划生育委员会. 重症监护病房医院感染预防与控制规范: WS/T 509—2016 [J]. 中国感染控制杂志, 2017, 16 (02): 191-194.
87. American Psychiatric Association.(2013). Diagnostic and statistical manual of mental disorders:(DSM-5)[M]. 5th ed. Washington, DC: American Psychiatric Publishing, Inc, 2023.
88. BARNES-DALY MA, PHILLIPS G, ELY EW. Improving hospital survival and reducing brain dysfunction at seven California community hospitals: Implementing PAD guidelines via the ABCDEF bundle in 6, 064 patients [J]. Critical Care Medicine, 2017, 45 (2): 171-178.
89. BARR J, FRASER GL, PUNTILLO K, et al. Clinical practice guidelines for the management of pain, agitation, and delirium in adult patients in the intensive care unit [J]. Critical

Care Medicine, 2013, 41 (1): 263-306.

90. DEVLIN JW, O'NEAL HR, THOMAS C, et al. Strategies to optimize ICU liberation (A to F) bundle performance in critically Ill adults with coronavirus disease 2019 [J]. Critical Care Explorations, 2020, 2 (6).

91. MARRA A, ELY EW, PANDHARIPANDE PP, PATEL MB. The ABCDEF bundle in critical care [J]. Critical Care Clinics, 2017, 33 (2): 225-243.

92. READE MC, FINFER S. Sedation and delirium in the intensive care unit [J]. The New England Journal of Medicine, 2014, 370 (5): 444-454.

93. SEO Y J, LEE H J, HA E J, et al. 2021 KSCCM practice guidelines for pain, agitation, delirium, immobility, and sleep disturbance in the intensive care unit [J]. Acute and Critical Care, 2022, 37 (1): 1-15.